KB091227

메디컬 사이언스 2

독감

메디컬 사이언스 2

독감

전 세계 2000만 명의 목숨을 앗아간
1918년 독감 대유행의 미스터리

지나 콜라타 | 안정희 옮김

사이언스
SCIENCE
BOOKS 북스

부모님께 바칩니다.

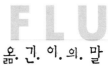

19 67년 아프리카 자이르의 모타바 계곡 용병 기지에서 의문의 출혈열이 발생하여 군인들이 죽어가자 미국군에 긴급 의료 지원을 요청한다. 하지만 상황의 심각성을 느낀 미국군은 혈액만을 채취한 뒤 일방적으로 용병 기지에 폭탄을 투하하여 전원 몰살시켜 버린다.

그 후 30여 년의 세월이 흐르고, 자이르에서 다시 출혈열이 발생하여 감염자가 모두 사망하는 사건이 일어나자 육군 대령 샘 대니얼스는 질병 통제 센터로부터 정체불명의 치명적 전염병이 돌고 있는 자이르의 밀림 오지로 가서 이를 조사하라는 명령을 받게 된다. 열대 정글의 심장부까지 들어간 샘은 에볼라 바이러스보다 잠복기가 더 짧으면서 치사율 100퍼센트인 무시무시한 바이러스가 휩쓸고 지나간 마을을 발견한다. 마을 주민들은 파리 떼처럼 죽어서 시체가 산을 이루었고 극소수의 생존자들마저 죽어 가고 있었다. 결국 샘은 마을을 전소시키는 것으로 전염병의 확산을 막고 본국으로 돌아오지만, 몸속에 바이러스가 들어 있는 원숭이 한 마리가 검역을 통과해 미국으로 들어오게 되면서 순식간에 미국 전역에 전염병이 퍼지게 된다.……

이상은 더스틴 호프먼과 르네 루소 주연의 영화 「아웃 브레이크 (Outbreak)」(1995년)의 내용이다. 살인 전염병을 모티프로 한 전형적인 할리우드 스타일의 영웅 스토리지만 완전히 터무니없는 설정은 아니기 때문에 제법 재미있게 보았던 기억이 난다.

흔히 전염병이라 하면 에볼라 바이러스 감염이나 유행성 출혈열, 에이즈와 같은 특이한 질병을 떠올린다. 하지만 이 책은 인간의 삶에 일상적으로 존재하면서도 몇 십 년에 한 번씩 소리, 소문 없이(적어도 1920년 이전에는 그랬다.) 수백만의 목숨을 앗아가는 질병인 '독감'에 대해 다루고 있다. 그중에서도 전 세계적으로 2000만 명 이상의 목숨을 앗아갔다고 여겨지는 역사상 가장 악명 높은 독감인 1918년 스페인 독감과, 그 독감이 그토록 치명적이었던 이유를 알아내어 다시는 그와 같은 재앙이 발생하시 않게 하기 위한 현대 전염병학자들의 노력과 경쟁을 시간의 흐름에 따라 차근차근 짚어 가고 있다. 전반부에서 저자인 콜라타 여사는 이 책이 전 세계 수천만의 인명을 앗아간 '살인자(독감 바이러스)'를 정의의 심판대에 올리려는 '살인 미스터리'임을 표방하고 있다.

하지만 불행하게도 미스터리는 여전히 진행형이다. 아마 클라이맥스에서 갑자기 스토리가 끊어진 듯한 아쉬운 느낌을 받을 독자들도 있을 것이다. 나 역시 마찬가지였다. 하지만 독감 바이러스의 전파와, 유전적 대변이를 통해 평균 10년마다 한 번씩 등장하는 '슈퍼 독감'의 전파 방식에 대해 많은 것을 알고 생각하게 해 준 유익하고 깊이 있는 책이라는 점은 분명하다. 더구나 한 권의 책으로 독감에 관한 모든 것을 알겠다는 것은 지나친 욕심이다. 간단히 말해서 독감에 관한 '모든 것'이 밝혀져 있지 않기 때문이다. 그 병독성의 원인과 유전자 대변이의 양식이 모조리 알려져서 이번 겨울에 어떤 독감 균주가 유행할 것인지 미리 알 수만 있다면 독감으로 고생하는 사람은 거의 없을 테니까 말이다. 하지만 이 책 덕분에 독자들이 비슷한 분야의 다른 책들을 읽고 싶은 마음이 생긴다면 그것은 저자가 제대로 작업을 한 결과라고 생각한다.

나의 경우는 그랬다. 나는 이 책을 번역하면서 그저 언론 매체에서나 접하던 사스(SARS: 중증 급성 호흡기 증후군)에 대해 상당한 호기심을 느끼게 되었다. 콜라타 여사가 이 책을 조금만 늦게 펴냈어도 2003년 초에 전 세계를 공포의 도가니로 몰아넣었던 사스에 관한 단원이 포함되었을 것은 너무나도 분명하다.

사스의 발생과 전파 과정을 알아내어 사스의 전파를 차단하기 위해 노력하는 세계 여러 나라의 전염병학자들의 모습은 이 책에 실려 있는 1997년 홍콩 독감에 관한 풍경과 판박이처럼 비슷하다. 그러나 사스는 20여 명의 사망자를 냈던 1997년 홍콩 독감보다 더욱 인명 피해가 컸으며 피해 국가들의 경제에도 막대한 영향을 끼쳤다.

2002년 11월 사스는 중국 광둥 지역을 중심으로 발생하여 홍콩, 싱가포르, 캐나다 등 전 세계로 확산되었다. 증상은 발열과 기침, 호흡 곤란, 비정형 폐렴 등이다. 병원체는 변종 사스 코로나 바이러스로 알려져 있다. 사스의 발생으로 악성 바이러스의 망령이 다시 살아나는 것이 아닌가 하여 지구촌 전역에 초비상이 걸렸다. 과학자들은 1918~1919년에 세계적으로 2500만 명 이상을 숨지게 한 스페인 독감의 악몽을 떠올렸다. 독감 바이러스는 돌연변이를 일으켜 끊임없이 인류를 위협해 왔다. 1957년 아시아 독감으로 100만 명이 사망했고, 1968년 홍콩 독감으로 70만 명이 사망했으며, 1977년 러시아 독감이 나타난 데 이어 1997년에는 홍콩에서 조류 독감(슈퍼 독감)까지 등장했다. 10년마다 새로운 독감이 발병한다고 해서 10년 주기설까지 제기되었다.

지난 6월 소강 상태에 접어들 때까지 사스는 2002년 11월 중국의 광둥성에서 발생한 이후 전 세계적으로 800여 명의 목숨을 앗아갔다. 중국 본토에서는 지난 6월까지 300여 명이 사망했고, 홍콩에서는 290명, 대만에서는 81명, 싱가포르에서는 33명, 캐나다에서 38명, 베트남에서 5명, 필리핀에서 2명, 말레이시아에서 2명, 싱가포르에서는 33명이 사망했다.

잠시 소강기를 보인 사스는 가을을 맞아 다시 고개를 들었다. 싱가포르에서는 9월 초에 다시 사스 환자가 발생했으나 다행히도 아직까지는 단일 발생 사례로 알려져 있다. 그러나 이 책을 읽은 독자들은 다들 동의하겠지만 올 겨울에 사스가 다시 유행할 가능성이 높다는 것은 독감의 역사에서 배운 오랜 경험 법칙에 따른 것이다. 즉, 봄에 유행한 독감이 가을에 더욱 강력한 균주가 되어 기승을 부리는 것은 전형적인 양상이라는 것이다. 가까이는 1997년 홍콩 독감의 사례가 있지만 가장 대표적인 경우는 1918년 독감이다.

이 책은 독자들이 독감에 대해 이해함으로써 사스처럼 독감과 비슷한 바이러스성 질병에 대한 갖가지 이론과 의문점을 체계적으로 정리할 수 있게 도와줄 것이다. 사스는 왜 어른 환자가 많은지, 왜 중국 남부의 광둥성이 진원지라고 하는지, 왜 전 세계적인 대규모 독감은 홍콩에서 시작되는 것처럼 보이는지, 왜 조류 독감의 변형으로 알려진 홍콩 독감 바이러스와 사스 바이러스가 둘 다 야생 조류에서 왔다고 여겨지는가에 대해 독자들은 많은 힌트를 얻게 될 것이다.

현대 의학과 생물학은 100년 전에 비해 참으로 많은 진보를 했다. 하지만 인류 역사상 가장 오래된 전염성 질환이 이 시대에도 공중 보건의 가장 큰 위협이라는 사실은 참으로 아이러니컬하면서도 분명한 현실이다. 장차 1918년 독감처럼 인간을 죽일 수 있는 유전적 기작을 '완벽하게 갖춘' 살인 바이러스가 다시 등장하지 않을 거라는 보장은 없다. 비록 확률은 낮지만 그런 일이 발생할 경우 인류가 입을 피해는 상상을 초월할 것이다. 저자인 콜라타 여사는 바로 그러한 일을 미리 방지하기 위해 인간이 자만심을 버리고 조기 경보 체계를 더욱 든든히 갖추어야 함을 역설하고 있다.

이 책은 올해 초에 나왔으면 좋았을 것이다. 하지만 역자가 게으른 관계로 겨울이 다 되어서야 선을 보이게 되어 많은 분들에게 죄송한 마음이 가득하다. 항상 인내심을 갖고 기다려 주는 사이언스북스 편집부에 깊이 감사드린다.

2003년 12월
안정희

옮긴이의 말 11

FLU

감.사.의.말

19 18년 독감과 이 살인 독감에 대한 추적 이야기를 쓰는 동안 제프리 토벤버거와 요한 홀틴에게 너무나 큰 도움을 받았다. 오랜 시간을 들여 나에게 자신들의 이야기를 해 주고 나의 추가 질문과 요청에 협조해 주었으며, 이 책을 쓰는 데 너무나 소중한 자료가 되었던 문헌들을 관대하게 제공해 준 그들에게 감사한다. 또한 논문들과 편지들을 제공해 준 에드윈 킬번, 존 옥스퍼드, 로버트 채녹에게 감사하고 싶다. 그들은 어설프지만 진실한 이야기를 쓰려는 나의 노력을 격려해 주었다. 그 밖에 반복되는 인터뷰에 응해 주고, 문헌, 논문, 기타 자료들을 건네준 수많은 과학자들의 관대한 협조에 감사 드린다.

마지막으로 내 원고와 교열본을 참을성 있게 읽어 주었을 뿐 아니라 1918년 독감 이야기에 생명을 불어 넣어 준 문헌과 자료를 찾아 준 내 남편 빌 콜라타에게 고마움을 전한다.

차례

독감

FLU

FLU
프·롤·로·그

누군가 1918년 독감에 대해 알아야만 한다면 그건 바로 나였다. 나는 대학에서 미생물학을 전공했고 바이러스학을 수강하기도 했다. 하지만 1918년 독감 이야기는 한번도 들은 적이 없었다. 또한 역사 과목을 수강하기도 했는데 20세기에 일어난 주요 사건들을 다루었기 때문에 가장 좋아한 과목 중의 하나였다. 하지만 제1차 세계 대전이 그 과목의 주요 부분이긴 했어도 1918년 독감이 언급된 적은 없었다. 나는 《사이언스》와 《뉴욕 타임스》에 적을 두고 많은 질병과 의학 관련 기사를 썼다. 그중에는 독감에 관한 글도 있었다. 그러나 1918년 독감에 관심을 기울여 본 일은 한번도 없었다.

돌이켜 보면 나 자신도 그 무심함을 이해하기 힘들 지경이다. 1918년 독감은 20세기에 창궐한 각종 전염병들이 명함을 내밀기도 어려울 정도로 엄청난 영향을 끼쳤다. 얼마나 위력적인 전염병이었는가 하면, 만일 그와 유사한 바이러스가 오늘날 창궐한다면 심장병, 암, 뇌졸중, 만성 폐 질환, 에이즈, 알츠하이머병의 연간 희생자 수를 다 합친 것보다 더 많은 사람들의 목숨을 앗아갈 수 있을 정도이다. 이 전염병은 역사의 흐름에 영향을 미쳤으며 제1차 세계 대전 말기의 한 해 동안 제1차 세계 대전, 제2차 세계 대전, 한국 전쟁, 베트남 전쟁에서 전사한 사람들을 다 합친 것보다 많은 미국인들을 죽음으로 몰아넣었다.

심지어 1918년 독감은 내 가족과 남편의 가족에게도 영향을 미쳤다. 아버지는 1918년 독감을 경험한 어느 노(老)의사의 충고를 금과옥조처럼 받들었는데, 그 의사는 1918년 독감 때문에 호흡기 질환이라면 뭐든지 에리스로마이신*을 처방해 버리는 사람이었다. 나는 어릴 적 열이 날 때마다 항생제를 먹었다. 항생제는 대부분의 평범한 호흡기 질환에는 아무짝에도 쓸모가 없는데도 말이다. 하지만 늙은 의사의 뇌리에 남아 있는 1918년 독감에 대한 끔찍한 기억과 그로부터 수십 년 후에 발견된 기적의 약에 대한 그의 굳건한 믿음 사이의 관계를 나는 연관짓지 못했다. 나이가 들며 항생제 남용의 부작용에 대해 알게 되면서 나는 아버지의 주치의가 비이성적이라고 주장하며 그 노인네를 헐뜯었다.

남편 가족의 경우에 1918년 독감은 인생을 바꿔 놓은 사건이었다. 시어머니가 어렸을 때 시할아버지는 시할머니와 네 아이만 달랑 남기고 바이러스 감염으로 세상을 떠났다. 하지만 남편도 나도 그게 어떻게 된 일인지 전혀 깨닫지 못했다. 시어머니는 시할아버지가 주물 공장에서 일하던 중에 결핵에 걸려 세상을 떠났다고 줄곧 말해 왔던 것이다.

1918년에 무시무시한 전염병 하나가 전 세계를 휩쓸며 얼음처럼 차가운 손으로 거의 모든 가정에 죽음과 참화를 남겼다는 사실을 깨닫지 못했다니, 돌이켜 보면 정말이지 기막힌 일이다. 하지만 무지했던 것이 나쁜만은 아니었음을 알게 되었다. 1918년 독감은 과학과 기술, 그리고 무엇보다 전염병을 무시해 버리는 습관이 있는 역사학자들이 간과한, 역사상 가장 커다란 미스터리 중의 하나였다.

내가 무엇인가를 깨닫게 된 것은 1997년에 《사이언스》에 실린 한 비범한 논문에 대한 기사를 《뉴욕 타임스》에 쓸 때였다. 그 논문은 1918년 독감 바이러스의 유전자 암호를 해독하기 위한 첫 번째 시도의 결과를 다루었는데, 1918년 독감을 둘러싼 이야기에는 독감 그 자체만큼이나 놀라운 의학의 미스터리가 담겨 있었다. 정치와 과학이 너무나 복잡하고 치밀하게 얽혀 있었고, 지금까지 알려진 가장 치명적인 살인자 중의 하나인 바이러스가 관련되어 있었으며, 1918년 독감 바이러스를 추적하는 일에 광적으로 집착하게 된 많은 학자들의 사연이 거기에 있었다. 게다가 훌륭한 추리 소설이 다 그렇듯이 뜻밖의 선물과 놀라운 요소까지 있었다.

내용 자체가 극적이기도 하거니와 그 의미하는 바가 중요하기 때문에 사람들에게 꼭 들려주고 싶은 이야기이다.

이 미스터리를 풀어 낸다면 그 끔찍한 바이러스 또는 그것과 비슷한 다른 바이러스가 다시 지구상에 나타났을 때 과학자들이 인류를 구하는 데 큰 도움이 되리라 생각한다.

이것은 일종의 추리 소설이다. 약 80년 전, 한번도 정의의
심판대에 오른 적이 없는 대량 학살자가 있었다.
우리가 하려는 일은 바로 그 살인마를 찾아내는 것이다.

제프리 토벤버거(분자병리학자)

FLU
전·염·병·의·해

찬 바람이 부는 가을에 전염병이 찾아왔을 때 몇몇 사람들은 그 것이 새로 발명된 무서운 전쟁 무기일 거라고 했다. 전염병 세균들이 독일의 제약 회사인 바이엘 사가 만든 아스피린 속에 주입 되었는데, 두통 때문에 아스피린을 복용하면 세균이 체내로 스며들고 그것으로 운명에 종지부를 찍게 된다는 것이었다.

아니다. 전염병은 위장한 독일 선박에 실려 어둠 속에서 보스턴 항 으로 몰려 들어와 도시에 몰래 뿌려진다고 했다. 결국 보스턴은 전염 병이 시작된 지역이었다. 목격자도 있었다. 한 나이든 여성이 불길해 보이는 구름이 항구를 덮으며 부두 위로 떠오르는 것을 보았다는 것이다.

아니다. 전염병균을 퍼뜨린 것은 U 보트를 타고 보스턴 항구로 숨 어 들어온 독일군이다. 독일군은 병균이 든 유리병을 가지고 해안에 몰래 상륙했다. 그들은 극장 안에, 그리고 전시 공채*를 사려고 끝없 이 늘어선 사람들 사이에 병균을 퍼뜨렸다. 전시 비상국의 보건 위생 과장 필립 S. 돈 중령이 그렇게 말했다. 분명히 그는 사실을 알 만한 자리에 있었다. 《필라델피아 인콰이어러》의 일면 머리기사로 실린 이야기이기도 했다.

얼마 지나지 않아 전염병은 사방에 만연했다. 누구도 안전하지 않았다.

병마는 젊은이와 건강한 사람들을 공격했다. 건강하고 튼튼해서 병을 잘 견뎌 내는 사람들이었다. 사무실에서 바삐 일을 하고 있었을 수도 있다. 또는 전쟁터에서 싸우는 용감한 병사들을 위해 목도리를 짜고 있었을 수도 있다. 아니면 처음으로 집과 가족의 품을 떠나 신병 훈련소에서 기초 훈련을 받는 군인이었을 수도 있다.

그들은 그러던 중에 갑자기 가벼운 두통을 느꼈을지 모른다. 눈이 따가워지기 시작한다. 오한이 나서 침대로 간 후 몸을 웅크린다. 그러나 아무리 담요를 많이 덮어도 몸은 따뜻해지지 않는다. 조만간 전혀 편안하지 않은 잠 속으로 빠져들 것이고 열이 올라가면서 오만 가지 악몽에 시달리며 헛소리를 해 대리라. 간혹 비몽사몽 중에 어느 정도 의식이 돌아올 때는 온몸 구석구석 아프지 않은 곳이 없고 머리는 쪼개질 것처럼 욱신거린다. 몸이 힘없이 "안 돼!"라고 외치는 동안에도 한발 한발 죽음을 향해 나아가고 있음을 알아차리게 될 것이다.

며칠이 걸릴 수도 있고 몇 시간이 걸릴 수도 있지만 그 무엇도 병의 진행을 막을 수는 없다. 비슷한 환자를 많이 목격한 의사들과 간호사들은 죽음의 징후를 알아보는 데 도가 트인다. 얼굴은 푸르죽죽한 암갈색으로 변하고 기침에 피가 나오기 시작한다. 발이 검은색으로 변한다. 마침내 종말이 가까워지면 미친 듯이 숨을 몰아쉬게 된다. 입에서 피 섞인 침이 부글부글 새어나온다. 그리고 죽는다. 사실상 익사하는 것이다. 허파에 붉은 액체가 가득 차게 되니까.

의사가 부검을 해 보면 흉곽 속에서 묽은 핏빛 액체로 충혈되어서 무겁게 축 늘어져 아무짝에도 소용없는 허파를 발견하게 된다.

사람들은 그 전염병을 1918년 독감이라고 불렀다. 하지만 이 독감은 이전에 나타난 어떤 독감과도 달랐다. 마치 『성서』의 예언이 실현된 것 같았다. 「요한 계시록」의 한 장면처럼, 먼저 세상에 전쟁이 오고 다음에는 굶주림이 오며, 그 다음에는 미래를 예언하는 네 번째 두루마리의 봉인이 열리면서 "죽음처럼 창백한 말이 나오는데, 말을 탄 자의 이름은 전염병이니 하데스가 그 뒤를 따르더라."* 라는 예언이 현실로 되는 것 같았다.

전염병은 그해 9월에 시작되었고 전염병이 지나갔을 때에는 50만 이상의 미국인이 목숨을 잃었다. 질병은 지구상의 구석구석까지 손길을 뻗쳤다. 일부 에스키모 마을은 전멸에 가까운 피해를 입었다. 서사모아 인들의 20퍼센트가 사라졌다. 그리고 바이러스는 습격하는 지역이 어디든 매우 특이한 집단을 공격했다. 일반적으로 전염병의 피해를 덜 입는 젊은 성인층이 바로 그들이다. 사망 곡선은 W 형태를 나타내었다. 5세 미만 영·유아층, 70~74세의 노년층, 그리고 20~40세의 청·장년층이 그래프의 정점을 이루었다.

아이들은 고아가 되었고 가족은 파괴되었다. 전염병에서 살아남은 사람들은 얼마나 끔찍했는지 그 이야기를 입에 담는 것조차 싫어했다. 어떤 사람들은 그것을 참호 속에서의 전투나 신경가스와 같은 전시의 악몽과 한데 뒤섞어 기억 속에 꽁꽁 눌러 놓으려고 애썼다. 전염병은 세상이 전쟁으로 피폐해져 있을 때 찾아와 몇 달 동안 전 세계를 휩쓸었으며, 전쟁이 끝나자 자취를 감추었다. 처음 나타날 때만큼이나 수수께끼처럼 사라진 것이다. 이 전염병은 세계 역사상 어떤 질병보다 많은 수의 목숨을 단 몇 달 만에 앗아 갔다.

흔히 전염병이라고 하면 우리는 특이하고 무시무시한 병을 떠올린다. 에이즈. 에볼라. 탄저병. 아, 물론 흑사병도 있다. 우리는 소름끼치는 증상을 걱정한다. 농포. 온몸의 구멍마다 뿜어져 나오는 핏줄기. 또는 한때 신의 육체와도 같았던 건강한 신체의 젊은이가 피골이 상접한 몰골로 지팡이에 기대어 앙상한 팔다리로 추위에 떨며 돌아다니는 모습. 오늘날 우리는 천연두와 탄저병, 또는 천연두와 에볼라를 조합해 만든 새로운 바이러스를 이용한 세균전을 걱정한다. 또는 끔찍한 신종 병균이 지구상의 어딘가에서, 이를테면 무더운 열대 지역에서 만들어져 도사리고 있다가 태고의 열대림이 파괴되는 것과 동시에 외부 세계로 퍼져 나와 인류를 몰살시킬까 봐 걱정한다.

하지만 독감을 치명적인 전염병으로 여기지는 않는다. 독감은 너무 시시해 보인다. 독감은 겨울마다 나타나고 사람들은 빠르든 늦든 누구나 독감에 걸린다. 독감에 걸리면 별다른 치료법이 없지만 상관없다. 대부분 곧 회복되며 심하게 고생하는 경우는 거의 없다. 독감은 기껏해야 1주일 정도 괴로움을 주는 불편한 질병일 뿐이다. 어쨌거나, 독감은 죽음이나 질병을 두려워할 이유가 거의 없는 젊은이들에게는 치명적인 질병이 아니다.

독감, 그러니까 '인플루엔자'라는 이름조차, 일상적으로 겨울이면 돌아오는 주기성을 암시한다. "인플루엔자"는 이탈리아 어로, 한 가설에 따르면 18세기 중반 이탈리아에서 이 병에 걸린 환자들이 붙였다고 한다. "Influenza di freddo"는 "추위의 영향"이라는 뜻이다.

하지만 독감은 피할 수 없는 질병처럼 보이기도 한다. 독감은 공기를 통해 전염되며, 이 병에 걸리지 않도록 예방하기 위해 할 수 있는 일이란 별로 없다. "나는 어떻게 하면 에이즈에 걸리지 않는지 알고 있다. 하지만 독감에 걸리지 않는 방법은 모른다." 1918년 독감에 관한 전문가인, 워싱턴 주립 대학 역사학과의 앨프리드 W. 크로스비 교수의 말이다.

하지만 1918년에 기승을 부린 독감의 공포가 더욱 무시무시한 것은, 어쩌면 독감이라는 병이 너무나 친숙하기 때문인지도 모른다. 그것은 마치 평범한 일상이 악몽으로 변하는 줄거리의 SF 소설과 비슷하다.

이 질병이 처음 보고되었을 때 의사들은 독감이라고 부르는 것조차 망설였다. 마치 새로운 질병 같다고 그들은 말했다. 어떤 이들은 기관지 폐렴이라고 불렀고, 어떤 이들은 유행성 호흡기 질병이라고 불렀다. 콜레라나 티푸스, 어쩌면 뎅기열이나 보툴리누스 중독증일지도 모른다는 의견도 제기했다. 또 어떤 이들은 단순히 미확인 유행성 질병이라고 하기도 했다. "독감"이라는 용어를 사용한 사람들조차 반드시 물음표를 덧붙일 것을 고집했다.

1918년 독감에 대하여 이야기하는 한 가지 방법은 머리가 띵해질 정도로 엄청난 사실과 숫자들을 무더기로 쏟아내는 것이다.

얼마나 많은 사람들이 감염되었는가? 미국 인구의 25퍼센트가 넘는다.

군인들, 그러니까 바이러스의 주요 표적에 속했던 젊고 건강한 젊은이들의 경우는? 해군에서는 전체 해군의 40퍼센트가 1918년 독감에 걸렸다고 했다. 육군은 약 36퍼센트로 추정했다.

전 세계적으로 얼마나 죽었는가? 추정치는 2000만에서 1억 이상까지 다양하다. 하지만 진짜 사망자 수는 영원히 알 수 없을 것이다. 독감의 공격을 받은 지역들 중 대부분이 사망자 통계를 내지 않았다. 미국에서조차 독감으로 인한 사망자 수를 통계로 기록하는 것은 어려운 문제였는데, 당시에는 독감으로 사망했다는 것을 확인할 방법이 없었기 때문이었다. 그럼에도 불구하고 추정 사망률은 입이 딱 벌어질 정도로 엄청났다. 비교하자면, 1997년까지 1170만 명이 에이즈로 사망했다. 제1차 세계 대전 동안 전투로 인한 전사자 수는 920만 명이었고, 이 기간 동안 전체적으로는 1500만 명이 사망했다. 제2차 세계 대전에서는 1590만 명이 전사했다. 역사가 크로스비는 1918년 독감에 의한 사망자 수가 정확히 얼마이든, 한 가지 사실은 분명하다고 말한다. 이 바이러스는 "인류 역사상 비슷한 기간 동안에 다른 어떤 질병보다 많은 수의 인간을 죽음으로 몰아넣었다."라는 것이다.

1918년 독감의 치사율은 어떠했을까? 일반적인 독감 사망률의 25배가 넘었다. 이 독감은 감염자의 2.5퍼센트가 사망했다. 일반적으로 독감에 걸려서 사망하는 사람은 0.01퍼센트에 불과하다. 그해 미국 인구의 28퍼센트를 포함하여 세계 인구의 5분의 1이 독감에 걸렸기 때문에 이 사망률은 엄청난 것이었다. 사실 하도 많은 사람들이 죽었기 때문에 1918년에 미국인의 평균 수명은 12년이나 줄었다. 만일 오늘날 그런 전염병이 창궐하여 유사한 사망률을 보인다면 미국인 150만이 사망하게 될 것이고, 그것은 한 해 동안 심장병, 암, 뇌졸중, 만성폐 질환, 에이즈, 알츠하이머병으로 사망하는 사람들을 모두 합친 것보다 많은 수에 해당한다.

하지만 이렇게 어림잡은 수치만으로는 1918년에 전 세계를 휩쓸며 대도시에서부터 한적한 오지에 이르기까지 모든 나라, 모든 지역에서 일상생활의 일부가 되어 버렸던 무시무시한 공포의 풍경을 전달해 줄 수 없다.

어떤 이들은 자신의 개인적인 발견에 대해 말한다. 크로스비 교수는 어느 날 연구실에서 세계 연감이 꽂힌 책장을 응시하고 있었다. 그는 짧고 텁수룩한 수염에 백발이 성성한, 다정한 곰 같은 남자이다. 그는 충동적으로 1917년의 연감을 집어 들고 미국인의 평균 수명을 찾아보았다. 약 51세였다. 그런 다음에 1919년의 연감을 빼 들었다. 평균 수명은 거의 같았다. 그런 후에 그는 1918년의 연감을 살펴보았다. 평균 수명이 39세였다. "대체 무슨 일이 있었던 거지? 수명이 50년 전 수준으로 떨어졌잖아." 문득 그는 그걸 설명해 줄 수 있는 해답을 깨달았다. 그것은 유행성 독감이었다. 크로스비의 아버지가 걸렸다가 살아남았지만 크로스비에게 이야기한 적은 없는 그 독감 말이다. "그 독감에 걸렸다가 살아남은 사람들과 이야기해 보면 모두가 독감이 자기 동네 또는 이웃 동네만의 일이었다고 생각하고 있었다."라고 크로스비는 말한다. 1918년 독감의 거대한 영향은 어찌된 셈인지 사람들의 주목을 받지 못했다. 크로스비는 1918년 독감을 연구하기 위해 국립 보건원(NIH)에 연구비를 신청했고, 얼마 지나지 않아 거의 잊혀진 역사적 사실에 관한 세계적인 전문가가 되었다.

1918년 독감이 어디서 왔는지, 어떻게 해서 그토록 치명적인 균주로 발전했는지를 확실하게 알고 있는 사람은 없다. 알려진 것은, 그것이 처음에 평범한 독감으로 시작했다가 나중에 변이를 일으켰다는 것뿐이다. 독감 바이러스는 1918년 봄, 사람들을 감염시켜 3일 정도 오한과 열을 일으켰다. 죽은 사람은 거의 없었다. 그러다가 모습을 감추었고 엄청난 힘을 가지고 가을에 다시 나타났다.

의학 전문가들은 1918년 독감의 두 엄습에 대해 말한다. 첫 번째 엄습은 평범했고 쉽게 잊혀졌다. 이 유행성 독감이 처음 나타났을 때 전염병이니 세균전이니 하는 것을 말한 사람은 아무도 없었다. 하지만 두 번째 엄습으로 다시 돌아왔을 때는 일반적으로 생각하는 독감과는 닮은 점이 거의 없는 괴물로 변해 있었다.

1918년 독감의 첫 번째 엄습이 남긴 초기 흔적은 시간의 모래 속에 묻혀 버렸고, 나중에 생각해 보니까 무섭게 여겨질 뿐인 희미한 경고 정도로만 남았다. 당시에는 전쟁의 파괴와 공포의 와중에 찾아왔기 때문에 별것 아닌 질병으로 보였다. 하지만 독감의 공격을 받은 최초의 마을들 중 한 곳에서는 이 질병을 쉽게 무시할 수 없었다. 치사율이 높아서가 아니라 전염성이 너무 강했기 때문이었다.

산세바스티안의 관광철은 2월이 절정이었다. 햇살이 강렬한 스페인 북부 해안의 이 마을은 프랑스 국경 바로 너머의 참담하고 음울한 전쟁터와는 한참이나 동떨어진, 딴 세상 같았다. 1918년 겨울의 산세바스티안은 습하고 추운 진흙 참호와 전쟁에 대해서 잊을 수 있는 장소였다. 그곳에서라면 독일에서 새로 개발한 공포의 살상 무기인 치명적인 녹색 연기의 신경가스에 대한 이야기에서 벗어날 수 있었다. 여전히 어느 쪽과도 동맹을 맺지 않은 나라인 스페인에서 휴식을 취할 수 있었다. 그곳의 낮은 따뜻했고 밤은 부드럽고 향기로웠다. 모든 전쟁을 종식시키기 위해서 유럽의 다른 지역들이 역사상 어떤 전쟁보다 격렬하고 지긋지긋한 전쟁의 수렁에 빠져 허우적 대고 있다는 사실도 잊을 수 있었다.

그러던 중에 이 마을에 독감이 찾아왔다. 전혀 불안해 할 일은 아니었다. 그저 사나흘 정도 몸에 열이 오르고 몸살과 두통이 있었을 뿐이다. 하지만 전염성이 강하다는 것은 분명했다. 환자와 접촉한 사람들은 거의 전부가 이틀쯤 뒤에는 독감에 걸려 버리는 것 같았다. 그리고 이 독감은 주로 젊고 건강한 성인들을 공격하는 것처럼 보였다. 여느 독감의 일차 피해자인 노인들과 어린이들은 비켜 가는 경우가 많았다.

어떻게 해야 할까? 산세바스티안에 독감이 유행한다는 사실이 바깥 세상에 알려진다면 관광 경기는 가라앉을 것이다. 독감에 걸려 앓아눕자고 휴가를 올 사람이 누가 있겠는가? 아무래도 독감에 대해서 입을 다무는 편이 낫겠다고 시청 관리들은 생각했다. 그러나 소문은 퍼져 나갔다. 산세바스티안은 피해야 할 곳이 되었다.

거의 동시에, 전염 경로는 분명하지 않지만 군인들 중 일부가 독감에 걸리고 있었다. 1918년 3월, 독감은 유럽으로 이동하는 미국의 제15기갑부대에 도착했다.

두 달 후, 모든 사람들이 병에 걸린 것처럼 보였다. 스페인에서는 알폰소 13세까지 포함해서 800만 명이 독감에 걸렸다. 마드리드 시민의 3분의 1이 독감에 걸려서 일부 정부 청사는 업무를 중단해야 할 지경이었다. 심지어 전차도 운행을 중단했다. 이 시점에서는 스페인 혼자만 당하고 있지는 않았다. 독감의 첫 번째 엄습이 넓게 퍼져 나간 것이다.

군대에서는 병에 걸렸던 사람들의 입을 통해 "3일 열병"이라고 불렸다. 다음은 그해 4월 미국 원정군 32사단 제107탄약수송열차의 존 C. 애커 병장이 프랑스에서 쓴 편지의 내용이다.

사람들은 그것을 "3일 열병"이라고 부르기 시작했다. 하지만 병이 일주일 이상 지속되는 마당에 그런 이름이 적합한지 모르겠다. 병은 갑자기 찾아오는데, 수은이 체온계의 맨 꼭대기에 오르도록 열이 펄펄 끓고 얼굴은 붉게 변하며 온몸의 뼈가 욱신거리고 머리는 부서질 듯이 아프다. 이런 증세가 사나흘간 계속되다가 흠씬 땀을 흘리고 나면 차츰 가라앉지만 후유증이 한두 주는 계속된다.

하지만 스페인으로서는 난처하게도, 다른 나라들에서 이 질병이 스페인 독감이라고 불렸다. 결국에는 유럽의 다른 나라들을 비롯하여 미국과 아시아 국가들도 1918년 봄에 이 질병의 습격을 받게 되었다. 어쩌면 전시 체제였던 유럽의 다른 나라들과는 달리, 여전히 어느 진영의 편도 들지 않았던 스페인에서는 질병에 대한 신문 기사를 검열하지 않았기 때문에 스페인 독감이라는 이름이 고착화된 것일 수도 있었다. 따라서 다른 지역의 독감과는 달리 스페인 독감은 비밀이 아니었다.

그럼에도 불구하고, 전염병의 확산 범위는 여전히 불분명하다. 당시에는 독감 발생에 대해 보고해야 하는 의무가 없었다. 그것은 이후에 1918년 독감의 두 번째 엄습이 낳은 결과로, 미국에서 관례가 되었다. 더구나 전쟁이 벌어지고 있는 시기에 시시해 보이는 질병의 궤적을 추적해야 할 이유는 어디에도 없었다. 독감의 확산에 관한 보고들은 산발적이었으며 감옥이나 군대, 일부 산업체와 같은 곳들이 대부분을 차지했다. 보고라고 해 보았자 단순히 결근자를 기록한 정도였다. 즉 전염병의 경로를 추적하기 위한 체계적인 노력 같은 것은 전혀 없었다.

포드 자동차 회사에서 3월에 독감으로 1000명 이상의 직원이 결근했다는 기록이 있다. 산쿠엔틴 교도소*에서는 4월과 5월에 수감자 1900명 중 500명이 독감에 걸렸다. 3월 4일, 독감은 2만 명의 신병을 훈련시키는 캔자스 주의 펀스턴 훈련소(지금의 릴리 기지)에 당도했다. 또한 독감은 그 달과 다음 달에 십여 곳의 다른 훈련소에도 들이닥쳤다. 하지만 눈썹을 추켜올리는 사람은 아무도 없었다. 수천 명의 남자들이 함께 생활하며 병균을 옮기는 훈련소 같은 곳에서는 감기와 독감이 늘 존재했기 때문이다.

1918년 4월, 독감은 프랑스에 나타났고 프랑스에 주둔한 영국, 미국, 프랑스 군대뿐 아니라 민간인들까지 감염시켰다. 다음 달 독감은 영국에 상륙했고 조지 5세도 독감에 걸렸다. 독감은 영국에서 6월에 절정을 이루었다. 같은 시기에 독감은 중국과 일본에 나타났다. 아시아에서도 독감은 "3일 열병", 때로는 "씨름 선수 열병"이란 이름으로 불렸다.

놀랄 일은 아니지만 독감은 전쟁에도 영향을 미쳤다. 제1차 세계대전에 참전한 군인들이 하도 많이 독감에 걸린 나머지 지휘관들은 병 때문에 전투력이 심각하게 저하되었다고 불평하기에 이르렀다.

조지 왕의 영국 함대는 1만 313명의 군인들이 병에 걸리는 바람에 5월에 3주 동안이나 출정하지 못했다. 영국 육군 제29사단은 6월 30일에 프랑스의 라베크를 공격할 예정이었지만 너무 많은 병사들이 독감에 걸려서 작전을 연기해야 했다.

제1차 세계 대전 당시 독일군의 최고 지휘관이었던 에리히 폰 루덴도르프 장군은 독감, 또는 독일인이 부르던 독감의 다른 이름인 "플란더즈 열병" 때문에 작전에 차질이 생겼다고 불평했다. 병사들이 굶주린 채 추위에 떨며 탱크도 집어삼킬 만한 진흙탕 속에서 허우적 대는 것만이 문제가 아니었다. 루덴도르프 장군은 독감 때문에 부하들이 약해지고 사기가 떨어졌다고 말했다. 독일이 승기를 잡을 수도 있었을 7월의 공격이 실패한 것도 일부는 독감 때문이었노라고 그는 덧붙였다.

또한 루덴도르프 장군은 독감에 대해 참모들이 불평을 한다며 투덜거렸다. "아침마다 독감에 걸린 환자 수에 대한 참모들의 보고와 전투력이 약화되었다는 불평을 들어야 하는 일이 고역이었다."라고 그는 회고했다.

비록 그해 봄, 세계의 상당 부분이 독감에 몸살을 앓았지만 아직 독감 바이러스가 퍼지지 않은 지역들이 많았다. 아프리카의 대부분과 남아메리카, 캐나다 거의 전 지역에는 독감이 번지지 않았다. 여름이 되면서 독감이 가장 기승을 부렸던 나라들조차 회복기에 접어들었다. 독감은 흔적도 없이 사라지는 듯이 보였다.

하지만 몇 달 후, 독감은 복수의 화신처럼 사납게 돌아왔다.

독감은 전 세계를 휩쓸었다. 1918년 독감의 두 번째 엄습 역시 매우 전염성이 강했다. 게다가 이번에는 치명적인 살인자였다. 돌이켜보면 독감이 보이는 양상은 뚜렷했다. 인구 통계학자들이 분석한 결과, 젊은 성인들의 사망률이 비정상적으로 높았다. 노스캐롤라이나 대학의 의학 지리학자 제럴드 파일이 밝히듯이, 8월 무렵에 독감은 "인도, 동남아시아, 일본, 중국, 카리브 해의 상당 부분, 중앙아메리카와 남아메리카의 일부 지역에서 대규모 사망자를 냈다."

감염자의 약 20퍼센트 정도는 경미한 증세를 보이다가 별 탈 없이 회복되었지만, 나머지 80퍼센트는 2명 중 1명이 심각한 증세로 악화되었다. 일부는 순식간에 허파에 물이 차서 산소를 충분히 공급받지 못할 정도의 치명적인 상태가 되었다. 그들은 고열에 헛소리를 하다가 호흡이 곤란해지고 마침내 혼수상태로 빠져들었는데, 며칠 심지어 몇 시간 만에 사망했다. 또는 처음에는 오한, 열, 근육통 외에 심각한 증세는 없는 일반적인 독감으로 시작했다가 병을 앓기 시작한 지 네댓새가 지난 무렵에는 손상된 허파로 병균이 침입하여 목숨을 잃거나 오랜 회복 기간이 필요한 폐렴으로 발전하기도 했다.

독감의 두 번째 엄습은 8월에 미국의 보스턴 항에 도착한 일단의 해병들 사이에 나타났다. 전시의 대규모 부대 이동 중에 보스턴 항을 거쳐가는 병사들이었다.

그 무렵 미국 전역은 전쟁의 소용돌이에 휘말려 있었다. 본국에 남아 있기를 원하는 남자는 없었다. 병역 기피자라는 것은 남자에게 가장 치욕적인 말이었다. 미국 남자의 4분의 1이 입대를 신청했으며 남은 남자들은 앞에 나서지 못하는 이유가 건강상의 문제 탓이라고 변명해야 했다. 여자들은 꽃이나 사탕 바구니를 들고 병원을 찾거나 부상병들의 붕대를 감아 주며 나날을 보냈다.

그러던 차에 보스턴에 들어온 병사들 중 일부가 병에 걸린 것이다. 8월 28일에는 8명의 병사가 독감에 걸렸다. 다음 날에는 58명이 병에 걸렸다. 4일째에는 감염자 수가 81명에 이르렀다. 일주일 후에는 119명이 되었고, 같은 날 독감에 걸린 첫 번째 민간인이 보스턴 시립 병원에 입원했다.

곧 사망자가 나왔다. 9월 8일, 보스턴에서 3명이 독감으로 세상을 떠났다. 한 명은 해군, 한 명은 상선대의 선원, 한 명은 민간인이었다. 같은 날, 독감은 보스턴에서 30마일 떨어진 매사추세츠 주의 데번스 기지에 나타났다.

하룻밤 사이에 데번스 기지는 아비규환이 되었다. 그해 9월, 데번스 기지에 근무를 배정 받은 한 의사는 통제 불능의 전염병에 대해 친구에게 절망적으로 편지를 썼다. 그 의사의 편지는 1918년 9월 29일 자였고 세례명인 "로이"라고 서명이 되어 있었다. 그 밖에 그가 누구인지, 나중에 어떤 사람이 되었는지에 관해서는 전혀 알려진 바가 없다. 그의 편지는 60여 년 후에 디트로이트의 어느 상자 속에서 발견되었고, 스코틀랜드 출신의 의사인 글래스고 대학의 N. R. 그리스트 박사가 이것을 주의해서 볼 만한 이야기라고 여겨 《영국 의학 저널》에 기고하여 1979년 12월 호에 실렸다.

로이는 다음과 같이 썼다. "데번스 기지는 보스턴 인근에 있으며 약 5만 명의 병사를 수용하고 있네. 아니, 전염병이 돌기 전까지는 그랬네." 독감은 4주 전에 기지에 들어왔다고 그는 덧붙였다. "어찌나 빨리 퍼지는지 병사들의 사기가 엉망이 되고 독감이 지나갈 때까지 정규 훈련이 전면 중단되었다네. 병사들을 한자리에 모으는 일은 절대 금지되었지."

이 질병은 처음에는 평범한 독감처럼 보였다고 로이는 설명했다. "하지만 기지 병원으로 실려 온 병사들의 증세는 빠르게 폐렴으로 발전했네. 그렇게 심한 폐렴은 한번도 본 적이 없네. 폐렴 소견을 낸 지 2시간이면 벌써 광대뼈 부위에 적갈색 반점이 보이고 몇 시간 후에는 귀에서부터 시작해서 온 얼굴에 청색증*이 나타나 얼굴이 검푸르게 되는데, 백인과 흑인을 구분하기가 어려울 정도였네. 죽음은 단 몇 시간 만에 찾아오네. 환자들은 공기를 찾아 허덕이다가 숨이 막혀 질식해 버린다네. 끔찍한 일이야. 하나, 둘, 아니 스무 명이 죽는 것은 견딜 수 있네. 하지만 불쌍한 병사들이 파리처럼 죽어 나가는 것은 눈뜨고 보지 못할 참극이야. 하루 평균 백 명이 죽어 나가는데도 질병의 기세는 여전히 꺾일 줄을 모른다네."

시체를 처리하는 일 자체도 문제가 되었다. 로이의 편지는 계속 이어졌다. "시체 수송을 위한 특별 열차가 동원되고 있네. 며칠 동안 관이 모자라 시체가 산더미처럼 쌓였네. 시체 보관소(내 숙소 바로 뒤편이라네.)를 따라 길게 줄지어 누워 있는 병사들을 보는 일에 익숙해졌네. 프랑스에서 격렬한 전투가 끝난 후의 광경이라고 해도 이보다 더 끔찍할까 싶네. 시체 보관소 공간이 부족해서 막사를 추가로 더 비웠네. 도움의 손길은 전혀 없네. 우린 새벽 5시 30분에 일어나 밤 9시 30분까지 쉬지 않고 일하다가 잠자리에 들지. 다음 날도 이와 같은 식으로 반복된다네."

의학 전문가들조차 데번스 기지에서 벌어진 광경에 충격을 받았다. 로이가 편지를 쓰기 6일 전인 1918년 9월 23일, 미국 육군 의무 사령관은 그곳에서 번지는 질병을 조사하기 위해 미국 내의 지도적인 의사들 중 한 명을 데번스 기지로 파견했다. 파견된 의사 윌리엄 헨리 웰치는 병리학자이자 내과 의사였고 타의 추종을 불허하는 높은 명성을 자랑하고 있었다. 그는 미국 의사 협회(AMA), 미국 과학 아카데미(NAS), 미국 과학 진흥회(AAAS)를 포함한 다수의 권위 있는 과학 및 의학 협회의 회장을 역임했다. 어떤 이들은 웰치 박사가 벤저민 프랭클린이 그의 시대에 받았던 것과 같은 존경과 찬사를 받았다고 말하기도 했다.

하지만 웰치는 1918년 독감에 로이만큼이나 무방비 상태였다. 사실 그는 미국 군대가 놀라울 정도로 보건 상태가 양호하다고 생각했다. 1918년 9월, 웰치는 미국 의사 협회의 회장을 지낸 빅터 C. 본, 록펠러 의학 연구소 소장 루푸스 콜 박사, 하버드 의과 대학의 시메온 월바크와 함께 남부의 군 기지들을 시찰하고 돌아온 직후였다. 그들은 공중위생 상태를 개선하기 위한 노력이 성공하여 군대 내의 질병이 과거사가 되었다며 매우 흥분했다. 웰치는 군 기지들의 보건 상태가 아주 훌륭하며 군인들도 매우 건강하다고 결론짓고 이제 마음 편히 은퇴해도 좋겠다고 결심한 참이었다. 풍채가 당당하고 성정이 온화한 일흔한 살의 독신남인 웰치는 자신이 국가를 위해 할 수 있는 헌신은 다 했다고 느꼈다. 그러던 차에 데번스 기지에서 일어나고 있는 대참사를 조사해 달라는 부름을 받은 것이다.

네 명의 의사들은 미국 육군 의무 사령관 윌리엄 C. 고거스 박사와 면담하기 위해 워싱턴으로 불려 갔다. 고거스 박사는 쿠바에서 황열병을 퇴치한 인물이었다. 고거스는 의사들을 집무실로 불러들였다. 저명한 의사늘이 들어왔지만 그는 책상 위의 서류에서 눈길을 떼지 않고 말했다. "당장 데번스로 가 주시오. 스페인 독감이 데번스 기지를 덮쳤소."

의사들은 순순히 워싱턴 국회 의사당 근처에 위치한 유니온 역으로 가서 데번스 기지로 향하는 다음 열차에 몸을 실었다. 그들은 다음 날 아침에 도착했다. 차가운 비가 내리는 음울한 날씨였다. 죽어 가는 병사들은 오들오들 비를 맞으며 각자의 담요를 지고 병원으로 줄지어 들어가고 있었다. 그들은 불덩이 같은 고열에 오한으로 몸을 떨면서 피 섞인 점액질을 기침으로 뱉어 냈다.

눈앞에 펼쳐진 광경에 의사들은 혼비백산했다. 수용 한도가 3만 5000명인 기지는 4만 5000명이 넘는 병사들로 북적였다. 거기에 독감이 들불처럼 빠르게 번지고 있었다. 웰치가 방문하기 전의 24시간 동안에만 66명이 사망했다. 웰치 일행이 도착한 그날에는 63명이 죽었다. 2000명까지 수용하도록 지어진 병원은 한도를 훨씬 넘어서는 8000명의 환자들로 득실거렸다.

본 박사는 그 경험에 대하여 글을 남겼다. 그는 과거에 다양한 전염병을 목격한 사람이었다. 장티푸스를 보았고 미국·스페인 전쟁*에서 수많은 군인들이 장티푸스로 쓰러지는 광경을 직접 목격하기도 했다. 하지만 매사추세츠 주 데번스 기지에서와 같은 유행성 독감은 한 번도 본 적이 없었다.

"전 세계 구석구석까지 찾아가 군인과 민간인을 가리지 않고 건강하기 짝이 없는 수많은 젊은이들의 목숨을 앗아 가며 과학의 얼굴에 대고 도전적인 붉은 깃발을 흔든" 이 유행성 독감의 역사를 구구절절 논하는 것은 의미가 없다고 본 박사는 말했다. 하지만 데번스에서 본 것은 결코 뇌리에서 지울 수 없는 광경이었다.

의무 장교들이 도착했을 때에도 그들은 본 박사의 '뇌리에 깊이 각인된' 광경을 똑같이 목격했다. 이 기억들은 "할 수만 있다면 갈기갈기 찢어 버리고 싶은 끔찍한 것이다. 하지만 그것은 내 능력을 넘어서는 일이다."라고 본 박사는 썼다. "그 기억들은 내 존재의 일부이며 내가 죽거나 의식을 잃게 될 때에만 사라질 것이다."

다음은 그가 데번스 기지에서 본 광경이다. "……군복을 입은 수백 명의 건장한 군인들이 열 명씩, 스무 명씩 떼를 지어 병원으로 들이닥쳤다. 병상이 다 차고 난 뒤에도 환자들은 계속 들어왔다. 그들의 얼굴은 곧 검붉은 색으로 변했다. 심한 기침에는 피 섞인 가래가 함께 나왔다. 아침이면 죽은 시체들이 시체 보관소 부근에 장작 단처럼 쌓였다. 이것이 내 기억 세포 속에 각인된 1918년 가을 데번스 기지 사단 병원의 광경이다. 그 일은 인간의 생명을 파괴함에 있어서 인간의 어떤 발명품도 치명적인 독감 바이러스에 미치지 못함을 분명하게 보여 주었다."

그것은 충격이었다. 당시는 현대식 무기를 사용한 첫 번째 전쟁, 기관총과 신경가스로 젊은 남자들을 쓰러뜨리는 전쟁이 진행되던 시기였다. 하지만 그런 무기들은 이 질병에 비하면 아무것도 아니었다.

다른 사람들 역시 충격을 받았다. 콜 박사는 병원 안의 광경에 넋이 나갔다. 저명한 의사들이 다리를 후들거리며 들어선 병원에는 "간호사가 충분하지 않았고 가엾은 병사들은 간이 병상에 방치되어 있었다. 병상이 부족해서 병원 앞마당까지 환자가 넘쳐 났다."라고 콜 박사는 말했다.

그리고 부검실이 있었다. 부검실은 안으로 들어가는 것조차 쉽지 않았다. 높이 쌓인 경직된 시체들이 의사들의 앞을 가로막았기 때문이었다. "너무 많은 시체들이 숨 돌릴 틈도 없이 시체 보관소로 운반되었기 때문에 질서나 체계도 없이 바닥에 그냥 쌓여 있었다. 그래서 우리는 시체 사이를 비집으며 부검실로 들어가야 했다."라고 콜은 말했다.

일단 부검실에 들어가자 침착한 웰치 박사조차 동요했다. 다른 사람들이 힘과 용기를 내기 위해 늘 의지해 온 사람이 웰치였다. 따라서 그것은 최악이었다.

웰치는 부검대 위에 놓인 젊은이의 시체의 가슴을 열고 허파를 노출시켰다. 끔찍한 광경이었다. "흉부를 열어 시퍼렇게 부어 있는 허파를 꺼내 성한 곳이라곤 거의 없는 축축한 거품 덩어리의 절단면을 보고는 웰치 박사가 고개를 돌렸다. '이것은 뭔가 새로운 질병이 틀림없다.'라고 웰치는 말했다. '또는 전염병이거나.'"라고 콜은 말했다.

"웰치는 꽤 흥분했으며 불안해 보였다."라고 콜은 말했다. "우리들이 불안해 하는 것은 이상할 것이 없었다. 하지만 비록 잠시라곤 해도 웰치 박사마저 동요하는 것을 보고 나는 충격을 받았다."

콜 또한 동요했다. "웰치 박사가 정말로 걱정하고 당황하는 것을 본 것은 그때가 처음이었다."

그 무렵 독감은 데번스 기지나 보스턴뿐 아니라 군대 밖까지 확산되어 있었다. 매사추세츠 주 전체가 바이러스로 휘청거릴 지경이었다.

웰치 일행이 데번스 기지를 찾은 지 3일 후, 매사추세츠 주의 보건 관리들은 미친 듯이 사방에 도움을 청했다. 그들은 미국 보건 위생국에 의사들과 간호사들을 보내 달라고 요청했다. 캘빈 콜리지 주지사는 우드로 윌슨 대통령, 토론토 시장, 버몬트·메인·로드아일랜드 주의 주지사들에게 전문을 보내 "우리 의사들과 간호사들은 한 사람도 남김없이 차출되었고 최악의 격무에 시달리고 있다."라고 호소했다. 매사추세츠 주에서 5만 명이 독감에 걸렸다. 그날, 1918년 9월 26일, 보스턴 주민 123명이 독감으로 사망했고, 33명이 폐렴으로 쓰러졌다.

하지만 그 무렵 독감은 사방에 퍼져 있었고 모두가 도움을 필요로 했기 때문에 매사추세츠 주에 의사와 간호사를 보내는 것은 불가능했다. 이 질병은 군사 기지, 마을, 도시를 가리지 않고 전국으로 빠르게 퍼져 나갔다. 수많은 마을, 도시, 군사 시설들이 습격을 당했다.

상상하는 것조차 어려운 엄청난 규모의 참상이 이어졌다. 바이러스의 습격을 받은 모든 군사 기지, 마을, 도시, 산간벽지에서 죽음, 무기력함, 사회적 붕괴에 대한 끔찍한 사연이나 일화가 쏟아졌다.

상황이 너무 심각해서, 매사추세츠 주에서 도움을 요청한 바로 그날, 미국 육군 헌병 사령관은 14만 2000명에 대한 신병 소집을 취소한다는 충격적인 발표를 했다. 유럽에서 군인들이 절실히 필요했음에도 불구하고 말이다. 하지만 선택의 여지가 없었다. 독감은 광범위하게 퍼졌다. 그해 9월, 1만 2000명의 미국인이 독감으로 사망했다. 그리고 말 그대로 전국의 모든 기지가 격리 상태에 있었다.

로이가 데번스 기지에서 죽어 가는 병사들을 돌보는 동안, 그리고 웰치 박사가 막사를 방문하여 독감이 가져온 믿을 수 없는 참사를 눈으로 조사하는 동안, 독감은 필라델피아로 숨어들었다.

어쩌면 필라델피아는 이 전염병의 경로에 일찌감치 들어가 있었는지도 모른다. 왜냐하면 독감은 필라델피아 해군 조선소로부터 너무나도 쉽게 확산되었기 때문이다. 독감은 데번스 기지에 처음 나타난 지 얼마 지나지 않은 1918년 9월 11일에 해군 수병들을 첫 번째로 공격했다. 아니, 어쩌면 필라델피아라는 도시가 며칠 후에 독감의 습격을 받게 될 대규모 육군 주둔지인 뉴저지 주의 딕스 기지와 메릴랜드 주의 미드 기지와 지리적으로 가까웠기 때문일지도 몰랐다. 또는 독감은 원래 필라델피아에서부터 시작되었을 수도 있다. 필라델피아에서는 대규모 전시 공채 운동 행진이 있어서, 9월 20일에 20만 군중이 모였기 때문이다. 아니, 어쩌면 바이러스에게 발판을 제공한 것은 이 모두를 합친 것일 수도 있다. 하지만 원인이야 무엇이든, 필라델피아는 미국의 모든 도시 중에서 가장 심한 타격을 받았다. 그것은 완전히 무방비 상태의 기습 공격이었다.

재앙이 닥칠 것이라고 예상한 전문가들은 거의 없었으며, 일반 대중 가운데 그런 예상을 한 사람은 전무했다. 사실 독감이 대규모로 퍼지기 전에 의료계는 허세 가득한 어조로 시민들을 안심시켰다. 《미국 의사 협회지》에서는 의료계가 이 독감의 별명인 '스페인 독감'이라는 말에 불안해 할 필요가 없다는 주장을 내놓았다. 이름이 붙었다고 해서 "이 독감을 특별하게 취급해야 할 이유는 없으며 새로운 이름이 붙지 않은 일반 독감보다 더 크게 두려워할 필요 또한 없다."라고 이 잡지는 말했다. 그뿐 아니라, 이 독감은 "연합군 내부에서는 이미 자취를 감추었다."라고도 주장했다.

하지만 독감이 확산되자 시 당국은 몇 가지 예방 정책을 실시했다. 9월 18일, 필라델피아의 보건 관리들은 공공장소에서 기침, 침 뱉기, 재채기를 하지 말자는 캠페인을 시작했다. 사흘 후, 시 당국은 독감을 '보고 의무 질병'으로 지정했다. 그것은 독감에 걸린 환자의 수를 기록해서 보고해야 한다는 것을 의미했다. 하지만 같은 날인 9월 21일, 과학자들은 희소식을 전했다. 독감과의 전투에서 승리한 듯 보인다는 것이었다. 《필라델피아 인콰이어러》는 과학자들이 독감의 원인인, 파이퍼균(Pheiffer's bacillus)이라는 세균을 찾아냈다고 보도했다. "이것을 알아냈으니 과학자들이 이 질병을 퇴치하는 것은 시간 문제"라고 이 잡지는 주장했다.

하지만 10월 1일, 도시는 포위 공격을 당하고 있었다. 하루 동안 635명의 독감 환자가 보건 위생국에 신고되었다. 하지만 그것은 새발의 피에 불과했다. 의사들이 환자들을 돌보느라 정신이 없어서 대부분의 환자는 보고조차 되지 않았다. 진정한 감염 숫자는 영원히 알 수 없을 것이다. 10월 3일, 필라델피아 시는 질병의 확산을 늦추기 위한 필사적인 노력의 일환으로, 모든 학교와 교회, 그리고 극장, 도박장, 기타 오락 시설의 문을 닫았다.

주말인 10월 5일에는 필라델피아에서 최소한 2600명이 독감 또는 독감의 합병증으로 사망한 것으로 보고되었다. 다음 주, 독감으로 인한 사망 보고는 4500명 이상에 달했다. 수십만 명이 이 병에 걸렸다. 아픈 사람들은 리무진, 마차, 손수레에 실려 병원으로 이송되었다.

독감이 필라델피아에 도착한 지 한 달 안에, 거의 1만 1000명에 달하는 사람들이 이 질병으로 사망했다. 1918년 10월 10일에는 하루에 759명이 세상을 떠났다.

"사회 봉사 단체에 소속된 간호사들은 흑사병이 창궐했던 14세기를 연상시키는 병동 안으로 들어서곤 했다."라고 역사학자 크로스비는 썼다. "탄원하는 환자들이 그들 주위에 몰려들었다. 일부는 하얀 거즈 마스크를 쓴 방문 간호사들을 겁내며 피하기도 했다. 간호사들은 아침에는 15명의 환자 명단을 가지고 집에서 나왔지만 결국 50명을 보살피는 것으로 하루를 끝내곤 했다. 어떤 간호사는 갓 태어난 쌍둥이와 산모가 누워 있는 방에서 산모의 남편이 죽어 있는 것을 발견하기도 했다. 사망과 출산이 있은 지 24시간이 지났지만 산모는 마침 손이 닿는 곳에 있었던 사과 한 개를 제외하곤 아무 음식도 먹지 못한 상황이었다."

장의사들은 정신이 하나도 없었다. "한번은, 자선 협회에서 어느 가엾은 가족을 묻어줄 장의사를 찾기 위해 장의 업체 25곳에 전화를 걸기도 했다. 어떤 경우에는 시체가 며칠 동안 집 안에 방치되기도 했다. 장의사들은 눈코 뜰 새 없이 바빴고 가격을 6배나 올려 받아 잇속을 차리는 자들도 있었다. 묘지 관리인들이 매장 비용 15달러를 받고도 유족들에게 직접 무덤을 파게 한다는 민원이 들끓었다."라고 크로스비는 말했다.

시립 시체 보관소에는 시체들이 "모든 방과 복도까지" 삼중 사중으로 쌓여 있었다. "시체들을 핏자국이 묻은 더러운 천으로만 덮어놓기 일쑤였다. 대부분은 방부 처리를 하지도 않았으며 냉동도 하지 않았다. 어떤 시체들은 심한 악취를 뿜어 내기도 했다. 시체 보관소의 문은 항상 열려 있었는데 아마도 환기를 위해서였을 것이다. 그리하여 어린아이들까지 포함하여 마음만 먹으면 누구나 이 엽기적인 혼돈의 현장을 들여다볼 수 있었다."

필라델피아의 악몽은, 전 세계에 퍼져 엄청난 공포를 가져올 전염병의 전주곡이었을 뿐이었다. 안전한 곳은 어디에도 없었고 어떤 가족도 예외가 될 수 없었다. 10월의 첫째 주까지 독감은 아주 한적한 섬 지역과 오스트레일리아를 제외한 지구상의 거의 모든 곳에 퍼졌다.

캐나다 오타와의 지역 신문에는 이런 기사가 실렸다. "시내 전차들은 텅 빈 채로 뱅크 거리를 달렸다. 학교, 보드빌* 극장, 영화관들은 굳게 닫혔다. 도박장과 볼링장은 한산하다."

남아프리카의 케이프타운에서는 관이 부족해서 시체를 담요에 싸서 한꺼번에 묻었다.

덴버의 신문 기자였던 캐서린 앤 포터는 독감으로 죽음의 문턱까지 갔다. 그녀의 약혼자는 독감으로 사망했다. 그녀는 자신의 경험을 바탕으로 단편 소설 『창백한 말, 창백한 기수』를 썼다. 거의 꿈을 꾸는 듯한 언어로 악몽에 대하여 묘사한 이야기이다. "모든 극장, 거의 모든 상점과 식당이 문을 닫았다. 거리에는 온종일 장례 행렬이 이어지고 밤새도록 구급차가 돌아다녔다."

영국의 리딩에서는 한 간호사가 이렇게 썼다. "모든 것이 너무 갑작스러웠다. 오전에 독감 환자를 위한 병동을 새로 만들라는 지시를 받았는가 싶더니, 밤이 될 무렵에는 병원으로 개조한 학교로 이동하고 있었다. 책상을 다 들어내기도 전에 들것들이 도착했다. 교실 하나당 60~80명이 들어갔다. 간이 병상 사이의 간격이 너무 좁아 이동하기도 힘들 지경이었다. 오! 그들은 너무나 아팠다! 환자들은 근처의 공군 기지에서 이송되어 왔다.…… 일부 환자들은 며칠 동안 치료의 손길을 받지도 못한 채 누워 있었다. 환자들은 모두 폐렴을 앓았다. 우리는 그들의 발이 검은 색으로 변하면 살지 못하리라는 것을 알았다."

버팔로 빌 코디*는 며느리와 손자를 잃었다. 작가 메리 매카시*는 고아가 되어 숙부의 집으로 갔다.

프랑스에서, 의무대(醫務隊)에 배정된 캐나다 의사 존 매크래*는 제1차 세계 대전에 관한 가장 유명한 시 「플란더즈 들판에서」를 썼다. 이 시는 전투에서 사망한 군인들을 위한 송가였다. "플란더즈 들판의 십자가들 사이로 양귀비꽃이 하늘거리네." 매크래 자신도 그 전쟁에서 사망했다. 하지만 전투로 인한 죽음은 아니었다. 그는 1918년에 폐렴으로 죽었다. 권위 있는 바이러스 학자들은 그 죽음의 원인이 독감일 것이라고 주장한다.

미주리 주립 대학의 D. G. 스타인 박사는 1918년 9월 26일에서 12월 6일까지 1020명의 학생들이 독감에 걸렸다고 썼다. "나는 한 환자가 병이 생긴 지 18시간 만에, 그리고 병상에 누운 지 12시간 만에 죽는 것을 보았다. 다른 수많은 환자들이 이 질병에 걸린 처음 48시간 동안 죽음의 문턱을 넘나드는 것을 목격했다. 독감이 중병이 아니라는 말은 틀렸다고 생각한다."라고 그는 썼다.

오하이오 주의 셔먼 기지에서는 병사들의 약 40퍼센트인 1만 3161명이 1918년 9월 27일과 10월 13일 사이에 독감에 걸렸다. 그들 중에서 1101명이 사망했다.

군의관들은 이 전염병을 막아보려 갖은 애를 다 썼다. 그들은 독감 환자들의 분비물이나 이 질병의 원인이라고 생각되는 세균으로 만든 백신을 병사들에게 주사했다. 그리고 병사들이 매일 방부제나 알코올을 목에 뿌리고 양치질하도록 시켰다. 침대 사이에 천을 걸어 놓기도 했다. 심지어 식당의 탁자마다 중앙에 천을 걸어 놓은 막사도 있었다. 월터 리드 병원에서는 독감을 쫓아줄 것이라는 믿음으로 군인들이 매일 담배를 씹었다.

보건 위생국에서는 공공장소에서 착용하도록 사람들에게 거즈 마스크를 나누어 주었다. 뉴욕의 의사이자 사료 사진 수집가인 스탠리 B. 번즈 박사는 전염병이 기승을 부리던 시기에 열렸던 마이너리그 야구 시합의 사진을 한 장 가지고 있다. 그것은 초현실적인 느낌의 사진이었다. 투수와 타자를 비롯한 모든 선수들, 모든 관중들이 거즈 마스크를 착용하고 있었던 것이다.

애리조나 주 투손의 보건 위생국은 "일반 천 네 겹 이상, 거즈 천 일곱 겹 이상으로 된 마스크로 코와 입을 가리지 않은 채 투손 시내의 거리나 공원 및 사업 거래 장소, 기타 공공장소에 나와서는 안 된다."라는 규칙을 정했다.

학교는 문을 닫고 영화관은 폐쇄된 뉴멕시코 앨버커키의 지역 신문에는 이런 기사가 실렸다. "사방을 배회하는 공포의 유령이 많은 가족들을 다시 하나로 묶어 주고 있다. 가족 구성원들은 집에 머무는 것 외에 달리 아무것도 할 일이 없기 때문이다."

의사들은 만병 통치약을 팔았고 사람들에게 독감 백신을 주사했다. 하지만 아무 소용없었다. 크로스비는 그 독감 백신이라는 것에 대해서 궁금증을 느꼈다. 무엇이 독감을 일으키는지 아는 사람이 없었는데 도대체 백신 안에 무엇이 들어 있었을까? 그는 1918년에 독감 백신을 만들었던 한 의사와 인터뷰했다. 그 의사의 말에 따르면, 백신은 독감 환자들의 혈액과 점액에서 큰 세포와 파편들을 걸러 내고 남은 액체에 불과하다는 것이다. 그 액체를 환자의 팔에 주사하면 팔이 끔찍하게 욱신거렸고 "그래서 사람들은 백신이 정말로 효과가 있다고 여겼다."라고 크로스비는 말했다.

갖은 일화도 생겨났다. 어느 날 밤에 네 여자가 브리지 게임을 했는데 다음 날 세 여자가 독감으로 죽었다는 것이다. 직장에 출근했다가 몇 시간 후에 독감으로 사망한 사람들에 대한 이야기도 많았다.

미국 전역에서 결손 가정이 생겨났다. 캔자스시티의 제임스 D. H. 리퍼는 자신이 네 살, 형이 여섯 살이었을 때 아버지와 어머니가 독감에 걸려 각각 서른 살과 스물일곱 살의 나이로 며칠 사이에 세상을 떠났다고 썼다. 독감이 부모님의 허파에서 허파 꽈리를 파괴해 버렸기 때문에 숨을 쉴 수가 없었다. "후에 나이 많은 친척들은 부모님이 그저 '익사한 것'이라고 말했다."라고 리퍼는 말했다.

1918년 당시 겨우 두 살이었던 미니 리 트라탐 맥뮬런은 일리노이 주 스트리터에 살고 있었다. 어머니, 일곱 살 난 오빠, 갓 태어난 여동생은 그해 여름에 독감으로 세상을 떠났다. 또 다른 오빠는 독감에 걸렸지만 회복했고 미니도 그랬다. 하지만 한때 그녀의 상태가 너무 심해서 가족들은 그녀가 죽었다고 생각했다. "가족들은 나를 시트로 말아 안뜰에 내놓았어요. 그러다가 내가 살아 있는 것을 발견했다고 하더군요."라고 그녀는 말했다.

아내가 죽자 미니의 아버지는 미니와 미니의 언니, 두 오빠를 보살 피지 못해 쩔쩔 맸다. 두 살, 네 살, 일곱 살, 열 살의 네 아이들은 친척집을 전전했다.

세월이 흐른 후, 미니 맥뮬런은 스트리터의 묘지를 찾아가 관리인 과 이야기를 나누었다. 관리인은 그 끔찍했던 시기에는 시체들이 도 로를 따라 길게 줄지어 있었노라고 말해 주었다. "죽은 사람이 하도 많아서 시체를 묻을 구덩이를 팔 사람을 구할 수가 없었다는 거예 요."라고 그녀는 말했다.

1918년에 살아남은 가족 중에서 가장 나이가 어렸던 맥뮬런은 그 전염병에 대해 아무것도 기억하지 못했다. 그녀가 아는 것은 친척들 이 말해 준 이야기뿐이었다. 그리고 친척들은 죽음에 대해 별로 말하 고 싶어 하지 않았다. "내가 기억하지 못해서 다행이에요."라고 그녀 는 말했다.

한편 대부분 여성들로 구성된 자원 봉사자들이 병자들을 보살피기 위해 용감하게 팔을 걷어 붙이고 나서기도 했다. 텍사스 주 엘파소에 서는 가엾은 멕시코 인들이 놀라운 사망률을 보이며 죽어 갔다. 교실 이 28개인 아오이 학교가 독감 환자들을 위한 병원으로 개조되었다. 환자는 대부분 멕시코 인들이었다. 지역 신문은 10월 19일의 풍경을 묘사했다. "멕시코 인 남성과 여성, 그리고 어린이를 포함한 51명이 어젯밤 아오이 학교의 임시 병동에서 가쁜 숨을 몰아쉬며 누워 있었 다. 그들은 도시 안의 멕시코 타운에 위치한 불결한 집에서 병동으로 이송되었다. 많은 이가 폐렴 말기 상태이며, 적절한 간호와 치료의 손길을 받지 못해 고통받고 있었다. 이제 환자들은 깊은 가난의 수렁에서 벗어나, 비교적 안락하며, 도시 내의 어떤 병원과 비교해도 거의 손색이 없는 수준의 간호를 받게 되었다."

도시 전역에서 아오이 학교에 도움의 손길을 내밀었다. 먹을 것과 옷가지를 가져오기도 했고, 자신들의 차로 환자들을 병원으로 옮겨주었다. 여자들은 요리사, 사무원, 운전사, 간병인으로서 도왔다. 한 여성은 이렇게 썼다. "도움이 될 수 있어서 기쁘다. 나는 간호 교육을 받은 적이 없다. 사실 어떤 교육도 받은 적이 없다. 아마 고통받는 사람들을 조금이라도 돕고 싶다는 열망만이 내가 가진 유일한 간호 자격일 것이다."

어쩌면 1918년 독감에 의한 죽음이 어떤 것이었는지, 질병에 대한 공포가 완전히 날개를 펼친 생의 마지막 몇 시간 동안 고통받는 환자의 모습이 어떠했는지를 묘사하는 것은 재능 있는 작가가 아니고서는 불가능할지도 모르겠다. 이러한 시도를 한 몇 안 되는 작가 중의 한 명이 바로 토머스 울프*이다. 1918년 노스캐롤라이나 대학을 다니던 울프는 당장 집으로 돌아오라는 전보를 받았다. 그의 형 벤저민 해리슨 울프가 독감에 걸렸다는 것이다. 토머스 울프는 그의 소설 『천사여 고향을 보라』 중 제35장에서 형의 죽음을 허구화해서 묘사했다.

울프는 임종을 지키기 위해 집으로 돌아왔다. 가족들이 손을 놓고 비탄에 잠겨 있는 동안, 벤저민 형은 2층 환자용 방에 누워 있었다. 울프는 위로 올라가 형이 누워 있는 '흐린 회색빛'이 감도는 방으로 들어갔다. 그리고 그는 사랑하는 형이 죽어 가고 있음을 '뜨거운 인식의 순간에' 알았다.

"침대에 누워 있는 벤의 길고 수척한 몸은 4분의 3가량이 이불에 덮여 있었다. 이불 아래의 몸은 싸움을 하거나 고문을 당하는 것처럼 심하게 뒤틀린 모습이었다. 마치 머리가 잘린 범죄자의 몸뚱이 같았고 벤의 것은 아닌 듯했다. 엷은 노란색을 띠던 벤의 얼굴은 회색으로 변해 있었다. 열이 펄펄 끓는 화강암 같은 잿빛 피부 위에는 사흘 묵은 뻣뻣한 검은 수염이 자랐다. 수염은 소름끼쳤다. 그것은 썩어가는 시체에서도 자랄 수 있다는 모발의 사악한 생명력을 연상시켰다. 허파 속으로 한줄기 공기를 쌕쌕 들이마시는 동안, 벤의 얇은 입술은 끊임없이 고통으로 뒤틀리며 달싹거렸다. 그때마다 죽음처럼 보이는 하얀 치아가 언뜻언뜻 드러났다."

"쌕쌕거리는, 크고 거슬리며 빠르고 믿을 수 없는 숨소리는 방안을 가득 채우며 매 순간 관현악을 연주하듯 그 광경에 공포의 선율을 선사했다."

다음 날, 벤은 정신 착란에 빠졌다. "4시경이 되자 죽음이 임박했음이 분명해 보였다."라고 울프는 썼다. "벤은 의식과 무의식, 정신 착란 사이를 오갔다. 하지만 대부분의 경우 정신 착란 상태에서 헛소리를 했다. 호흡은 더 편해졌고 어린 시절의 비밀 창고에서 꺼낸 오래되고 잊혀진 대중가요를 흥얼거렸다. 하지만 언제나 전시(戰時)의 유행가로 다시 돌아오곤 했다. 신파적이지만 비극적인 감동을 주는 노래「황혼에 올리는 아기의 기도」* 였다.

그러다가 벤은 혼수상태에 빠져 들었다. "그의 눈은 거의 감겨 있었다. 회색 눈은 무감각과 죽음의 빛에 덮여 몽롱했다. 그는 아주 똑바로 조용히 누워 있었다. 고통의 징후는 전혀 보이지 않았다. 대신에 날카롭고 여윈 얼굴을 이상할 정도로 똑바로 위로 쳐든 모습이었다. 입은 굳게 닫혀 있었다."

그날 밤 울프는 형의 옆을 지켰다. 하느님이나 기도 같은 것을 믿지 않았음에도 불구하고 그는 미친 듯이 기도를 올렸다. "당신이 누구든 오늘 밤 형을 보살펴 주소서. 그에게 길을 보여 주소서.······ 당신이 누구든 오늘 밤 형을 보살펴 주소서. 그에게 길을 보여 주소서.······' 그는 시간의 흐름을 잊었다. 그의 귀에는 죽어 가는 환자의 떨리는 숨결과 자신의 미친 듯한 기도 소리 외에는 아무것도 들리지 않았다."

울프는 잠이 들었다. 그러다가 갑자기 깨어났다. 끝이 가까웠음을 감지하고 가족들을 불렀다. 벤은 조용해졌고 가만히 누워 있었다. "벤의 몸은 점점 굳어 가는 것 같았다." 그러다가 마지막 숨을 몰아쉬며 "벤은 길고 힘찬 호흡으로 공기를 들이켰다. 그는 회색 눈을 떴다. 갑자기 벤은 혼자 베개에서 고개를 드는 것 같았다. 한순간 불꽃, 빛, 영광이 그의 눈앞에 펼쳐지는 듯했다. 그렇게 벤은 순식간에 세상을 떠났다. 살아생전 그러했듯이 벤은 조소하듯 용감하게 죽음의 어둠 속으로 들어갔다."

벤을 위해 가족이 할 수 있는 일은 아무것도 없었다. 아무도 독감을 어떻게 치료해야 하는지 몰랐다. 펄펄 끓는 열을 내릴 약도 없었고 물이 찬 허파에 산소를 공급할 방법도 없었다. 생명을 연장시킬 수단도 없었고 죽음을 고통스럽지 않게 해 줄 방법도 없었다. 의사들은 소위 완화 의료(palliative care)라고 부르는 것밖에 하지 못했다. 그들은 환자에게 음식과 진통제를 주고 신선한 공기를 쐬게 해 주었다. 독감이 필라델피아를 강타했을 때 보도되었던, 독감의 원인 병균을 분리했다는 낙관적인 이야기들은 사실이 아님이 드러났다. 문제의 세균이 발견된 것은 사실이었다. 하지만 치료제 또는 백신 개발로 이어지지는 않았다. 이 질병의 원인은 미스터리로 남았다. 1918년, 파이퍼균이 발견되었다고 널리 선언되었지만 이 균은 원인 병균이 아닌 것으로 판명이 났다. 헛다리를 짚은 것이다. 독감 바이러스는 누구의 손에도 미치지 않는 곳에 있었다.

이 전염병에 속수무책으로 당했던 것은, 나라 전체가 전쟁의 소용돌이에 휘말려 있었던 기간에 전염병이 덮쳤다는 이유만은 아니었다. 과학자들이 독감 바이러스를 분리하여 그 비밀을 알아내는 법을 찾기도 전에 들이닥쳤기 때문이기도 했다. 당시는 질병이 세균에 의해 전파된다는 매균설(媒菌設)이 일반화되었던 시대였고 바이러스라는 것이 존재한다는 것도 알고 있었다. 하지만 바이러스를 본 사람은 아무도 없었다. 전자 현미경은 아직 발명되지 않았으며 바이러스는 너무 작아서 평범한 현미경으로는 보이지 않았다. 바이러스가 무엇인지 알고 있는 사람은 아무도 없었다. 바이러스의 유전 물질이자 그 파괴력에 대해 알려주는 단서인 DNA와 RNA는 아직 발견되지 않았다.

분자생물학과 제약 산업이 눈부시게 발전한 오늘날에조차 바이러스에 의한 질병들, 특히 독감은 대체로 확실한 치료법이 없다. 분자생물학자들이 독감 바이러스의 내부 기작에 대하여 모르기 때문이 아니다. 간단한 독감 바이러스 안에는 8개로 분절된 RNA 유전자뿐이며, 감염시킬 수 있는 세포 없이 바이러스만 놓아두면 몇 시간 안에 죽어 버린다는 사실을 과학자들은 십여 년 전에 알아냈다. 독감 바이러스가 어떻게 생겼는지도 알아냈다. 전자 현미경으로 살펴보면 독감 바이러스는 조그만 공 또는 달걀 모양의 입자들이다. 때로는 긴 막대형을 띠기도 한다. 과학자들은 바이러스가 어떻게 구성되어 있는지도 알고 있다. 독감 바이러스 입자들은 단백질 지지대가 박힌 매끄러운 지질막에 싸여 있으며 내부에는 RNA 유전자 분절들이 들어 있다. 또한 과학자들은 바이러스가 세포 안으로 침투해 들어가 자기 자신을 복제한 다음, 바이러스 외피에서 튀어나온 수백 개의 예리한 단백질 침을 이용해 세포를 깨고 다시 퍼져 나오는 과정을 잘 알고 있다. 심지어 왜 인간 독감 바이러스가 허파 세포만을 감염시키는지도 알고 있다. 새로운 바이러스 입자들을 만드는 동안 단백질을 분해하는 데에 필요한 효소가 인체 내에서는 오직 허파에만 있기 때문이다.

과학자들이 모르는 것은 페니실린과 같은 효력을 발휘하는 독감 백신을 만드는 방법이다. 유행성 독감과 싸우는 가장 좋은 길은 백신을 접종하는 것이다. 새롭게 등장할 독감 균주를 미리 알아서 제약 회사들이 독감의 등장 시기에 맞추어 백신을 생산해 배포할 수만 있다면 말이다. 1918년 독감이 치명적인 독성을 발휘한 이유를 안다면 제약 회사들은 그 독감 또는 그것과 유사한 독감이 다시 나타났을 때 인류를 지키기에 충분한 백신을 대량으로 비축할 수도 있을 것이다. 그러기 위해서는 1918년 독감이 어떤 모습이었는지를 알아야만 한다. 그러나 그 독감의 마지막 희생자들은 1918년에 사망했고 바이러스도 같이 가져가 버렸다.

일반적인 상황이라면 이야기는 그것으로 끝일 것이다. 독감 바이러스는 허파의 부드러운 조직 속에서 살며 허파는 주인이 사망하면 거의 즉시 부패해 버린다. 아니, 바이러스는 시체의 허파가 부패하기도 전에 사라지는 것이 일반적이다.

하지만 1918년 독감에는 평범한 구석이라곤 없었다. 그리하여 거의 백 년이 지난 후에 이상하기 짝이 없는 이야기가 펼쳐지게 된 것이다. 1918년 독감으로 사망한 수백만 명 가운데 세 사람에게서 떼어 낸 허파 조직 속에 독감 바이러스가 남아 있는 것이 밝혀졌다. 치명적인 독감 바이러스에 대한 일종의 로제타석처럼 말이다. 이 세 사람이 갑자기 세상을 떠날 당시에는 누구도 알지 못했지만 그들만이 21세기의 세계를 구할 단서들을 보유하고 있었던 것이다.

독감에 걸렸던 세 사람 중 첫 번째는 1918년 9월에 겨우 21세에 불과했던 육군 이등병 로스코 본이었다. 다른 군인들과 마찬가지로 본 이등병은 두려움과 기대로 들떠 있었을 것이다. 그는 전투에 참가하게 될 것이라고 생각하며 강한 군인이 되기를 희망했을 터였다. 사우스캐롤라이나 주 컬럼비아에서 동쪽으로 7마일(약 11킬로미터) 떨어진 잭슨 기지에 도착한 그는 해외로 파견되기 전에 기초 훈련을 받는 4만 3000여 명의 젊은이들과 합류했다. 그들은 푸석거리는 모래 언덕에 자리한 훈련소에서 사우스캐롤라이나의 이글거리는 태양에 눈을 가늘게 뜨고 전투 훈련을 받았다. 로스코 본은 그들 중 하나였으며 매우 건강했다. 그는 필생의 모험을 앞두고 있다고 생각했을 것이다. 어떤 면에서 그건 사실이었다.

운 나쁘게도 본 이등병은 갑자기 독감이 돌아 어수선한 시기에 기지에 입소했다. 군인들은 독감의 손쉬운 먹이였기 때문에 높은 모래 언덕에 서 있는 병원은 병에 걸린 젊은이들로 가득 차게 되었다. 8월에 4807명의 군인들이 독감 판정을 받았다. 9월에는 9598명이었다. 그곳의 젊은 의사였던 제임스 하워드 파크 2세는 병사들이 행군을 하다가 픽픽 쓰러지는 것을 눈으로 직접 보았노라고 말했다. 어떤 날에는 혼자서만 30여 구의 시체에 꼬리표를 붙인 적도 있었다.

본 이등병의 진료 기록에는 9월의 셋째 주에 통증과 열을 느끼기 시작한 것으로 되어 있었다. 바이러스가 본격적으로 위력을 발휘하는 데는 오랜 시간이 걸리지 않았다. 9월 19일, 그는 독감 증세를 신고했다. 9월 26일 아침 6시 30분, 그는 숨을 헐떡이며 세상을 떠났다.

오후 2시, 군의관 K. P. 헤지포스 대위가 부검을 하기 위해 도착했다. 헤지포스 대위는, 본 이등병이 "키 178센티미터에 건장하고 영양 상태가 좋다."라고 썼다. 본 이등병은 "피하 지방층이 두꺼운" 다소 뚱뚱한 타입이었다. 하지만 그는 "근육이 잘 발달한" 건강한 신체의 소유자였다.

본 이등병의 가슴 속에는 300cc가량의 맑은 액체가 고여 있었다. 왼쪽 허파의 표면 전체에는 바늘구멍만 한 것에서부터 동전만 한 것까지 다양한 크기의 조그만 출혈 반점들이 가득했다. 허파 꽈리는 액체가 차서 질퍽거렸다.

헤지포스 대위는 이등병의 질퍽거리는 허파 조직을 한 점 떼어 내 포름알데히드에 담갔다가 엄지손톱만 한 크기의 파라핀 밀랍 덩이 속에 넣었다. 그런 다음에 조그만 갈색 상자에 넣어 워싱턴으로 보냈다. 워싱턴에서는 그 파라핀 덩이를 광대한 정부 보관창고의 선반 위에 보관했다.

본 이등병이 사우스캐롤라이나에서 죽어 가는 동안 뉴욕 주의 업튼 기지에서는 서른한 살의 제임스 다운스 이등병이 독감 증세를 보이고 있었다. 그는 해외 파병에 앞서 훈련을 받기 위해 뉴욕 시에서 동쪽으로 65마일(약 100킬로미터)가량 떨어진 이 훈련소에 입소했다. 업튼 기지는 본 이등병이 사우스캐롤라이나에서 훈련을 받은 곳과 별로 다르지 않은 평평한 모래 들판에 자리했다. 단, 소나무와 키 작은 관목들이 점점이 보이고 롱아일랜드사운드와 대서양 사이에 위치한 점이 달랐을 뿐이다. 겨우 1년 전에 만들어진 기지 안에는 3만 3000여 명의 군인들이 우글거렸다.

1918년 9월, 기지 안의 병원은 갑자기 병자들로 넘쳐 났다. 기지의 군인 10명 가운데 1명은 병원 신세를 졌다. 다운스 이등병도 그들 중의 하나였다. 진료 기록에 따르면 그는 9월 23일에 병원에 입원했다. 그는 얼굴이 붉게 변해 고열에 시달리며 헛소리를 해 댔다. 체온은 40도였다.

다음 날에도 여전히 40도의 고열에 헛소리를 하는 상태였다. 피부는 산소 부족으로 거무튀튀하게 변해 갔다. 9월 26일 오전 4시 30분, 병원에 들어온 지 사흘 만에 다운스 이등병은 독감으로 숨을 거두었다. 본 이등병이 세상을 떠나기 겨우 2시간 전이었다.

같은 날, 군의관 맥버니 대위는 다운스 이등병에 대한 부검을 실시했다. 대위는 다운스가 키 183센티미터에 63.5킬로그램이라고 썼다. "질병이나 손상의 외부 징후는 전혀 없다."라고 덧붙였다.

물론 손상은 내부적인 것이었다. 다운스 이등병의 허파 말이다. 그의 허파에는 액체가 가득했다. 허파에서 "피 거품"이 스며 나왔다고 맥버니 대위는 썼다. 대위는 제임스 다운스의 허파에서 조그만 조각을 잘라 내 포름알데히드에 담근 후 밀랍에 쌌다. 그리고 본 이등병의 허파 조직이 보관된 곳과 동일한 워싱턴의 대형 창고로 보냈다.

그리고 그곳, 미국군 병리학 연구소의 보관소에서 본 이등병과 다운스 이등병의 허파 표본들은, 평범하건 희귀하건 질병으로 사망한 수백만의 사람들에게서 떼어 낸 병리학 조직들 사이에서 거의 80년 동안 보관되었다. 링컨 대통령의 지시로 만들어진 이 보관소는 남북 전쟁 때부터 있어 왔다. 그 후로 군의관들은 일 년에 수천 건의 병리학 표본들을 보내왔고 최근에는 일 년에 5만 건 이상의 조직이 들어

왔다. 보관소 안에 보관되어 있는 조직 표본의 수는 300~400만 개에 달한다.

지난 세기 동안 점점 더 많은 저장 공간이 필요하게 되면서 보관소의 표본들은 몇 차례나 다른 곳으로 옮겨졌다. 하지만 로스코 본과 제임스 다운스의 허파 세포가 들어 있는 조그만 파라핀 덩이는 누구의 관심도 끌지 않은 채 상자 속에 남아 있다가 20세기가 끝날 무렵, 과거에 죽은 사람의 허파 조직에서 독감 바이러스를 부활시킬 수 있을지도 모른다고 생각한 분자생물학자들에 의해 재발견되었다.

본 이등병이 사망한 지 2달 후에 독감 바이러스는 알래스카 수어드 반도*의 얼어붙은 툰드라에 위치한 텔러 루더란 선교구(지금의 브레비그)에 당도했다. 차가운 회색 바다 언저리에 위치한 그 마을은 가장 가까운 도시인 놈 시에서도 개 썰매로 90마일(약 145킬로미터) 거리에 있는, 80명의 주민이 사는 작고 고립된 공동체였다. 주민들 중에는 비만인 여성이 한 명 있었다. 그녀는 나머지 주민들과 마찬가지로 바다표범 창자로 만든 창문이 달린, 그을음 가득한 이글루에서 살았다.

11월의 마지막 토요일에 놈에서 온 두 명의 방문객이 선교사들이 운영하는 조그만 예배당에서 열린, 많은 사람들로 북적이는 예배에 참석했다. 방문객들은 놈 시에 전염병이 돈다고 말했지만 아무도 크게 걱정을 하지 않았다. 에스키모들은 그들만의 전통적인 방식으로 손님들을 후하게 접대했다. 마을 사람들이 모두 모여 순록 고기, 핫케이크, 바다표범 기름에 재운 블루베리와 차가 있는 성대한 잔치를 베풀었다.

이틀 후인 월요일, 몇몇 주민들이 독감 증세를 보이기 시작했다. 화요일에 첫 번째 사망자가 나왔다. 니락이라는 이름의 여성이었다.

목사는 도움을 청하기 위해 선교구에서 14마일(약 23킬로미터) 떨어진 텔러로 떠났다. 하지만 그는 텔러의 주민들도 똑같은 질병으로 목숨을 잃고 있다는 소식을 가지고 돌아왔다.

에스키모들은 하나, 둘 세상을 떠났다. 모두 합쳐 72명이었다. 한 이글루 안에는 북극의 추위 속에 얼어붙은 25구의 시체들이 쌓여 있었다. 굶주린 개들이 이글루 안으로 들어가 시체를 찢어발겨 뼈만 남겨 놓기도 했다. 이글루 안은 눈 뜨고 볼 수 없을 정도로 처참했다. 바다표범 내장으로 만든 창문이 찢어져 눈발이 사정없이 들이쳤다. 구조대가 한 이글루 안을 들여다보았을 때 안에는 시체 더미만이 가득했다. 그러다가 갑자기 겁에 질린 아이들 셋이 사슴 가죽 밑에서 나와 비명을 지르기 시작했다. 그들은 죽은 가족들의 시체에 둘러싸인 채 오트밀 죽만 먹으며 살아남은 것이다.

결국 독감은 3주 동안 기승을 부린 끝에 마을에서 성인 5명만을 남겨 놓고 46명의 아이들을 고아로 만들었다. 목사의 아내이자 독감에 걸리지 않은 몇 안 되는 성인들 중 한 명이었던 클라라 포소는 여전히 비극에 가슴 아파하며 에스키모들에게 편지를 썼다. "우리에게 독감의 재앙이 닥치기 전인 1918년 11월의 마지막 일요일에 선교구의 에스키모들 사이에서 영적인 부활이 있었습니다. 에스키모 주민 전체가 하느님을 찬양하기 위해 새로 지어진 교실에 빼곡히 모여들었지요. 우리는 주님이 우리 사이에 임하신 것을 느꼈습니다. 새로운 신도들이 성찬을 받들며 기도에 동참했고 많은 이들이 신앙을 고백했습니다. 우리는 깊이 감동했지요. 이것이 우리가 함께 모였던 마지막 시간이었습니다. 다음 일요일, 대부분의 신도들은 주님과 함께 더 아름다운 예배를 올리기 위해 떠났습니다. 주님의 종이자 아들과 딸인 여러분은 그때 많은 이들이 주님을 찬양하고 그 마지막 일요일에 우리가 함께했던 찬송가 「주님의 부르심이 들리네」를 부르며 세상을 떠났다는 사실을 기억해 주시기 바랍니다."

여전히 비극의 충격에서 벗어나지 못한 채 이웃 마을들에서 살아남은 몇 안 되는 성한 남자들은 죽은 자들을 묻기 위해 한자리에 모였다. 알래스카의 혹독한 겨울 속에서 그것은 쉽지 않은 일이었다. 북극에 너무나 가까워서 땅은 영구히 얼어 있었다. 텔러 선교구에서는 바위처럼 단단한 땅을 파기 위해 광부들이 얼어붙은 땅에 뜨거운 증기를 쏘였다. 참호를 팔 수 있을 정도로 땅이 녹자 그들은 공동 무덤 속에 독감 희생자들을 함께 묻고 참호의 양쪽 끝에 커다란 십자가 두 개를 꽂아 무덤을 표시했다.

공동 무덤 속 1미터 80센티미터 깊이에 그 뚱뚱한 여인의 꽁꽁 얼어붙은 시체가 파묻혀 있었다. 시체는 그 후 70년 동안 그대로 묻혀 있었다.

FLU

질·병·과·죽·음·의·역·사

젊은이는 사치와 특권을 듬뿍 누리며 아테네에서 성장했다. 그의 아버지는 여러 개의 금광을 소유하고 있었다. 따라서 돈이 아쉬웠던 적은 한번도 없었다. 그는 명석한 학자였고 동시대의 위대한 스승들과 철학을 논하며 나날을 보냈다. 세상에 아무런 걱정이 없는 유유자적한 인생이었다.

어느 날 전염병이 도시를 습격하기 전까지는 그랬다.

그 질병은 기원전 431년에 찾아왔다. 아테네 시민들은 질병과 죽음에 익숙했다. 하지만 이런 종류의 비극에는 전혀 준비가 되어 있지 않았다. 그 질병은 일 년이 넘게 맹위를 떨치면서, 정성들여 건설된 사회의 모든 구성 요소들을 황폐화시키고 과학자들과 의사들에게 충격을 안겨 주었으며 역사를 바꾸었다. 그야말로 성난 신들의 복수 같았다. 젊은이 투키디데스는 그 일의 기록자였다.

질병의 증상은 무시무시했다. 건장한 젊은이들이 갑자기 "심한 고열에 시달리며 눈을 비롯해 목구멍이나 혀 같은 내부 기관들이 붉게 충혈되었다. 환자들은 각혈을 하며 악취가 나는 숨을 내뿜었다."라고 투키디데스는 썼다. 불운한 희생자들은 재채기를 했고 목소리는 탁하게 갈라졌다. "심한 기침"을 했고 가슴에 통증을 느꼈다. 극심한 복통을 호소하는 환자들도 있었다. "병자들은 곧 온갖 종류의 신물을 토했고 엄청난 고통이 뒤따랐다." 사람들은 내장이 경련하는 동안 헛구역질을 했고 연신 앓는 소리를 냈다.

환자들은 열이 너무 심해 몸에 불이 붙은 것처럼 느꼈고 심한 갈증에 시달렸다. 그들은 차가운 물 속에 뛰어들고 싶은 갈망을 느꼈다. 실제로 "채워지지 않는 갈증"을 달래기 위해 빗물 저장고 속에 뛰어든 사람들도 있었다.

병에 걸려 죽어 가는 시민들은 의사에게 살려 달라고 매달렸다. 하지만 아무 소용없었다. 어떤 물약도 연고도 고통을 완화시켜 줄 수 없었다. 설상가상으로 의사들도 수많은 환자들과 접촉한 탓에 병에 걸리기 시작했다.

겁에 질린 시민들은 의지할 대상을 의학에서 종교로 바꾸어 신전으로 몰려들었다. 그들은 신들에게 구해 달라고 기도했다. 하지만 그것 또한 아무 소용없었다고 투키디데스는 썼다. "신전에서 기도하거나 점을 치는 것 또한 똑같이 무익하다는 것이 드러났다. 결국 이 질병에 압도당한 사람들은 모든 노력을 완전히 중단해 버렸다."

투키디데스는 당시의 악몽 같은 광경들을 묘사했다. "시체들이 하나, 둘 쌓여 갔고 반쯤 죽은 사람들이 비틀거리며 걸어 다녔으며 저마다 물에 대한 갈망으로 분수대에 모여들었다." 너무 많은 사람들이 죽은 나머지 매장 의식은 끝없이 연기되었다. "사람들은 힘이 닿는 데까지 최대한 시체들을 묻었다."

어떻게 하면 좋을지, 어디에 도움을 청해야 할지 아무도 몰랐다. 콧물이나 두통이 첫 번째 증세였다. 그리고 일단 병에 걸리고 나면 파국을 막을 도리가 전혀 없었다. 사람들은 질병의 징후를 느끼기 시작하면 절망에 빠졌고, 절망 그 자체가 저항력을 앗아 질병에 대하여 훨씬 더 손쉬운 먹이가 되도록 만들었다.

건강한 사람이 병에 걸린 사람들을 돕는 것은 당연한 일이다. 정확히 말하면 환자들은 건강한 사람들이 그렇게 해 주기를 기대한다. 하지만 병자를 도우려고 하는 사람들은 자신도 병에 걸릴 위험이 있었다. 아테네 시민들은 고민에 빠졌다. 병에 걸릴 위험을 무릅쓰고 친구와 가족을 간호할 것인가? 아니면 냉정하게 등을 돌리고 자기 자신부터 구할 것인가?

겁에 질린 아테네 시민들에게 대답은 뻔했다. 사람들은 친구, 친척, 이웃들이 찾아올까 겁내며 집 안에 틀어박혀 있었다. 병자들은 무관심 속에서 죽어 갔다.

도시의 사회 질서가 빠른 속도로 와해되어 갔다. "전염병은 격심한 무절제와 방종을 낳았다."라고 투키디데스는 적고 있다.

"이제 사람들은 예전에는 남이 보지 않는 곳에서 하던 일을 공공연하게 시도했다."라고 그는 말했다. 아테네 시민들은 갑자기 세상을 떠난 부유한 자들의 재산을 땡전 한 푼 없는 자들이 차지하는 광경을 목격했다. 많은 이들이 회의에 빠졌다. 어느 순간에든 죽음이 찾아와 가난한 이들이 탐욕스럽게 재산을 가로챈다면 저축을 하거나 검소하게 사는 것이 무슨 소용이란 말인가? "따라서 그들은 목숨과 재산이 하루 만에 끝장날 수도 있다고 생각하여 재빨리 돈을 쓰면서 인생을 즐기기로 마음먹었다."

전통적으로 소중하게 여겨 온 가치들은 폐기되었다. 대신에 "현재의 쾌락과 쾌락을 가져오는 모든 것들이 소중하고 유용한 가치가 되었다." 무법천지가 찾아왔다. "신들이나 인간의 법에 대한 두려움이 사람들을 속박할 수는 없었다."라고 투키디데스는 썼다. "신들을 숭배하든 하지 않든 모두가 똑같이 목숨을 잃는 것을 보았는데 신들을 숭배할 이유가 어디에 있냐고 많은 이들이 의문을 제기했다. 죄를 지어도 법정에 불려갈 만큼 오래 살지도 못할 텐데 법을 지켜야 할 이유가 있냐고도 했다."

전염병 이후 아테네는 예전과 달라졌다. 사실 투키디데스는 아테네가 스파르타를 맹주로 하는 펠로폰네소스 연맹과 전쟁에서 패배한 이유가 바로 전염병 때문이라고 암시했다.

투키디데스의 서술은 연대기에 기록된 전염병 역사의 서두를 장식한다. 아테네를 상타했던 그 질병의 원인에 대해 아는 사람은 오늘날까지 아무도 없으며 고만고만한 이론들을 제압할 만한, 딱 이거다 싶은 이론을 내놓은 사람도 없다. 독감일까? 아니면 중독성 충격 증후군?* 남은 것은 두려움뿐이었다.

사실 20세기 전까지 인간은 거의 언제나 질병과 전쟁에서 패배했다. 태고 적부터 인간과 동고동락해 온 미생물들은 거의 하룻밤 사이에 하나의 문명을 몰살시킬 수 있는 전염병을 주기적으로 일으키곤 했다. 전염병은 언제나 예기치 않게 갑자기 찾아왔고 언제나 설명할 수 없었다. 신의 분노 때문이었을까? 나쁜 공기 미아즈마가 병을 퍼뜨렸을까? 아무도 대답할 수 없었다. 아무리 현명한 사람이라도 질병의 습격에는 무력했다.

20세기가 되기 전까지는 전염성 질병이 워낙 흔하고 치료법도 없어서, 인간은 전염병 앞에서 머리 수조차 유지하기 힘들었다. 일시적인 소강이 있기는 했지만 언제나 또 다른 무시무시한 전염병이 곧이어 들이닥치곤 했다.

결핵과 같은 질병들은 인구가 밀집한 도시 지역에서 떠나지 않았고, 런던과 같은 도시에서는 전염성 질병에 의한 사망률이 하도 높아서 1900년 이전까지는 꾸준한 인구 유입 없이는 도시의 인구를 유지할 수가 없었다. 1900년 이후에는 상태가 개선이 되었는데 그나마 도시라는 주거 형태가 생겨난 이후 처음이었다.

가장 심각한 것은 전염병이 인류 역사의 방향을 바꾸고 인간 사회에 어둠을 드리웠다는 점이었다. 전염병은 심지어 인간의 진화에 영향을 주기도 했다. 전염병의 생존자들은 질병을 일으키는 원인 병원체에 대한 저항력을 물려받은, 유전적으로 운이 좋은 사람들이었다. 최악의 전염병이 돌 때라도, 아무리 많은 환자와 접촉을 해도 아예 감염이 되지 않거나 감염이 되어도 경미한 증세만을 보인 후에 회복하는 사람들이 있다. 다른 사람들이 다 죽어 가도 저항력이 있는 이들은 계속 살아남아 자손을 낳을 것이고 그들의 유전자가 우위를 점할 것이다. 그리고 파괴적인 질병에 유전적으로 취약한 사람들은 다윈의 자연 선택에서 제외되는 것이다.

장구한 전염병의 역사 속에 특히 두드러지는 전염병이 하나 있다. 그 질병은 투키디데스가 아테네의 전염병에 대해 기술한 때로부터 천 년이 지난 후에 찾아왔으며 전 세계 대부분의 지역을 휩쓸며 지나간 자리에 죽음과 황폐함을 남겨 놓았다.

의사학*자들은 이 질병이 1331년 중국에서 발생했다고 믿고 있다.

중국 내 전쟁*을 거치며 이 질병은 중국 인구의 절반을 죽음에 이르게 했다. 그곳에서부터 이 질병은 아시아의 교역로를 따라 이동하여 15년 후인 1346년에 크림 반도에 도착했다. 그런 다음 유럽, 북아프리카, 중동으로 들어갔다. 이 질병은 아주 오래전 아테네에서 벌어진 상황과 기괴할 정도로 유사하게 인간 사회를 해체시켰다. 후에 찾아올 독감처럼 거리와 공공장소들을 텅 비게 만들기도 했다. 그리고 그 이름 자체가 전염병에 대한 공포를 상징하게 되었다. 그것은 흑사병 (pest)이라고 알려졌다.

당시에는 그 질병이 아테네의 전염병만큼이나 미스터리였다. 하지만 이제는 페스트균(Yersinia pestis)이 시궁쥐의 몸에서 사는 벼룩에 의해 전파된다는 것을 알고 있다. 쥐는 배를 타고 항구에서 항구로 이동하여 병균을 옮겼다. 쥐벼룩에 물리면 페스트균에 감염이 되었다.

전염병이 쥐벼룩에 의해서만 전파된다면 그토록 맹위를 떨치지는 못했을 것이다. 일단 세균이 사람을 감염시키기 시작하면 또 다른 전파 방법을 찾아낸다는 것이 드러났다. 전염병균은 허파를 감염시켜 폐렴을 일으키기 때문에 병자들은 기침을 하거나 재채기를 하는 것만으로도 건강한 사람들을 감염시켰다. 감염이 이러한 방식으로 이루어지면 전염병의 확산을 막을 도리가 없다.

흑사병이 퍼진 것은, 유럽이 300년 동안 비교적 질병으로부터 자유로워져서 질병 때문에 수백 년 동안 억제되었던 인구가 3배로 늘어난 시기였다. 유럽 인들은 번영했고 낙관적으로 변했다. 그러다가 재앙이 닥친 것이다. 1347년과 1351년 사이의 짧은 기간 동안 흑사병은 유럽 인구의 최소한 3분의 1의 목숨을 앗아 갔다.

흑사병 기록자들은 그 참상을 애처롭게 묘사했다. 6만 인구 중 절반이 사망한 이탈리아 시에나 시의 아뇰로 디 투라는 이렇게 썼다. "인간의 혀로 그 끔찍한 진실을 열거하는 것은 불가능하다. 그런 참화를 보지 못한 사람은 축복받았다고 말할 수 있다. 희생자들은 거의 즉시 사망했다. 겨드랑이 아래와 음부가 퉁퉁 부어올랐고 멀쩡히 말을 하다가 꼬꾸라지기도 했다. 아버지는 아이를 버렸고 아내는 남편을 버렸으며 형은 동생을 버렸다.…… 사람들은 시에나 곳곳에 거대한 구덩이를 파고 수많은 시체들을 한꺼번에 파묻었다.…… 구덩이가 다 차면 더 많은 구덩이를 팠다.…… 하도 많이 죽어서 사람들은 모두 세계의 종말이 온 것이라고 믿었다."

플로렌스의 풍경은 캐서린 앤 포터가 1918년 독감이 유행하던 기간의 덴버에 대해 묘사한 것과 비슷했다. 플로렌스의 주민 45퍼센트 내지 75퍼센트가 흑사병으로 죽었고 거리는 텅 비었다. 시체를 치우는 마차나 수레만이 달그락거리며 도로를 지나갈 뿐이었다.

전염병으로 죽은 시체들을 발견하기란 아주 쉬웠다. 조반니 보카치오는 『데카메론』에 썩어 가는 시체에 의해 감염되는 것을 두려워한 사람들이 시체를 집 밖으로 끌고 나가 쓰레기처럼 치워 가도록 문 앞에 버려두었다고 썼다.

장례식에는 성직자들이 생각한 것보다 더 많은 시체가 나오기 일쑤였다. "두 명의 신부가 십자가를 받쳐 들고 누군가를 매장하려고 나서면 상여꾼들이 서너 개의 상여를 더 짊어지고 뒤를 따르는 일이 비일비재했다. 그래서 한 사람의 장례식을 치를 거라고 생각했던 성직자들은 여섯, 일곱, 아니 그 이상의 장례식을 치르곤 했다."

그러나 곧 사람들은 죽은 자들에게 냉정해졌다고 보카치오는 덧붙였다. "조문객들이 고인을 애도하기 위해 눈물을 흘리는 일은 없었다. 사실 죽은 사람들은 죽은 염소만큼의 대접도 받지 못했다."

전염병으로 사람들은 달라졌다. 보카치오는 극단적인 두 집단을 이야기했다. 겁을 집어먹은 사람들은 사회로부터 등을 돌리고 집 안에 틀어박혔다. 그들은 집 안에서 맛좋은 음식과 값비싼 와인을 적당히 소비하고 뭐든 넘치는 것은 피하며 평화로움을 유지했다. 그들은 외부인과 말을 하지 않았고 부음이나 아픈 사람들에 대한 전갈도 받지 않았다. 그리고 음악이나 그들이 고안해 낼 수 있는 갖가지 오락을 즐기며 시간을 보냈다.

다른 쪽에는 분방한 삶으로 뛰어든 사람들이 있었다. 그들은 이 무시무시한 악마를 쫓아내는 확실한 방법은 취하도록 술을 마시고 흥청망청 환락을 즐기며 기회가 있을 때마다 모든 욕망을 충족시키고 그 모든 일을 하나의 대단한 농담처럼 웃어넘기는 것이라고 굳게 믿었다.

어떤 난봉꾼들은 술집에서 술집으로 전전하며 낮부터 밤까지 온종일 술을 마셨다. 그들은 다른 사람의 집에 쳐들어가서 코가 비뚤어지도록 술을 마시며 대화는 오직 즐겁고 재미있는 화제에만 국한되어야 한다고 고집했다.

종교나 사회의 규범을 집행할 사람은 하나도 남지 않았다. "하느님의 율법과 인간의 규범에 대한 존경심이 말 그대로 산산이 부서져 우리 도시에서 자취를 감추었기 때문이다."라고 보카치오는 썼다.

많은 사람들이 "그들의 도시와 집, 친척, 부동산, 재산"을 버리고 도망쳤다. 전염병은 시골 지역도 황폐화시켰다. 농부들은 밭을 갈지 않았고 가축을 보살피지 않았다. 가축들은 들판을 마음대로 돌아다녔다. 도시 주민들과 마찬가지로 시골과 농촌에 살고 있는 사람들도 "매일이 생의 마지막 날인 것처럼 흥청대며 갖은 방법으로 재산을 탕

진하기 위해 애썼다."

흑사병은 마침내 수그러들었다. 어쩌면 페스트균이 감염시킬 수 있는 대상은 모두 감염시켰기 때문인지도 몰랐다. 하지만 다른 치명적인 전염병들이 계속해서 세계를 휩쓸었다. 때로는 콜레라처럼 오래된 질병도 끔찍한 위력을 발휘하여 유사 이래 인간에게 커다란 영향을 끼친 다른 질병만큼이나 끔찍한 결과를 낳기도 했다.

윌리엄 스프롯은 1831년 10월 23일 토요일에 설사를 했지만 별로 신경을 쓰지 않았다. 설사는 금세 멈추었고 그는 금방 그 일을 잊었다. 그는 저녁식사 시간에 양 갈비를 먹었고, 영국 더럼 카운티의 선더랜드에 있는 집에서 나와 키잡이로 일하는 근처의 강에 대어 놓은 배로 걸어갔다.

배에 도착할 무렵 끔찍한 위경련이 시작되었다. 스프롯은 고통스러워하며 몸을 구부렸다. 하얀 쌀뜨물 같은 설사가 몇 동이나 쏟아져 나왔다. 설사가 나올 때마다 내장이 끔찍하게 경련했다. 그는 토하기 시작했다. 스프롯은 가까스로 집으로 돌아와 침대에 누웠다. 그는 오한으로 부들부들 떨며 통증에 몸을 비틀었다.

그날 밤 스프롯은 한숨도 이루지 못했다. 증세는 조금도 나아지지 않았다. 다음 날 의사가 도착했다. "환자는 한눈에 보기에도 쇠약해져 있었다. 맥박은 약하고, 손발은 차갑고, 피부는 메마르고, 눈은 퀭하고, 입술은 파랗고, 얼굴은 핼쑥하고, 목소리는 쉬고, 격심한 구토 증세를 보이고, 장딴지와 다리에 경련이 일어나고, 극도의 탈진 상태."라고 의사는 기록했다.

수요일 아침에 스프롯의 주치의는 훨씬 더 심각한 소견을 썼다.

"맥박은 거의 잡히지 않고 입술은 검푸른빛이다." 스프롯은 그날 정오에 세상을 떠났다. 다음에 이어질 콜레라 대유행의 알려진 첫 번째 사망자였다.

며칠 후 스프롯의 아들이 아버지를 따라 세상을 떠났다. 스프롯의 손녀 역시 병에 걸렸다. 똑같은 증세를 보였지만 손녀는 회복되었다. 스프롯이 살던 마을의 다른 주민들도 병에 걸렸다. 단 몇 주 만에 이 질병은 영국 전역에 퍼졌고 기나 긴 전사자 행렬을 남겼다.

질병은 갑작스러운 발병과 급속한 확산, 높은 치사율로 유명했다. 치료를 하지 않으면 콜레라 환자는 40~60퍼센트가 사망한다. 오늘날 콜레라는 정맥 주사를 포함한 체액 공급으로 치료가 가능하다. 하지만 19세기 초반에는 콜레라를 치료하는 방법이나 콜레라의 원인 및 전파 경로를 알고 있는 사람이 하나도 없었다. 스프롯이 병에 걸렸을 때 이 질병은 완벽한 미스터리였다.

원래 콜레라는 아주 오래된 실병이었다. 하지만 이번에는 특히 더 치명적인 것 같았다. 콜레라가 처음 알려진 것은 1818년 영국 신문들이 인도에서 유행하는 콜레라를 보도했을 때였다. 기자들은 이것을 신종 질병이라고 서술하면서 콜레라 모르부스라 이름 붙였다. 콜레라는 캘커타를 휩쓸며 그곳에 주둔해 있던 영국 군인들을 몰살시켰다. 1818년 겨울에 헤이스팅스 후작이 이끄는 인도 파견 영국군 1만 명 가운데 3000명이 콜레라로 사망했다. 군대를 따라 인도를 여행했던 런던의 한 의사는 그때 경험한 공포에 대해서 이렇게 썼다. "스물다섯 살의 젊은이에게 콜레라가 만연한 영국의 군대를 돌보는 것은 얼마나 무거운 책임인가. 군대에는 2000명의 원주민 병사들도 포함되어 있었다. 평생 그렇게 끔찍한 참극은 한번도 본 적이 없다."

하지만 콜레라는 윌리엄 스프롯이 병에 걸린 1831년까지 영국에 나타나지 않았다. 스프롯의 사망 이후에 이어진 대유행은 수많은 사람들의 목숨을 앗아 가며 전 세계를 휩쓴 여섯 차례의 치명적인 유행성 콜레라의 첫 번째 엄습이었다. 영국의 역사가 R. J. 모리스는 영국에서 "이러한 전염병들의 침입은, 특히 1832년의 콜레라는 외국 군대의 침입에 대한 위협과는 비교할 수도 없는 엄청난 위기의식을 국민들에게 불러일으켰다."라고 썼다. 영국에서만 최소 14만 명이 사망했다. 모리스는 '전통적으로 냉정한' 잡지인 《계간 비평》에 콜레라가 "지구상을 황폐화시킨 가장 치명적인 전염병들 중 하나였다."라고 썼다.

스프롯은 전형적인 콜레라 희생자였다. 이 질병의 원인균은 나선균에 속하는 그람음성의 간균인 비브리오 콜레라(*Vibrio cholerae*)이며 일반적으로 이 균에 오염된 물을 마시면 감염된다. 하지만 콜레라균은 음식물이나 파리, 담요와 옷을 통해 전달되기도 한다. 콜레라균은 육류나 우유, 치즈와 같은 음식물 속에서 2~5일 동안 생존하며 사과 속에서는 무려 16일 동안이나 생존할 수 있다.

콜레라균은 내장 속으로 강력한 독성 물질을 분비하여 체내의 세포들이 혈액과 장기 조직으로부터 수분과 전해질을 강제로 펌프질해 내도록 만든다. 그 결과, 점액질과 표피 세포들이 포함된 엄청난 양의 쌀뜨물 같은 설사가 쏟아진다.

콜레라균이 환자의 몸에서 체액을 빼내는 동안 신체 기능이 급속하게 악화된다. 증세가 시작된 지 1시간 내에 건강한 사람의 혈압이 급격하게 떨어진다. 탈수와 전해질 장애는 고통스러운 경련을 불러온다. 죽음은 첫 번째 설사가 시작된 지 2~3시간 후에 찾아올 수도 있지만 일반적으로 18시간 내지 며칠 후에 찾아온다.

인도에서 콜레라를 목격했던 에든버러 출신의 의사 조지 벨은 영국의 동료들을 위해 이 질병에 대한 글을 남겼다. "눈 주위가 시커멓게 되면서 눈이 퀭해진다. 얼굴 전체가 해쓱해지고 피부는 거무튀튀한 흙빛으로 변한다. 피부 표면은 식은땀으로 뒤덮인다. 손톱은 파래지고 손발의 피부는 물속에 오랫동안 담겨 있었던 것처럼 쭈글쭈글해진다.······ 목소리는 탁하게 쉰다. 여기에 경련이 동반된다면 환자의 고통은 더욱 가중되는데 때로는 엄청나게 고통스러울 수도 있다.

콜레라가 대영 제국을 휩쓰는 동안 신문들은 환자와 사망자 수를 계속 보도했다. 그것은 "장례식 종이 울리는 것과 같은 우울한 영향을 미쳤다."라고 모리스는 적고 있다.

몇몇 시골 마을들은 거의 파괴되었다. 스태퍼드셔의 탄광촌인 빌스턴을 목격한 사람들은 이렇게 썼다. "마을 사람들의 공포를 묘사하는 것은 불가능하다. 많은 공장과 작업장이 문을 닫았다. 산업은 완전히 중단되었다. 아내가 죽어 가는 남편을 구하기 위해, 남편이 아내를 구하기 위해, 아이들이 부모를 구하기 위해 의사를 찾아 사방으로 정신없이 뛰어다녔다. 집을 버리고 떠나도 좋을 만큼 여유가 있는 사람들은 공기가 더 깨끗한 곳으로 달아났고 남은 사람들 앞에는 재앙과 죽음만이 펼쳐져 있었다."

다른 나라에서도 대도시에서 대규모 탈출이 있었다. 전염병으로부터 달아날 여유가 있는 사람들은 모두 도시를 떠났다. 모스크바에서는 5만 명이 떠났고, 파리에서는 콜레라가 유행하는 동안 매일 700명이 도시를 떠났다.

영국의 성직자들은 이 전염병이 하느님의 분노이며 구원을 받기 위해 신앙으로 귀의하라는 계시라고 여겼다. 하느님이 '현대 과학의 근거 없는 허세'와 '자만심'을 나무라기 위해 이 전염병을 보냈다고 주장하는 사람들도 있었다. 누군가는 영국의 어떤 감리 교회에서 본 광경을 이렇게 썼다. "예배는 일주일 내내 저녁마다 열렸다. 예배당 안은 항상 사람들로 가득했다. 많은 신도들은 죄의식에 몸부림치며 신음했고 울부짖으며 하느님의 자비를 구했다. 그리고 밤이 늦도록 예배당을 떠나지 않았다."

1832년 영국에서 콜레라가 한풀 꺾이자 지친 사람들은 그저 그 일에 대해 잊고 싶어 했다. 사람들은 마침내 잦아든 전염병에 대해 이야기하는 것도 글을 읽는 것도 피곤해 했다.

손꼽히는 의학 전문지인 《에든버러 의학·외과 저널》에서는 콜레라에 대한 서적들의 비평을 중단하겠노라 선언하면서 "콜레라를 주제로 한 출판물이 최근까지 양산된 점과 우리 독자들의 인내심을 더 이상 시험하지 않겠다는 결심" 때문이라고 설명했다. 콜레라에 대한 주제는 신문과 잡지에서 자취를 감추었다.

마치 기억 상실증에 걸린 것처럼 말이다. 이해하기 힘든 일이었다. 어떻게, 감염자의 절반이 죽음에 이를 정도로 끔찍했던 유행성 전염병이 그렇게 빨리 잊혀져 역사의 쓰레기통 속에 처박힐 수 있단 말인가?

모리스는 가설을 제시했다. 실은 여러 개의 가설들이었다. 첫째로 사람들은 그 무시무시한 전염병이 거대한 사회적 붕괴를 초래할까 봐 걱정했기 때문이었다. 그런 일은 결국 일어나지 않았다. 그리고 두 번째로 "뚜렷한 '교훈'이 없었기" 때문이었다. 유행성 콜레라가 영국 사회에 끼친 주된 영향은 공중위생 연구자들의 노력에 박차를 가한 정도였다. 어쨌거나 이 노력 덕분에 위생 전문가들은 콜레라 이후 수십 년 동안 안전한 급수를 위해 상수도 공급 체계를 바꾸는 것과 같은 대단히 획기적인 일들을 관철시키게 되었다.

유행성 콜레라는 공중위생을 위한 간단한 예방조치 없이 창궐한 마지막 질병이었다. 영국의 의사 존 스노는 1830년대에 콜레라가 맹위를 떨치는 것을 무력하게 지켜보며 콜레라가 "미아즈마(썩은 채소나 동물의 사체에서 발생하는 역한 가스)" 때문에 퍼진다는 종래의 지배적인 이론에 대하여 의심을 품기 시작했다. 콜레라는 호흡기 질병이 아니라 소화기 질병인데 어떻게 가스가 전파의 원인이 된다는 것인가. 이렇게 의문을 제기한 스노는 콜레라가 물을 통해 퍼질 것이라고 추측하기 시작했다.

1854년 8월, 런던의 소호 지구에서 콜레라로 인하여 93명이 사망하는 일이 발생했다. 그 무렵 런던에서 손꼽히는 마취의로 명성을 날리던 스노는 사건 조사에 착수하기로 하고 마침내 콜레라를 물리치게 될 유명한 실험을 시도했다. 그는 콜레라로 인한 사망자 분포를 도표로 만들었는데 런던의 여러 공중 우물 가운데 특정 공중 우물의 물을 마신 가정에서만 콜레라 환자가 발생한 듯 보인다는 점에 주목했다. 스노는 그 우물의 물이 질병을 일으킨 주범이라는 의견을 제시하고 자신의 이론을 증명하기 위해 의심이 가는 우물의 펌프 자루를 제거했다. 그러자 콜레라 환자 발생이 급속히 감소했다.

1883년, 병원성 세균학의 창시자 중 한 사람인 로베르트 코흐는 유럽을 향해 이동하고 있는 듯 보이는 유행성 콜레라의 원인을 밝혀내기 위해 이집트로 갔다. 위대한 루이 파스퇴르의 동료인 피에르 에밀 루도 이집트에 막 도착한 참이었다. 루는 콜레라의 원인균을 분리해 내려고 애썼으나 성공하지 못했다. 루는 파스퇴르가 가르쳐 준 방법대로 배양액 속에서 세균을 배양하려고 애썼는데 다른 미생물들이 배양액을 오염시키곤 했다. 코흐는 더 나은 실험 방법을 사용하여 아가 배지* 위에 세균을 배양했다. 그렇게 하면 오염을 발견하여 제거할 수 있었다. 코흐는 이집트 인 환자에게서 콤마 모양의 콜레라균 (*Vibrio cholerae*)을 발견했을 뿐 아니라 다음 해에는 콜레라균이 인간의 내장 속에 살며 물을 통해 전파되는 수인성 전염병이라는 것도 밝혀냈다. 코흐는 캘커타에서도 실험을 반복했고 독일 정부에 자신의 성과를 보고했다. 독일인들을 그를 영웅으로 환대했다.

하지만 모두가 수긍한 것은 아니었다. 뮌헨의 위생학자 막스 폰 페텐코퍼는 미아즈마 이론이 옳다고 고집했다. 그것을 증명하기 위해 코흐에게 콜레라균이 우글거리는 배양액을 달라고 하여 꿀꺽꿀꺽 마셔 버렸다. 그러고는 코흐에게 의기양양하게 편지를 썼다. "플라스크의 내용물을 모두 마셨소. 내가 여전히 원기 왕성하다는 것을 코흐 교수에게 알려줄 수 있어서 기쁘기 한량없소." 런던의 웰컴 과학사 연구소의 의사학자이며 논평자인 로이 포터는 "페텐코프는 체질적으로 위산이 많이 분비되는 행운아였음이 틀림없다. 위산은 콜레라균을 죽이는 효과가 있으니까."라고 비딱하게 평했다. 어쨌거나 페텐코프는 역사에 흥미로운 일화 하나만 남긴 반면에 코흐는 승승장구했다. "코흐는 성공의 부담을 떠안았다. 그 결과 그의 연구는 쇠퇴했고 그가 이룩한 위대한 업적도 상쇄되었다."라고 포터는 쓰고 있다.

콜레라에 대한 승리는 시작에 불과했다. 많은 질병이 미생물에서 기인하며 질병의 확산을 예방할 수 있다는 것이 알려지자 서구 사회는 변모했다. 완전한 변화를 이루기까지는 오랜 세월이 걸렸지만, 상수도 공급을 청결하게 하거나 지금은 기본이 된 위생 교육들, 파리가 음식에 앉지 못하게 하고 요리를 할 때는 손을 씻고 아기에게 맥주가 아니라 우유를 주고 환자를 격리해야 한다는 등, 단순하지만 효과적인 방법들을 강조하는 공중위생 운동이 활발하게 일어났다. 결과는 극적이었다. 세계의 많은 지역에서 살인적인 전염병들이 줄어들고 심지어 사라지는 듯 보이기도 했다. 치명적인 전염병은 과거사가 된 것 같았다.

예를 들어 잉글랜드와 웨일스에서는 치사율이 높은 질병의 하나였던 결핵으로 인한 사망자 수가 20세기에 들어서면서 57퍼센트까지 줄어들었다. 홍역으로 인한 사망률은 82퍼센트로 격감했다. 심지어 미스터리 같던 황열병조차 몰아냈으며 그 원인 병균 또한 밝혀졌다. 그것은 최초로 발견된 인간 바이러스였다.

20세기 초반에 이르자 5000년 전에 도시가 처음 생겨난 이후 처음으로 전염성 질병이 억제되어 시골로부터의 꾸준한 인구 유입이 없이도 도시가 안정된 규모를 유지하였고 심지어는 인구가 증가하기도 했다. 그것은 놀라운 변화였다.

의학의 기적적인 발전은 제1차 세계 대전에 참전한 군인들의 전투 방식에도 영향을 미쳤다. 과학자들은 군인들을 죽음에 이르게 하는 최악의 원인들 중 하나인 티푸스가 이를 매개로 전염된다는 것을 밝혀냈다. 그 결과, 의사들은 제1차 세계 대전에 참전한 군인들에게 엄격한 이 잡기 프로그램을 실시했다. 이것은 다른 일반적인 질병에 대해 널리 퍼진 예방 접종과 더불어 티푸스를 억제하는 데 성공적인 효과를 발휘했다. 덕분에 군인들은 참호처럼 비좁은 공간 속에서 부대끼며 생활하면서도 전투를 수행할 수 있었다. 사실 제1차 세계 대전의 초반 몇 년 동안 군대를 괴롭힌 유일한 전염성 질병은 매독뿐이었다.

1920년대 후반에 이르면서 전염성 질병에 대한 사람들의 기억은 점차 흐려졌다. 사람들은 질병과 죽음에 대해 겁내지 않았고 점차 거만해졌다. 죽음의 공포가 거의 사라지고 기적의 의학을 새로운 종교처럼 여기는 시대가 되었다. 죽음이 매일의 일상생활과 간극을 두기 시작한 시대였다. 《레이디스 홈 저널》은 조문객들에게 보이기 위해 시체를 눕혀 놓았던 응접실을 이제는 죽은 자가 아니라 산 자를 위한 공간이라는 뜻에서 "거실(living room)"이라고 불러야 할 것이라고 자랑스럽게 선언했다.

그러다 1918년에 독감이 찾아왔다. 아테네의 전염병과 흑사병, 윌리엄 스프롯의 목숨을 앗아간 콜레라, 19세기에 찾아온 수차례의 유행성 콜레라와 달리 이 유행성 독감은 기록한 이가 전혀 없었다.

빅터 C. 본 박사는 따뜻한 벽난로 앞에 편안하게 앉아 펜을 쥐고 회고록을 쓰기 시작했다. 이 예순일곱 살의 노인은 미국 의학계에서 최고의 명성을 자랑하며 오랫동안 학문에 헌신한 끝에 은퇴한 참이었다. 그에게는 사람들에게 들려줄 중요한 이야기가 있었다.

물론 유행성 독감도 그 이야기의 일부였다. 전문가로서의 삶의 끝 무렵이었던 1918년, 이전에도 언급했지만 본 박사는 보스턴 인근의 데번스 기지를 방문했고 이 전염병의 시작을 눈으로 직접 목격했다. 은퇴하여 글을 쓰고 있을 때는 머리가 희끗희끗하고 몸매가 뚱뚱한 의사가 육군 기지의 병원을 순찰했던 당시로부터 겨우 몇 년밖에 지나지 않은 시점이었다. 그는 병상에 누워 죽어 가는 젊은 병사들 사이를 침울하게 걸어 갔다. 병사들은 끝없이 줄을 지어 누워 있었고 그들의 시트는 피로 얼룩졌으며 입은 피 섞인 가래로 거품이 맺혔고 가쁜 숨을 몰아쉬는 동안 피부는 산소 부족으로 거무튀튀하게 변해 있었다. 그는 산더미처럼 쌓인 시체들을 보았다. 그는 이 새로운 질병의 절대적인 파괴력에 압도당했다.

본은 데번스 기지가 단지 시작에 불과했음을 깨닫게 되었다. 그는 이 유행성 독감이 전 세계 구석구석까지 번져 수천수백만의 목숨을 앗아 가고 군대를 무력화시키다가 처음 나타났을 때와 마찬가지로 미스터리처럼 사라지는 것을 지켜보았다.

1926년에 출간된 본 박사의 회고록 464쪽에서 독자들은 1918년 독감과 전염병의 해에 대한 본의 생생한 기억을 읽고 싶어 할지도 모른다. 만일 그렇다면 독자들은 실망할 것이다. 전염병을 회고하는 대신에 본은 그 일에 대해 생각하지 않기로 결정했고 데번스 기지에 관해 딱 한 문단을 할애하여 "장작불이 활활 타오르는 벽난로 앞에 앉아 있는 늙은 전염병학자의 뇌에서 기억의 실타래가 풀리며 떠오르는 음울한 풍경들" 중 하나로 그 광경을 묘사했을 뿐이었다.

본은 제1차 세계 대전에서 전투로 인한 전사자보다 독감으로 인한 사망자가 더 많았음에도 불구하고 이 전염병에 대해 겨우 두 문장을 할애했을 뿐이었다. "나는 그 유행성 독감의 역사에 대하여 구구절절 논하지는 않을 것이다. 독감은 세계의 구석구석까지 찾아가 군인과 민간인을 가리지 않고 건강한 수많은 젊은이들의 목숨을 빼앗으며 과학의 얼굴에 대고 도전적인 붉은 깃발을 흔들었다."

누군가가 그 전염병에 대해 써야 한다면 그 사람은 본 박사였다. 그는 전염병학자였고 질병의 원인과 경로를 밝혀내기 위해 평생을 헌신한 사람이며 지구상에 나타난 가장 끔찍한 전염병 중 하나를 눈으로 직접 목격했던 의학 전문가였다. 하지만 그 전염병에 대해 자세히 다루는 대신에 대충 얼버무리고 더 이야기하기 쉬운 다른 주제로 서

둘러 바꾸고 싶은 충동을 느꼈던 것 같았다. 본 박사와 같은 사람이 독감에 대해 기억하고 싶어 하지 않았다면 달리 누가 기억하고 싶겠는가?

군의관들? 그들 또한 본 박사처럼 과묵했다. 프랑스 전선으로 파견된 경험을 회고록에 남긴 몇몇 저명한 의사들은 어찌된 셈인지 독감에 대해 언급조차 하지 않았다. 그들이 유행성 독감에 대해 몰랐을 리가 없다고 앨프리드 W. 크로스비는 주장한다. 프랑스에 파견된 미국군은 이 독감에 참혹하게 유린당했다. 예를 들어 1918년 가을에는 매달 10만 명의 미국군 병사들이 생에그낭 쉬르 세어에 위치한 연합군 원정대 본부를 통과하고 있었다. 그들 중 독감으로 인한 사상자 수가 하도 많아서 의무 장교들은 "예방 접종으로 군대의 고질병인 티푸스 열병을 몰아낸 이후로 그런 참사는 처음이었다."라고 말했다고 크로스비는 쓰고 있다. 1918년 9월 17일에 프랑스의 에리쿠르에 도착, 1918년 10월 26일부터 전선에 배치되어 종전 때까지 싸웠던 제88사단의 경우에는 독감으로 444명이 사망했다. 전투로 인해 사망하거나 부상당하거나 실종되거나 포로로 잡힌 군인은 90명에 불과했다.

군대 지휘관들은 유행성 독감이 병사들의 전투력에 어떤 영향을 미치는지를 잘 알고 있었다. 1918년 10월 3일, 존 퍼싱 장군은 추가 병력과 군수품을 긴급 요청하는 전문을 보냈다. "프랑스 각지에 분포한 아군 부대에 심각한 폐렴을 동반하는 유행성 독감이 번지고 있다."라고 그는 썼다. 10월 12일, 그는 다시 전문을 띄웠다. 이번에는 훨씬 다급한 어조였다. 그는 "기지 병원 1개소와 후송 병원 31개소"를 요청했다. 그는 "절대적으로 필요하다."라고 하면서 병원과 함께 "간호사와 의료 장비"도 요청했다.

전쟁이 종국으로 치닫는 동안 독일이 항복해야 할지도 모른다는 절망에 빠져 있던 루덴도르프 장군은 기적이 일어나 독일을 구해 주리라는 환상을 품기 시작했다. 유행성 독감이 프랑스 군을 괴멸시킬 것이라고 그는 생각했다. 의무 사령관이 그런 일은 일어나지 않을 것이라 말했지만 그는 믿으려 하지 않았다. 루덴도르프의 확신은 빌헬름 황제에게까지 전달되었고 황제는 기분이 좋아졌다. 물론 의무 사령관의 말은 옳았다. 독일군 역시 프랑스 군만큼이나 독감으로 막대한 피해를 입었기 때문이었다.

미국에서 독감의 위력을 목격한 의사라면 병실마다 환자로 가득 차 버린 병원과, 독감을 저지할 수 있을 백신이나 만병통치약을 필사적으로 찾아 헤매던 일을 결코 잊을 수 없을 것이다. 현업에 강제 소집된 은퇴한 의사들과 병을 낫게 해 달라고 애원하던 환자들을 어떻게 잊을 수 있겠는가?

하지만 미국 의학계의 위대한 의사들을 다룬 전기들은 이 질병에 대해 상세히 언급하지 않았다. 윌리엄 헨리 웰치 박사의 539쪽짜리 전기가 그 실례이다. 웰치 박사는 손꼽히는 의학 전문가들 중 한 명이었으며 육군 의무 사령관의 소환을 받고 본 박사를 포함한 조사팀을 이끌고 데번스 기지를 방문했던 장본인이었다. 하지만 그의 전기에서는 1918년 독감에 대해 단 세 문단을 할애했을 뿐이었다. "군 역사상 가장 파괴적인 전염병 중의 하나였다."라고까지 표현했으면서도 말이다. 데번스 기지를 방문한 후에 웰치 박사는 "지금까지 발생한 가장 심각한 상황이라는 것을 인정하고 이 질병과 싸우기 위해 새로운 열정으로 기지들을 차례로 방문했다." 하지만 더 이상 자세한 이야기는 하지 않았다.

군 역사가들 또한 무심하기는 마찬가지였다. 도널드 스마이드는 존 퍼싱 장군의 방대한 전기에서 1918년 독감에 대하여 두 문장으로 된 문단 하나만을 할애했다. 그 문단은 1918년 9월과 10월에 있은 프랑스 전투를 다루는 부분에서 등장한다. "하지만 미래에 대한 전망은 암울했다. 갑자기 독감이 유행해 10월 첫째 주 동안에만 미국 원정대 내에서 1만 6000명 이상의 새로운 환자가 발생했기 때문이다. 미국 본토에서는 이 질병으로 20만 명 이상이 쓰러지는 바람에 마셜 장군이 거의 모든 신병 소집을 중단시켰고 거의 모든 기지를 격리했으며 훈련을 현저하게 줄였다." 그게 끝이었다. 유행성 독감은 색인 목록에조차 올라가지 못했다.

더욱 놀라운 것은, 1918년 독감이 당시의 신문과 잡지에서 논의된 방식이었다. 윌리엄 스프롯에서 시작된 유행성 콜레라의 경우, 사람들이 잊으려고 애를 쓰기는 했지만 최소한 그 일이 일어나고 있는 동안에는 언론의 주목을 꾸준히 받았었다. 하지만 독감은 그렇지 않았다.

이 독감이 사회에 끼친 영향에 호기심을 느낀 크로스비는 1919년과 1921년 사이의 《정기 간행물에 대한 독자 가이드》를 찾아, 유행성 독감이 인용된 칼럼의 길이를 재 보았다. 야구에 대한 기사가 13인치(약 33센티미터), 볼셰비즘에 대한 기사가 20인치(약 50센티미터), 금주령에 대한 기사가 47인치(약 119센티미터)였다. 독감에 해당하는 기사는 겨우 8인치(약 20센티미터)에 불과했다.

크로스비는 『브리태니커 백과 사전』의 최신판을 찾아보았다. 1918년 독감에 관련된 내용은 세 문장이었다. 『아메리카나 백과 사전』의 최신판에서는 1918년 독감에 대해 단 한 줄이 할애되었는데 2100만 명을 죽게 만든 전염병이라고 적어 놓았다. "그것은 엄청나게 줄여 잡은 수치"라고 크로스비는 주장했다. 비록 그게 정확한 값이라 하더라도 "2100만 명? 딱 한 줄로? 어린애 장난하는 건가?"라며 그는 분개했다.

크로스비의 주장에 따르면, 병사들이 독감으로 죽었을 때에 그들의 사망 원인은 수사적인 표현 속에 감추어진 경우가 많았다고 한다. "메릴랜드 주 미드 기지에서는 독감 사망자들의 장례식에서 죽은 병사들의 이름이 차례로 불릴 때마다 그 병사가 속한 중대의 하사관이 경례를 붙이며 '명예의 들판에서 사망했습니다!'라고 대답했다."

역사 교과서가 편찬될 때에도 다시 한번 1918년 독감은 언급할 가치가 없는 사건 취급을 받았다. 크로스비는 1918년 독감을 찾기 위해 대학 역사 교과서를 조사했다. "대학에서 가장 많이 팔리는 미국 역사 교과서 중에서 새뮤얼 엘리엇 모리슨, 헨리 스틸 코메이저, 리처드 호프스태터, 아더 슐레진저 2세, C. 반 우드워드, 칼 데글러 등이 편찬한 교과서들 중 딱 한 권만이 이 전염병을 언급했다. 『미국의 역사』에서 토머스 A. 베일리는 단 한 문장을 할애했는데 그 문장에는 이 전염병에 의한 전체 사망자 수가 최소한 절반은 축소되어 있었다."

이 유행성 독감이 사망률이나 군대의 전투력뿐만 아니라 일상생활에 미친 엄청난 충격을 감안할 때 과학자들은 이와 같은 극도의 침묵에 대하여 놀라움을 금치 못한다. 시민들은 병에 걸리지 않으려고 공공장소에서 하얀 거즈 마스크를 써야 했다. 장례식은 15분으로 제한되었다. 관이 절대적으로 부족했다. 장의사와 매장꾼들은 장례식 수요를 따라잡을 수가 없었다. 필라델피아에서는 시체 보관소에 시체가 너무 많이 쌓여서 시신에 염을 하는 사람들이 작업 환경이 너무 불쾌하다며 시체 보관소 안으로 들어가지 않겠다고 버텼다. 많은 도시에서 공공집회가 금지되었고 공공장소에서 기침이나 재채기, 침을 뱉는 행위가 금지되기도 했다. 워싱턴 D. C. 대법원에서는 법관들이 '혼잡하고 오염된 장소'에 들어가지 않도록 올리버 웬델 홈즈 판사의 권고에 따라 공판을 휴정할 정도였다. 워싱턴의 병원들은 누군가가 사망하면 빨리 시체를 치워 다른 환자를 위한 공간을 만들 수 있도록 장의사를 병원 앞에 상주시켰다. "산 사람이 한쪽 문으로 들어오면 죽은 사람이 반대쪽 문으로 나갔다."라고 한 의사는 썼다. 누구든 살인적인 전염병이 전국을 마비시키고 있다는 사실을 모른다는 것은 불가능했다.

하지만 1918년 독감은 신문과 잡지, 교과서, 그리고 사회의 집단 기억에서 깨끗이 지워졌다.

크로스비는 1918년 독감을 "미국의 잊혀진 전염병"이라 부르면서 "스페인 독감에 관한 매우 중요하지만 이해할 수 없는 사실 하나는 이 질병이 1년이 채 안 되는 기간 동안 수천수백만의 목숨을 앗아 갔다는 것이다. 어떤 전염병이나 전쟁, 기아도 그렇게 짧은 기간 동안 그렇게 많은 사람을 죽인 예는 없었다. 그런데도 이 질병이 한창 유행했던 1918년이나 그 이후에도, 미국에서든 다른 어느 나라에서든 이 질병은 한번도 두려움을 불러일으킨 적이 없다."라고 썼다.

왜 그랬을까라는 물음에 크로스비는 전 세계에 집단 기억 상실을 불러일으킨 몇 가지 복합적인 요인들을 제시했다. 첫째, 이 전염병은 너무나 끔찍했고 전쟁의 공포와 함께 사람들의 뇌리에 깊이 각인되었기 때문에 끔찍했던 1918년이 지나가자 대부분의 사람들은 그 일에 대해 생각하거나 글을 쓰는 것조차 원하지 않았다는 것이다. 1918년 독감은 참호 속에서의 전쟁, 잠수함, 좀므와 베르둔에서 벌어진 처절

한 전투, 화학전이 등장한 제1차 세계 대전의 악몽과 뒤섞여 버렸다
는 것이다.

게다가 이 전염병은 딱히 눈에 띄는 극적인 사건을 일으키지 않았
다. 어느 세계적인 지도자의 목숨을 앗아 가지도 않았으며 인류의 목
숨을 지속적으로 위협할 시대를 예고하지도 않았다. 끊임없이 그 질
병을 상기시키게 만들, 부상당해 불구가 되거나 얼굴에 흉터가 생긴
생존자를 남기지도 않았다.

1998년 8월, 크로스비가 인터뷰에서 제시한 가장 최근의 가설은
1918년 독감이 있기 50년 전에 세계 역사의 물줄기를 바꾼 엄청난 혁
명이 있었다는 것이다. 바로 질병의 세균 원인론(germ theory of
disease)*이었다. "과학자들은 매 18개월마다 새로운 병원균을 발견해
냈고 이런 일이 몇 년 동안 계속되었다."라고 크로스비는 말했다. 매
번 발견이 있을 때마다 사람들의 마음속에는 과학이 질병을 정복하고
있다는 믿음이 자리잡았다. 전염성 병원균이 하나씩 무릎을 꿇자 "사
람들은 안도의 숨을 내쉬었다. 마침내 전염성 질병은 더 이상 중요하
지 않게 된 것이다."

그러던 차에 1918년 독감이 찾아왔다. 섣부른 낙천주의를 비웃기
라도 하듯이 말이다. 그래서 독감이 지나가자 아마도 가장 속 편한
반응은 그 일에 대해 잊고 인류의 집단의식에서 가능한 한 빨리 몰아
내 버리는 것이었으리라고 크로스비는 말한다. "악한 것은 보지도 듣
지도 않기 위해."

하지만 1918년 독감의 망령에 계속해서 시달린 집단이 하나 있었
다. 물론 그들의 걱정이 언론에 널리 보도되지는 않았다. 그들은 이
전염병의 원인이 무엇이었는지, 어떻게 확산되었는지, 다시 찾아온다

면 어떻게 막아낼 것인지 알아내기 전에는 마음 편하게 쉴 수 없는 과학자들과 의학자들이었다. 그들은 그 후 몇 십 년 동안 소름끼치는 두 사건에서 그 독감을 떠올리게 되었다. 그리고 1918년 독감을 일으킨 것과 같은 독감 바이러스가 다시 돌아올지도 모른다는 두려움을 안고 공중위생을 위해 엄청나게 노력했다.

과학자들은 1918년 독감에 걸려 죽어 가는 사람들을 대상으로 전염병을 일으킨 원인을 알아내기 위한 연구를 시작했다. 1918년 당시 대학생이었던 한 남자가 20세기의 나머지 기간 동안의 연구를 이끌 단서를 우연히 발견해 낼 때까지 십여 년이 넘도록 이와 같은 노력은 계속되었다.

FLU

해. 병. 부. 터. 돼. 지. 까. 지

62명의 남자들은 곤란한 입장에 처해 있었다. 그들은 보스턴 내항의 디어 섬에 위치한 미국 해군 훈련 기지의 해병들이었다. 나이는 열다섯 살에서 서른네 살까지 다양했는데 복무 중에 범죄를 저질러 유죄 판결을 받고 수감된 처지였다. 1918년 11월, 유행성 독감이 보스턴에서 물러가기 시작할 무렵, 일단의 해군 장교들이 죄수들에게 한 가지 제안을 했다. 과학자들이 스페인 독감의 전파 경로를 밝히는 데 도움이 될지도 모르는 의학 연구의 피실험자가 되겠는가? 치명적인 질병을 일으키는 병원균을 접종받겠는가? 만일 동의한다면 사면될 수 있었다.

그것은 파우스트의 거래 같았다. 하지만 실험을 수행하고자 한 첼시아 해군 병원 실험실의 책임자 M. J. 로즈노 박사와 해군 중위 J. J. 키건은 1918년 독감의 본질을 알아내어 수백만의 생명을 구하기 위해서는 이 해병들이 최선의 희망이라고 생각했다.

오늘날에는 이런 실험이 불법이다. 생물학자들은 죄수들에게 실험에 참여하는 대가로 사면과 같은 유인책을 사용할 수 없다. 피실험자들에게 약간의 돈을 지불할 수는 있지만 지나치게 많은 금액이나 부적절한 유인책, 저항할 수 없는 유혹이라고 생각되는 보상을 제공하는 것은 금지되어 있다. 1918년 독감이 유행한 뒤로 80여 년이 지난 오늘날에도 암이나 에이즈 같은 질병의 치료약이 될 것이라는 희망으로 혹은 더 깊은 과학적인 지식을 얻기 위한 목적 등 다양한 이유로 사람들에게 임상 실험을 실시하기도 한다. 하지만 최소한 이론상으로 실험 참가자들은 자유 의지로 연구에 참여하는 순수한 자원자들인 것으로 되어 있다.

1918년에는 그런 윤리적인 문제가 거의 고려되지 않았다. 대신 더 많은 사람들을 구하기 위해서라면 소수가 위험에 처하는 것이 낫다는 식으로, 인간을 위험한 실험의 대상으로 삼는 것을 합리화하는 분위기가 주도적이었다. 죄수들은 이상적인 실험 대상으로 간주되었다. 그들은 과학을 위해 자신들의 몸을 내놓을 수 있었으며 만일 살아남으면 사회에 무엇인가를 환원하였기 때문에 사면이 정당화될 수 있었다.

죄수들은 또 다른 이유에서도 완벽한 실험 대상이었다. 죄수들 중 39명은 그들이 아는 한 단 한 번도 독감을 앓은 적이 없었다. 따라서 독감에 특히 취약할 가능성이 있었다. 의사들이 1918년 독감을 의도적으로 감염시키고 싶다면 이보다 나은 대상이 또 어디에 있겠는가?

독감이 정말로 그렇게 쉽게 전염되는 것일까? 의사들은 궁금했다. 왜 독감에 걸리는 사람이 있고 안 걸리는 사람이 있을까? 어떻게 젊고 건강한 사람들의 목숨을 앗아 갔을까? 전시의 혼란과 군대의 이동으로 독감의 확산을 설명할 수 있을까? 독감이 겉으로 보이는 것처럼 그렇게 전염성이 높다면 어떤 경로로 전파되는 것일까? 독감을 일으키는 미생물은 무엇일까?

이 의문에 대한 해답을 찾는 일반적인 방법은 동물을 대상으로 질병의 전파를 연구하는 것이다. 실험용 쥐나 토끼를 대상으로 질병이 어떻게 전파되는지 알아내고 동물과 사람이 병에 걸리지 않을 방법들을 시험해 보는 것이다. 하지만 독감은 오로지 인간에게만 국한된 질병인 듯했다. 독감에 걸린다고 알려진 동물은 하나도 없었고 과학자들은 인간을 대상으로 연구하는 것 말고는 선택의 여지가 없었다.

해군 군의관들의 언변이 특별히 뛰어났는지 아니면 사면이라는 유인책이 압도적으로 유혹적이었는지는 모르겠지만, 이유야 무엇이든 62명의 죄수들은 피실험자가 되기로 동의했다. 그리하여 연구가 시작되었다. 죄수들은 보스턴 항의 캘럽스 섬에 위치한 격리된 기지로 이송되었고 해군 군의관들은 죄수에게 독감을 감염시키기 위해 최선을 다했다.

독감은 호흡기 질병이다. 병자가 기침이나 재채기를 할 때 공기 중으로 나오는 침이나 가래에 의하여 전염된다. 또는 환자가 건강한 사람과 접촉할 때에 손을 통해 균이 전달되기도 한다. 독감을 유발하는 미생물이 무엇이든 그것은 병자에게서 나오는 점액질 속에 들어 있는 것이 분명했다. 그런 점에서 실험 방법은 대단히 단도직입적이었다.

해군 군의관들은 독감으로 사경을 헤매는 환자들의 코와 목에서 나온 진득진득한 점액을 채취했다. 이것을 한 피험자 집단의 코와 목구멍에 뿌렸고 다른 집단에는 눈에 떨어뜨렸다. 또한 독감 환자의 콧속에서 콧물을 빼내 지원자의 콧속에 직접 넣기도 했다. 또 다른 실험에서는 독감의 원인 미생물이 바이러스인지, 아니면 세균과 같이 좀더 큰 것인지를 알아내려고 시도했다. 해군 군의관들은 세균은 통과하지 못하고 바이러스는 통과할 수 있는 미세한 여과기에 독감 환자에서 채취한 점액을 통과시켰다. 그렇게 걸러 낸 물질을 사용해 건강한 사람에게 독감을 감염시키려고 해 보았다.

물론 해군 군의관들은 독감이 호흡기 질환이라고 해서 다른 방법으로 전파될 수 없다는 의미는 아니라고 추론했다. 어쩌면 병원 미생물이 혈액 속에 있을 수도 있었다. 그래서 독감에 걸린 환자에서 피를 뽑아 지원자의 피하에 직접 주사했다.

사람들이 독감 환자들과 접촉할 때 자연스럽게 벌어지는 상황을 재현하기 위해 군의관들은 10명의 지원자들을 병원에서 죽어 가는 독감 환자들에게 데려갔다. 환자들은 좁은 병상에 누워서 불덩이 같은 고열에 헛소리를 하며 잠이 들었다가 깨어나기를 반복하고 있었다. 10명의 건강한 남자들은 다음과 같은 지시를 받았다. 각 지원자들은 병상에서 환자와 얼굴을 가깝게 맞대고 환자의 악취 나는 숨을 들이마시며 5분 동안 이야기를 나누어야 했다. 환자의 질병에 충분히 노출되도록 하기 위해 피실험자는 환자가 내뿜는 숨을 허파 속까지 깊이 들이마셨다. 마지막으로 지원자는 독감 환자와 얼굴을 맞대고 환자의 기침을 5회 이상 받았다.

건강한 지원자들은 각각 10명의 독감 환자를 상대로 같은 행동을 반복했다. 독감 환자들은 3일 이상 심각한 증세를 보인 사람들이었다. 3일이면 바이러스나 독감을 일으키는 원인 병균이 환자의 점액과 코, 허파 속에 여전히 존재할 것이 분명한 기간이었다.

하지만 독감에 걸린 지원자는 단 한 사람도 없었다.

믿기 힘들었다. 들불처럼 군대를 휩쓸며 몇 시간 또는 며칠 만에 건강하던 젊은이들의 목숨을 앗아 간 이 새로운 전염병이 질병이, 전염되는 모든 방법들을 다 동원해도 전파가 안 된다니?

어쩌면 실험에 문제가 있었을 수도 있다. 어쩌면 보스턴의 죄수들이 독감에 이미 노출되었던 것이리라. 그들은 이미 독감을 앓았다가 회복해서 면역력을 가졌을 수도 있다. 또는 이 건강한 죄수들이 선천적으로 독감에 면역력이 있는 사람들인지도 몰랐다. 어떤 질병이든지 절대 그 병에 걸리지 않는 것처럼 보이는 사람들이 있는 법이다. 흑사병이 유럽을 휩쓸 때 어떤 지역에서는 인구의 절반이 죽음에 이르렀는가 하면 절대로 흑사병에 걸리지 않은 사람들도 있었다. 콜레라가 유럽을 황폐화시켰을 때에도 어떤 사람들은 똑같이 오염된 음식과 물을 먹고도 병에 걸리지 않았다. 나병 환자 촌에서 평생을 일했지만 나병에 걸리지 않은 의사와 간호사도 있었다. 어쩌면 그 보스턴 죄수들은 선천적인 면역력이 있어서 절대 독감에 걸리지 않는 행운아들일지도 몰랐다. 아무리 그렇다고 하더라도 62명 전부가 1918년 독감에 면역력이 있을 확률은 얼마일까?

또 다른 의사 집단에서도 군대 내 지원자들에게 독감을 감염시켜 보기로 결정하고 복역 중에 저지른 범죄를 사면해 주는 대가로 실험에 참여할 사람들을 찾았다. 이번에는 샌프란시스코에서 연구가 진행되었는데 더욱 엄격하게 대상을 선정했다. 각 피실험자들의 개인 병력을 면밀히 조사한 결과, 이들이 1918년 독감에 우연히라도 노출되었을 가능성은 전혀 없다고 판단되었다. 따라서 그들은 독감에 면역력이 생겼을 리가 없었다.

피실험자들은 예르바뷰에나 섬에 위치한 해군 훈련 기지에서 뽑은 50명의 해병들이었다. 그들은 섬에서 한 달을 보냈는데 독감에 걸린 사람은 단 한 명도 없었다. 유행성 독감이 근처 샌프란시스코를 휩쓰는 동안 그들은 격리되어 있었고 의사들이 알기로 질병에 노출된 적이 한 번도 없었다.

건강한 피실험자들은 금문교 너머로 몇 마일 떨어진, 샌프란시스코 만(灣)의 서쪽에 자리한 엔젤 섬의 격리 검역소로 이송되었다. 다시 한번 군의관들은 지원자들에게 독감을 전염시키려고 갖은 노력을 다했다. 환자의 점액과 혈액을 주사하고 건강한 피실험자를 환자 근처에 있게 하는 등등 실험 방법은 동일했다. 놀랍게도 결과는 똑같았다. 지원자들 중 독감에 걸린 사람은 단 한 명도 없었다.

과학자들은 어이가 없었다. 의사들이 갖은 애를 썼음에도 불구하고 지원자들이 독감에 걸리지 않았다면 이 질병의 원인은 도대체 무엇이란 말인가? 사람들은 어떻게 독감에 걸린 것일까?

1918년 독감의 원인을 찾기 위한 연구는 곧 국제적인 화두로 떠올랐다. 수백 명의 과학자들이 온갖 노력을 다 기울였다. 심지어 자기 자신에게 직접 실험을 시도한 사람들도 있었다. 독일의 한 과학자는 독감 환자들에게 입 안을 헹궈 내게 한 후 그 추출물을 걸러서 자신과 조수들의 목에 직접 뿌렸다. 치명적인 정도는 아니지만 약간의 독감 증세가 나타났다. 하지만 독감이 유행하고 있는 지역에서 연구가 이루어졌기 때문에 독감 발병의 원인이 그 실험 때문이라는 것을 증명할 수는 없었다.

다른 이들은 보스턴과 샌프란시스코에서 행한 실험과 유사한 실험을 통해 건강한 지원자들에게 독감을 전염시키려 시도했다. 일본에서는 세 명의 의사, T. 야마노우치, K. 스가가미, S. 이와시마가 1918년 12월부터 1919년 3월까지 진행한 실험에서 성공을 거둔 것처럼 보였다. 그들이 제기한 의문은 독감의 원인균이 바이러스인가 세균인가 하는 것이었다. 이 소름끼치는 연구를 위해 의사와 간호사를 포함한 건강한 사람들이 실험에 자원했다.

우선 이들은 독감이 바이러스를 통해 전파되는지를 알아보기 위해 독감 환자에서 채취한 점액과 피를 사용했다. 세균을 걸러 낼 수 있는 고운 여과기에 독감 환자의 점액과 피를 통과시킨 다음, 여과시킨 가래와 피를 각각 건강한 지원자 6명의 코와 목구멍에 떨어뜨리고 4명에게 주사했다.

또한 세균으로 독감을 옮기려는 시도도 있었는데, 독감 환자의 가래 속에서 발견된 다양한 세균을 14명의 건강한 사람들의 코와 목구멍에 직접 주입했다.

결과는 독감이 바이러스에 의해 전염된다고 가정할 때 기대되는 결과와 정확히 일치했다. 한 번도 독감에 걸린 적이 없는 지원자들과 여과된 피나 가래를 주사 맞은 사람들은 독감에 걸렸다. 한편 세균을 감염시킨 사람들과 이미 독감을 한 번 앓았던 사람들은 독감에 걸리지 않았다. 하지만 다른 과학자들은 결과를 믿을 수 없다고 주장했다. 독감은 일본 전역에서 유행하고 있었다. 실험에 참가한 의사들과 간호사들은 분명히 독감에 노출되었을 것이다. 피실험자들도 오직 그 실험에서만 독감의 원인균과 접촉했다고 확신할 수 없었다. 게다가 결과는 너무 멋지고 깔끔했다. 독감에 걸린 적이 없는 사람들과 여과시킨 가래, 심지어 여과시킨 혈액을 주사한 사람까지 100퍼센트 병에 걸렸다고? 독감 환자의 가래에서 분리해 낸 세균에 노출된 사람들은 한 명도 병에 걸리지 않았다고? 그것은 도저히 믿기 어려운 이야기였다. 그래서 탐구는 계속되었다.

많은 과학자들이 원숭이나 비비, 토끼나 기니피그 등의 동물에게 독감을 옮기려고 줄기차게 시도했다. 하지만 연구 결과에는 모순이 있었고 혼란스러웠다. 그리하여 아무도 독감을 일으키는 원인을 반박의 여지없이 확실히 발견해 냈다고 주장하지 못했다.

그 사이에 미국 공중 보건청에서는 독감의 비밀을 찾기 위해 다른 경로를 밟았다. 보건청의 과학자들은 전염병의 확산과 관련된 모든 자료를 수집했다. 그리고 자료 분석을 통해 독감이 어디서 왔는지, 어디로 갔는지를 밝혀내려 했다. 그들은 1918년 9월부터 10월까지 발생한 독감에 대한 예비 보고서를 바탕으로 이 질병의 경로 지도를 만들었다. 결과는 놀라웠다. 질병은 전국에서 거의 동시에 발발한 것으로 보였다. 여행자나 군대가 이동하면서 독감을 옮겼다고 설명하기에는 확산 속도가 지나치게 빨랐다.

1918년 12월의 보건청 보고서는 이 딜레마에 대해 특히 강조하고 있다. "어쩌면 가장 놀라운 것은, 처음 공격을 받은 몇몇 지역에서 전염병이 일정 수준에 이른 이후의 놀라운 확산 속도일 것이다. 처음 발발한 지역들에서 질병이 전염병 수준으로 발전한 다음, 4~5주 만에 전국적인 유행병이 되었다. 다음으로 중요한 사실 하나는 이 질병이 북동부 해안 지역에서 유행병 수준에 도달함과 거의 동시에 중부, 북부, 남부, 서부의 많은 지역들에서도 같은 단계에 도달했다는 점이다."

독감의 확산 경로는 오래도록 미스터리였다. 유행병으로 발전한 첫 번째 주에 독감은 매사추세츠, 뉴욕, 버지니아, 사우스캐롤라이나, 조지아 주 등 멀리 떨어져 위치해 있는 9개의 육군 기지에 거의 동시에 나타났다. 두 번째 주에는 텍사스, 캔자스, 루이지애나, 일리노이, 메릴랜드, 워싱턴 주를 포함하는 13개의 기지에서 추가로 등장했다.

게다가 과학자들은 보스턴과 봄베이에서 같은 주에 독감의 치사율이 절정에 이른 점을 주목했다. 보스턴에서 겨우 몇 시간 거리인 뉴욕에서는 3주 후에 절정에 도달했다. 보스턴에서 뉴욕보다 훨씬 더 거리가 먼 오하마, 멤피스, 볼티모어, 몬트리올과 같은 도시들에서는 뉴욕보다 일주일 먼저 절정에 도달했다. 몇 년 후 리처드 E. 쇼프 박사는 이렇게 썼다. "많은 경우에서 전염병학자들은 시카고에서 겨우 38마일 떨어진 졸리엣에 이 전염병을 전파하는 것보다 보스턴에서 시카고로 전파하기가 훨씬 더 쉽다는 것을 발견했다. 빠른 속도의 장거리 전파를 설명하기 위해 환자와 건강한 사람의 첫 번째 접촉에서 유행성 독감이 전달된다고 가정한다면, 단거리 전파 속도는 더욱 빨라야 했다. 하지만 그런 것처럼 보이지 않았다."

공중 보건청에서는 혹시 독감을 일으키는 미생물이 치명적인 유행병이 번지기 전부터 이미 전국에 눈에 띄지 않게 잠복하고 있었던 것은 아닐까 하는 의견을 제시했다. 미국 곳곳에 1918년 독감의 불씨가 도사리고 있다가 어떤 알려지지 않은 이유로 인해 들불처럼 동시에 일어난 것은 아니었을까?

이러한 의문이 제기된 것이 처음은 아니었다. 전염병이 유행할 때마다 의사들과 과학자들은 질병이 마을에서 마을로 건너뛰며 어떻게 그렇게 빨리 전국을 휩쓸 수 있는지 의아해했다. 그 와중에 어떤 마을은 질병의 공격을 받은 반면 어떤 마을은 무사했다. 역사상 1918년 독감과 똑같은 전염병은 없었다. 하지만 그저 평범하고 전형적인 독감일지라도 그러한 의문을 불러일으키는 것은 마찬가지였다.

1789년의 유행성 독감이 지나간 후, 로버트 존슨이라는 젊은 미국인 의사는 전염병이 어떻게 그리 멀리, 넓게, 빠르게 퍼질 수 있었는지에 대해 여러 가지로 생각해 보았다. 이 유행성 독감은 조지 워싱턴이 대통령에 취임하던 해에 나타났다. 최초의 증기선이 대서양을 횡단하기 20년 전이었으며 최초의 증기 기관차가 등장하기 30년 전이었다. 문제의 독감은 너무나 빨리 퍼져서 사람과 사람의 접촉으로 전달되었다고는 믿기지 않았다.

"독감은 5월 12일과 18일 사이에 런던에 나타났고 셋째 주에는 옥스퍼드에, 20일에는 에든버러에 등장했다."라고 존슨은 썼다. 더욱 당혹스러운 것은 바다 위 선박에서 독감이 퍼진 것이었다고 그는 말했다. 1782년, 대규모 영국 함대가 네덜란드 해안을 향해 출발했다. 해병들의 건강은 모두 양호했다. "5월 말경에 '리폰' 호에서 첫 환자가 발생했다. 이틀 후에는 '프린세스 아멜리아' 호에서 환자가 나왔다. 함대의 전함들은 각기 다른 기간에 독감의 공격을 받았다. 일부 전함의 경우에는 6월 둘째 주경에 포츠머스로 귀환할 때까지 환자가 발생하지 않았다."

계속해서 존슨은 썼다. "현재 일반적으로 인정되는 의견은, 이런 종류의 감기가 접촉에 의해 전염된다는 것이다. 아마 그 의견이 옳을 것이다. 하지만 아무리 생각을 해 보아도 사람의 신체 접촉만으로 짧은 기간에 그렇게 광범위하게 퍼질 수 있는지, 직접적인 혹은 간접적인 왕래가 전혀 없는 멀리 떨어진 지역의 사람들을 동시에 감염시킬 수 있는지 이해할 수가 없다." 그래서 존슨은, 독감은 공기 중에 모종의 변화가 생기는 탓에 나타나지만 일단 발생하게 되면 사람에게서 사람에게로 전파될 수 있다고 결론지었다.

그런 의견은 1847년의 유행성 독감 이후에도 지속되었다. 한 의사는 이렇게 썼다. "지금 내가 지적하고 싶은 것은, 독감의 확산이 독감이 지닌 전염성에만 절대적으로 의존한다는 의견에 동의하기에는 지나치게 광범위한 지역에 걸쳐 갑자기 또는 동시다발적으로 번진다는 사실이다."

하지만 20세기에 들어선 직후의 짧은 기간 동안 독감의 미스터리는 완전히 풀린 것처럼 보였다. 독감은 세균이 원인이라고 많은 사람들이 생각했다.

프리드리히 요한 파이퍼 박사는 독감을 유발하는 원인 미생물을 찾아냈다고 주장했다. 파이퍼 박사는 베를린 전염병 연구소에서 연구분과를 지도하는 유명한 과학자였다. 그는 신중하고 신뢰할 만했다. 1918년 독감 이전에 마지막으로 발생한 대규모 유행성 독감이 지나간 직후인 1892년에 파이퍼 박사는 1890년에 유행성 독감을 앓았던 사람들의 호흡기에서 헤모필루스균(Hemophilus influenzae)이라는 세균을 분리했다고 발표했다. 비록 파이퍼는 이 미생물로 동물에게 독감을 전염시키려는 시도는 실패했지만 전 세계 사람들로 하여금 그가 독감의 원인 병균을 찾아냈다고 굳게 믿도록 만들었다. 그러나 1918년 유행성 독감에서 문제가 발생하였다.

1918년 유행성 독감의 첫 번째 엄습이 지나가는 동안, 의사들은 환자들의 호흡 기관에서 파이퍼균을 열심히 찾았다. 하지만 그들은 결코 그 균을 찾아내지 못했다.

그리고 살인 독감으로 변질된 두 번째 엄습이 찾아왔을 때 의사들은 대부분의(결코 전부는 아니었다.) 독감 환자들에서 파이퍼균을 찾아 냈다. 하지만 앞뒤가 맞지 않았다. 만약 파이퍼균이 독감을 일으킨다 면 '모든' 독감 환자들에서 그 균이 발견돼야 하는 것이다.

그 발견은 너무 혼란스러워서 믿음이 가지 않았다. 여전히 몇몇 유 명한 과학자들은 파이퍼균이 독감의 원인 병균이라고 확신했지만 더 많은 사람들이 이 세균이 원인 병균이라는 믿음을 잃어 가고 있었다. 이 세균이 독감을 일으킨다는 믿음이 20년 동안 이어져 왔지만 이제 는 전혀 아닌 듯이 보였다. 이제 상상을 초월하는 치명적인 전염병이 유행하는 와중에 독감의 원인에 대한 미스터리는 그대로 남았다. 1918년 독감이 유행하는 동안, 정체가 뭐든 독감의 원인 병원체가 여 전히 존재하며 사람들을 감염시키는 동안, 수백 건의 연구가 수행되 었지만 별다른 성과는 없었다. 그리고 전염병이 사그라지면서 독감의 원인 병원체 역시 일시적으로나마 지구상에서 사라졌을 것이다. 1918 년 녹감은 의학과 과학의 힘으로도 풀리지 않는 미스터리였다.

"말할 수 있는 것은 1918년 독감에 관한 연구들의 자욱한 연기가 흩어진 이후, 병원체의 역할에 관한 논쟁이 과거보다 더욱 커졌다는 것이다."라고 종국에 가서 그 문제의 해결을 도왔던 리처드 E. 쇼프는 썼다.

리처드 E. 쇼프는 아이오와에 있는 농장 출신으로 나중에 의사가 되었다. 돌이켜보면 그의 인생은 마치 1918년 독감의 미스터리를 해 결하기 위해 한 발 한 발 준비했던 것처럼 보인다.

보스턴의 해병들이 독감 실험에 참여한 무렵에 쇼프는 17세였다. 그는 디모인에서 성장했고 아버지는 의사였으며, 열 살 때부터 젖소의 젖을 짜고 닭이나 오리, 그 밖의 농장 가축들을 돌보기 시작했다. 야외 활동을 좋아했고 유년 시절과 십대 시절에는 매년 여름 방학마다 미네소타의 우먼 호수에서 형과 함께 사냥이나 낚시를 하며 시간을 보냈다. 쇼프는 어른이 되어 동부에서 살게 된 이후에도 될 수 있는 한 자주 그 호수를 찾았다. 그의 성격 역시 중서부의 근본 기질이나 당시의 시대상과 맞았던 것 같았다. 그의 취향은 소박했다. "쇼프는 생기발랄하고 유머감각이 있었으며 자신이 들은 재미있는 이야기를 다른 사람들에게 옮기는 것을 좋아했는데 그가 이야기하면 훨씬 더 허무맹랑하고 우스꽝스러운 이야기가 되었다."라고 한 친구는 말했다.

대학에 갈 나이가 되자 쇼프는 아이오와 주의 에임스로 갔다. 아이오와 주립 대학의 산림학부에 등록할 작정이었다. 하지만 그가 도착했을 때 산림학부의 학적과 사무실 문이 닫혀 있는 바람에 대신 예비 의과 대학생으로 등록했다. 그는 1918년 가을에 대학에 입학했다.

쇼프는 1924년에 의과 대학을 졸업했다. 하지만 아이오와의 농촌에서 일반 개업의로 눌러앉을 생각은 없었다. 그는 의학 연구를 하고 싶었다. 그래서 록펠러 연구소에서 결핵 치료법을 연구하려고 프린스턴으로 갔다. 록펠러 연구소는 당시에는 아주 조그만 대학촌에 위치한 연구소였다. 뉴욕 시에서 열차로 한 구역밖에(사실 50마일(약 80킬로미터)이었다.) 떨어지지 않았지만 분위기는 몇 광년이나 차이가 나는 뉴저지 중앙의 전원적이고 평화로운 시골 마을에 쇼프는 홀딱 반했다. 그의 마음을 사로잡은 프린스턴의 큰 매력 중 하나는, 프린스턴 대학 근처에 있는 그가 "신사의 농장"이라고 부른 장소였다. 그곳에서 쇼프와 그의 아내 헬렌은 수십 년 동안 살면서 소와 닭을 키우고 채소를 길렀다. 친구의 표현에 따르면 쇼프는 "방대한 지식과 상식, 성실함, 그리고 완벽하게 맑은 정신"을 가진 진지하고 영리한 과학자였다. 덕분에 그는 독감 연구라는 질척거리는 진흙탕 속을 헤치고 나아가는 동안 넘어지지 않고 균형을 유지할 수 있었다.

모든 것은 쇼프가 그의 스승인 록펠러 연구소의 폴 루이스와 함께 일하면서 시작되었다. 전염병 분야의 권위자였던 루이스는 돼지 콜레라에 관심을 갖고 있었는데 쇼프가 돼지의 질병에 경험이 있음을 알고 아이오와로 보내 조사하게 했다. 아이오와의 돼지들에서 콜레라가 유행하고 있었던 것이다. 돼지의 수가 인구보다 많은 아이오와 주의 광대한 돼지 농장이라면 이 질병을 연구하기에 완벽한 장소 같았다. 하지만 1928년 가을, 쇼프는 평생을 바치게 될 질병과 마주하게 된다. 바로 돼지 독감이었다.

인간 독감과 달리 돼지 독감은 1918년 이전에는 한번도 주목을 받은 적이 없었다. 사실은 돼지 독감이 존재하는 것조차도 알지 못했다. 하지만 1918년 가을, 사람들 사이에 독감이 돌기 시작할 무렵에 중서부 지역의 돼지 수백만 마리가 갑자기 심각한 호흡기 감염 증세를 보였고 하룻밤 사이 수천 마리씩 목숨을 잃었다. 사실 동물 독감이 완전히 낯선 것은 아니었다. 예를 들면 16세기경에 말에서 독감처럼 보이는 질병이 유행했다는 기록이 있다. 그러나 중서부의 돼지들을 쓰러뜨린 독감은 전혀 달랐다. 돼지 농장마다 엄청난 수의 돼지가 죽어 나갔다.

무슨 질병인지는 몰라도 분명 독감과 비슷해 보였다. 돼지들은 콧물을 흘렸고 열이 났으며, 심지어 인간 환자들처럼 눈에 물기가 어리기도 했다. 그리고 인간 독감이 발생한 시기에 절묘하게 돼지에서 질병이 나타난 것이 단순한 우연의 일치처럼 보이지가 않았다. 사람들은 1918년 9월 30일부터 10월 5일까지 아이오와에서 열린 시더래피스돼지 품평회까지 추적해 올라갔다. 품평회가 열리는 동안 병든 돼지들이 건강한 돼지들에게 병을 퍼뜨렸던 것이다. 품평회가 끝나자 감염된 돼지들은 원래의 농장으로 돌아갔고 질병은 중서부 전체에 씨를 퍼뜨렸다.

미국 축산업청 돼지 콜레라 담당 부서 조사관인 J. S. 코언은 돼지 유행병과 인간 독감은 동일한 질병이며 인간이 돼지에게 병을 옮겼음이 분명하다고 단언했다. 게다가 농장 가족들 또한 돼지에게서 독감이 옮았다는 보고가 있다고도 했다. 코언은 이 질병을 "돼지 독감"이라고 명명했다.

하지만 과학자들이 인간 독감을 연구하기 위해 독감에 걸리는 동물을 찾아 헤매고 있었을 때에 어느 누구도 돼지를 상대로 독감을 연구하지는 않았다. 사실 많은 이들은 코언이 틀렸으며 돼지는 독감에 걸리지 않는다고 주장했다. 특히 축산업계는 코언의 이론에 신빙성이 없음을 설파하기 위해 최선을 다했다. 돼지가 인간 독감 병원균을 가지고 있다는 생각에 사람들이 돼지고기를 먹지 않을까 봐 양돈업자들은 두려웠다. 하지만 코언은 자신의 이론을 맹렬하게 방어했다. 쇼프의 말에 따르면, 그는 "불같은 성격의 조그만 남자"였으며 양돈업계의 압력에 쉽게 물러설 사람이 아니었다.

"나는 돼지의 질병을 '독감'이라고 진단한 것에 대해 조금도 미안하게 생각지 않는다."라고 코언은 말했다. "지난 가을과 겨울에 우리는 비록 새로운 질병은 아니라고 해도 유례가 없는 상황에 직면했다.

나는 의사들이 사람에 대하여 비슷한 진단을 내리는 것과 마찬가지로 돼지에 대해서도 이 진단을 내릴 수밖에 없다고 본다. 인간의 전염병과 돼지의 유행병 사이의 유사성이 너무나 크다. 또한 농장 가족이 독감에 걸리면 곧이어 돼지들 사이에서도 독감이 돌거나 그 반대의 경우가 발생한다는 보고가 너무 많기 때문에 이것이 기가 막힌 우연의 일치가 아니라면 두 상황 사이에는 밀접한 연관성이 존재하는 것이다. 돼지의 질병은 '독감'처럼 보이며 '독감'과 동일한 증세를 나타낸다. 그것이 '독감'이 아니라는 것이 증명될 때까지 나는 이 진단을 고수할 것이다."

돼지 독감은 1918년에 처음 발생한 이후로 매년 나타났다. 해마다 그 심각성에는 차이가 있지만 어김없이 겨울이 시작될 무렵이면 돌아왔다. 그러나 돼지 유행병은 곧 세인의 주목에서 벗어났고, 인간 독감을 연구하는 대부분의 과학자들의 관심에서도 멀어졌다. 하지만 아이오와의 농장에서 성장하며 돼지의 질병에 친숙했던 쇼프는 흥미를 느꼈다. 그는 코언의 논문을 읽었다. 그리고 돼지 독감과 인간 독감 사이의 관련성에 대한 심증을 떨쳐낼 수가 없었다. 오래전에 사라진 1918년 독감의 병원균이 어쩌면 돼지의 몸속에 여전히 살아 있는 것은 아닐까? 만일 그렇다면, 이 새로운 돼지 독감에 집중하는 것이 돼지에게 그리고 인간에게 독감을 일으키는 병원균이 무엇인지 알아낼 수 있는 완벽한 기회가 될 것이라고 쇼프와 루이스는 생각했다.

실험이 시작되었다. 먼저 병든 동물에게서 채취한 점액 분비물 속에서 미생물을 찾고, 병든 동물에서는 존재하지만 건강한 동물에서는 존재하지 않는 미생물을 찾는다. 그런 다음, 이 미생물만을 가지고 건강한 돼지에게 독감을 전염시켜 보는 것이다.

처음에는 매우 간단할 것처럼 보였다. 병든 동물의 호흡기 속에는 파이퍼균과 정확히 똑같아 보이는 세균이 있었다. 한때는 인간 독감의 원인 병균이라고 여겨졌다가 폐기된, 논쟁의 여지가 많은 세균이었다. 어쩌면 파이퍼 박사가 옳았는지도 몰랐다.

쇼프는 이 질병과 파이퍼균의 연관성에 당혹감을 느꼈다. "종종 감염된 동물들의 허파나 기관지 분비물에서 독감의 원인 병균 같아 보이는 이 세균 외에 다른 미생물은 발견되지 않는 경우가 있었다."라고 쇼프는 말했다. "여기 돼지 독감 속에 많은 사람들이 인간 독감의 원인이라고 믿어온 미생물이 존재한다. 돼지 독감의 병인(病因)을 결정하는 문제는 이 단계에서는 간단해 보였다. 우리가 헤모필루스균(파이퍼균)이라고 명명한 균은 배양하기가 쉽지는 않지만 적절한 배양 방법을 사용하면 병든 동물에서 언제나 분리해 낼 수 있었기 때문이다. 게다가 병든 동물들이 이 균만을 보유하고 있는 경우가 아주 많았다."

다음 단계는 이 균을 주사한 건강한 돼지들이 병에 걸리는지 알아보는 것이었다. 이것은 1918년에 해병들에게 실시했던 실험과 매우 비슷했다. 파이퍼균이 돼지 독감의 원인이라면 정제시킨 세균을 돼지에게 주입했을 때 당연히 감염이 되어야 했다. 따라서 루이스와 쇼프는 돼지 한 마리의 코에 균을 주입하여 감염시키려고 했다. 돼지는 병에 걸렸고 겉으로 보기에도 독감 증세 같았다. 게다가 루이스와 쇼프는 이 돼지의 호흡기 분비물에서 파이퍼균을 찾아냈다. 첫 번째 실험은 대성공이었다. 연구원들은 기쁨의 환호성을 질렀다.

"당연하지만 우리는 득의양양했다."라고 쇼프가 말했다. "하지만 우리의 기쁨은 오래가지 않았다. 두 번째 돼지에게 실험을 반복했을 때는 감염을 시키는 데 실패했기 때문이었다. 두 번째 돼지는 완벽하게 정상적인 상태를 유지했고 일정 기간 동안 관찰한 후에 도살했을 때에도 독감으로 인한 내부 장기의 손상은 전혀 찾아볼 수 없었다. 다시 파이퍼균의 순수 배양액을 돼지 네 마리의 코 안으로 주입했지만 모두 정상적인 상태를 유지하는 것처럼 보였다. 결국 우리는 파이퍼균이 돼지 독감의 원인이라는 가설에 의심을 품기 시작했다." 그들은 같은 실험을 수십 번 반복했다. 하지만 다시는 돼지를 병에 걸리게 하지 못했다.

다음 해, 중서부 농장에서 사육되는 돼지들 사이에 다시 유행성 독감이 나타났다. 이번에도 역시, 문제의 병원체는 영리하고 운 좋은 과학자들에 의해 발견되기를 기다리고 있었다. 루이스와 쇼프는 다시 독감의 병인(病因)을 찾아내려고 시도했다. 그들은 병든 돼지들의 점액을 채취하여 질병의 원인인 미생물을 찾아 헤맸다. 하지만 이번에도 파이퍼균만을 분리해 냈다. 그들은 다시 파이퍼균으로 돼지에게 독감을 전염시키려고 시도했지만 이번에도 실패였다.

쇼프는 실망을 하기보다는 호기심을 느꼈다. 돼지 독감은 1918년 독감과 닮은꼴임이 드러나고 있었다. 최소한 그 전파 경로가 오리무중이라는 점에서는 말이다. "우리는 파이퍼균의 역할에 대하여 혼란과 회의를 느꼈다. 그것은 인간 독감을 연구하는 학자들이 1918년 독감의 유행이 끝날 무렵에 파이퍼균에 던졌던 의심의 눈초리와 거의 동일했다."라고 그는 썼다. "이 질병에 걸린 환자들에게서 늘 발견되는 미생물이 있었다. 이는 손상된 호흡기에서 발견되는 유일한 미생물이었다. 그러나 이 미생물의 순수 배양액을 주입해서 질병을 일으키는 데에는 실패했다."

하지만 쇼프는 파이퍼균을 인간에게 감염시키려 시도했던 1918년의 의사들에 비해 한 가지 유리한 점을 가지고 있었다. 그들은 군대 내 죄수들을 대상으로 한 실험에서 의사들은 환자의 코와 목구멍에서 채취한 "감염성이 있을 것으로 추정되는 순수 분비물"로 지원자들을 감염시키는 것조차 실패했다. 하지만 돼지 실험에서 쇼프는 병든 동물의 분비물로 병을 전염시킬 수 있었다. 순수 파이퍼균만 주입했을 때 병에 걸리지 않던 돼지들도 병든 돼지의 코 분비물을 주사하면 독감 증세를 보였다고 쇼프는 말했다. 돼지의 점액 속에는 독감을 일으키는 어떤 원인 물질이 있었다. 그리고 거기에 뭔가가 있다면 쇼프와 루이스는 반드시 그것을 찾아내기로 결심했다.

얼마 지나지 않아서 루이스가 실험실에서 황열*을 연구하다가 황열 바이러스에 감염되어 세상을 떠나는 일이 일어났다. 쇼프는 스승이자 친구였던 루이스의 죽음에 큰 충격을 받았지만, 곧 혼자서라도 독감 연구를 계속하기로 결심했다. 그는 오래된 아이디어로 돌아가 독감의 원인 병원체가 파이퍼균과 같은 세균이라는 생각을 버리고 이 질병이 바이러스에 의한 것인지, 그렇다면 그것을 분리해 낼 수 있을 것인지 다시 한번 알아보기로 했다.

황열 바이러스는 1899년 월터 리드에 의해 발견된 최초의 인간 바이러스였으며, 루이스를 비롯해 록펠러 연구소의 5명의 다른 과학자들이 이 바이러스를 연구하다 감염이 되어 사망한 바 있었다. 물론 황열 바이러스의 발견은 논쟁의 여지가 많았다. 당시에는 바이러스가 유전자 덩어리인, DNA나 RNA의 형태로 단백질이나 지질막에 둘러

싸여 있다는 것을 몰랐고 유전자가 DNA나 RNA로 이루어져 있다는 것도 아직 몰랐다. 바이러스를 볼 수 있는 전자 현미경은 발명되지 않았지만 알려진 모든 미생물을 걸러낼 수 있는 미세한 여과기는 있었다. 바이러스는 너무 작아서 여과기를 통과했고 이런 방식으로 바이러스를 분리해 낸 여과시킨 액체로 동물들을 감염시킬 수 있었기 때문에 과학자들은 거기에 바이러스가 있다는 것을 알았다.

쇼프의 생각은 간단했다. 그는 병든 돼지에게서 채취한 점액과 기관지 분비물을 바이러스만 통과시키는 여과기에 걸러 돼지 독감을 일으키는 바이러스를 찾아내려고 했다. 하지만 과학에서 흔히 있는 일이듯, 이론상으로는 간단해 보이는 생각이 실제로는 아주 어려운 것으로 드러났다.

쇼프는 운이 없었다. 그는 병든 돼지에게서 점액을 열심히 채취하여 여과기에 걸렀다. 그런 다음 건강한 돼지의 코 속에 여과액을 넣었지만 돼지는 독감에 걸리지 않았다. 기껏해야 열이 나거나 기침을 하는 정도였을 뿐, 독감의 전형적인 징후라고 할 수 있는 콧물이나 근육통, 고열과 같은 복합적인 증세로는 발전하지 않았다. 그리고 파이퍼균은 병든 돼지의 호흡기에서 꾸준히 검출되었다. 이 균이 병든 동물의 몸에서 항상 나타나는데 어떻게 무시할 수 있단 말인가? 병든 돼지의 점액질을 여과한 액체로 독감을 전염시킬 수 없는데 어떻게 바이러스가 독감의 원인이라고 고집할 수 있을까? 돼지 독감의 병원체는 숨바꼭질을 계속했다.

"질병을 일으키는 원인은 하나가 아니라 둘이라는 가정이 필요했다."라고 쇼프는 말했다. "파이퍼균을 완전히 무시할 수는 없었다. 비록 돼지에게 명백히 무해한 균으로 보이기는 하지만 병든 동물에게서 채취한 감염성 분비물의 표본에서 파이퍼균이 꾸준히 검출된다는 것은 이 균이 모종의 역할을 한다는 것을 강력하게 시사했다. 또한 여과시킨 바이러스를 독감의 병원체라고 받아들이기는 어려웠다. 이 바이러스가 돼지에 대하여 병원체로서의 특성을 가진 것은 분명했지만, 바이러스가 일으킨 경미한 증세가 돼지 독감의 증세는 아님이 분명했기 때문이었다. 결국 우리는 전염병의 원인이 단일한 병원체라는 현재의 통념에 의심을 제기할 수밖에 없는 단계에 도달했다."

쇼프는 단순한 해답을 원했다. 바이러스든 세균이든 하나의 병원체를 찾아내고 싶었던 것이다. 하지만 그는 독감을 일으키는 단일한 미생물 같은 것은 존재하지 않을지도 모른다고 생각하기 시작했다. 사람들은 심장병처럼 잘 이해하지 못하는 질병을 "다인자성(多因子性)" 질병이라고 부른다. 단일한 원인이 없거나, 혹시 단일한 원인이 있다고 해도 그 원인을 찾아내지 못했다는 뜻이다. 쇼프는 돼지 독감이 다인자성 질병이라는 쪽에 마지못해 동의했다. 만일 돼지에게 전염성 인자들의 조합을 주입한다면, 그러니까 여과액과 세균을 동시에 주사한다면 무슨 일이 일어날까? 그는 궁금했다. 그래서 실험을 해 보았다. 놀랍게도 돼지들은 독감에 걸렸을 뿐 아니라 심각한 폐렴 증세까지 보였다. 돼지 독감을 일으키는 단일 인자는 없다는 것이 가장 타당한 설명이라고 그는 판단했다. 질병을 일으키려면 바이러스와 세균, 두 가지가 모두 존재하면서 상승 작용을 해야 했다.

그 사이 영국에서는 세 명의 과학자, 윌슨 스미스 교수와 크리스토퍼 A. 앤드루스 경, P. P. 레이드로 경이 인간 독감의 미스터리를 연구하고 있었다. 그들은 인간에서 독감을 일으키는 바이러스를 분리하려고 시도했다. 당시에는 독감이 유행하고 있었다. 물론 1918년 독감처럼 치명적이지는 않았지만 그래도 독감은 독감이었다.

그들이 사용한 전략은 평범했다. 독감을 앓는 사람의 목구멍 세척액을 여과기에 통과시켜 독감 바이러스나 전염성 병원체를 찾는 것이었다. 이들은 1918년 독감이 유행하던 시절에 해군 군의관들이 사용했던 방법은 피했다. 해군 군의관들은 환자에게서 채취한 분비물로 건강한 사람에게 병을 감염시키려고 시도했다. 그 대신에 이 영국 과학자들은 실험용 동물들에게 인간 독감을 감염시키려고 했다. 물론 과거에도 그와 같은 시도를 한 사람들은 많았다. 스미스와 앤드루스, 레이드로는 굴하지 않았다. 그들은 인간 독감에 감염되는 동물을 찾아냈다. 바로 흰족제비(패릿)였다.

흰족제비는 몸집이 작고 때로는 난폭한 포유동물로서 오소리, 스컹크, 수달, 밍크, 족제비와 같이 족제비 과에 속한다. 흰족제비는 일반적인 실험 동물은 아니었다. 흰족제비는 개 디스템퍼*에 매우 민감하다는 것이 발견되면서 몇몇 영국 과학자들의 관심을 끌게 되었다. 개와는 달리 흰족제비는 개 디스템퍼에 감염되면 죽는다. 디스템퍼 연구가 진전을 보이고 흰족제비가 디스템퍼 연구에 완벽한 실험 동물임이 드러난 것은, 독감 연구가 낳은 부산물이었다. 영국 과학자들은 개 디스템퍼의 증상이 최소한 표면적으로는 인간 독감의 증상과 유사하다고 보고, 만일 디스템퍼를 이해하게 되면 독감을 이해하는 데 도움이 될 것이라고 판단했다. 그들은 디스템퍼 바이러스를 찾아냈다. 그러나 그들의 초기 가설은 틀렸음이 드러났다. 디스템퍼 바이러스는 독감의 원인 병원체와는 관련이 없었던 것이다. 하지만 흰족제비가 디스템퍼에 워낙 민감했기 때문에 흰족제비가 독감에도 걸리는지 한

번 알아볼 만하다고 생각했다.

영국 과학자들은 단순하게 시작했다. 그들은 인간 독감 환자에게서 채취한 여과액을 흰족제비 두 마리에게 주사했다. 이틀 안에 두 마리 모두 병에 걸려서 고열이 나고 콧물이 흐르는 등 인간 독감의 모든 외적 증상들을 나타냈다. 시작이 좋았다. 과학자들은 추가 실험이 필요하다고 판단했다.

따라서 스미스와 앤드루스, 레이드로는 잉글랜드의 밀힐에 위치한 영국 정부가 운영하는 연구소로 실험실을 옮겼다. 그곳에서 엄격한 과학적 통제 하에 실험을 할 수 있었다. 그들은 인간 환자에게서 채취한 점액질과 기타 분비물의 여과액 외에는 흰족제비가 어떤 경로로도 독감에 노출될 가능성이 없도록 했다. 흰족제비들은 특별히 설계된 건물 속에 완벽하게 격리되었다. 옷과 소지품을 살균하지 않는 한 과학자든 방문객이든 누구도 안으로 들어갈 수 없었다. 소독약은 리졸(크레졸 비누액)이라고 알려진 냄새가 독한 가정용 세제였다.

연구 건물로 들어가기 위해서는 고무로 된 부츠와 겉옷을 착용해야 했다. 그리고 리졸 액체가 뿌려지는 곳을 통과한 다음 리졸 액체가 7~8센티미터가량 차 있는 통로를 지나가야 했다. 흰족제비가 있는 곳에 당도할 즈음에는 온몸에 리졸 냄새가 진동했지만 어쨌거나 무균 상태가 되었다고 여겼다.

일단 연구가 시작되자, 과학자들은 하나의 독감 균주에만 집중했다. 그들은 독감 바이러스의 변이들에 대해서는 제쳐두고 동일한 실험을 반복하여 돈을 절약할 수 있었다. 그들이 사용한 독감 바이러스는 스미스의 몸에서 직접 분리한 것이었다. 병에 걸린 흰족제비가 스미스의 얼굴에 대고 재채기를 하는 바람에 스미스가 독감에 걸렸던

것이다. 스미스의 이름을 따서 "WS"라고 명명된 그 균주는 오늘날에
도 여전히 존재한다.

흰족제비 실험은 대성공을 거두었다. 먼저 병든 사람에게서 채취한
세균 제거 여과액으로 흰족제비에게 독감을 감염시킬 수 있는지를 알
아보았다. 결과는 감염이 가능하다였다. 다음으로 병든 흰족제비에게
서 채취한 여과액을 건강한 흰족제비의 코에 주입하여 독감을 감염시
킬 수 있는지 알아보았다. 이번에도 감염이 가능했다. 심지어 과학자
들은 병든 흰족제비와 건강한 흰족제비를 같은 우리 속에 넣어 두는
것만으로도 독감을 전염시킬 수 있었다. 악명 높은 파이퍼균인 헤모
필루스균의 경우는 어떨까? 곧 독감을 일으키는 인자가 아님이 드러
났다. 파이퍼균뿐 아니라 다른 일반적인 세균들도 흰족제비에게 독감
을 전염시키지 못했다. 파이퍼균과 여과액의 조합을 흰족제비에게 주
사했을 때조차 이 균은 별 역할을 하지 않는 것으로 보였다. 동물들
은 여과액만 주사했을 때와 본질적으로 동일한 증상을 나타냈던 것이
다. 따라서 쇼프의 발견은 유효하지 않은 것으로 보였다. 파이퍼균은
독감의 증세를 증폭시키는 역할을 하지 않았다.

게다가 영국 과학자들은 독감을 앓은 사람이나 흰족제비에서 뽑아
낸 혈청을 여과액과 섞어서 건강한 흰족제비의 코 안에 떨어뜨리면
독감에 걸리는 것을 막을 수 있다는 사실을 발견했다. 독감을 앓은
후 혈액 속에 면역 물질이 생겨서 독감 바이러스를 막을 수 있었던
것이다.

화룡점정 격으로 영국 과학자들은 인간 독감과 돼지 독감 사이의
연관성을 찾아냈다. 흰족제비는 인간 독감과 돼지 독감, 양쪽 모두에
민감했던 것이다. 스미스와 앤드루스, 레이드로는 돼지 독감에 걸린

돼지에게서 채취한 여과액을 주사하여 흰족제비에게 독감을 감염시킬 수 있었다.

쇼프는 흥미를 느꼈고 그의 흥미는 앤드루스와의 첫 만남 이후 더욱 강해졌다. 흰족제비를 대상으로 독감 연구를 수행한 직후에 앤드루스는 프린스턴의 쇼프를 방문했다. 두 과학자는 서로의 연구 일지를 비교했다. 앤드루스의 말에 따르면 이것으로 두 사람 사이의 길고 오랜 우정이 시작되었다고 한다.

쇼프는 흰족제비를 사용하여 돼지 독감의 미스터리를 더 깊이 탐구하기로 결심하고 자신을 괴롭혀 온 몇 가지 의문을 다시 풀어 보기로 했다. 먼저 흰족제비에게 돼지 독감 여과액을 주사하여 실제로 독감에 걸리게 할 수 있음을 확인했다. 하지만 이것은 그리 쉬운 실험은 아니었다. 흰족제비는 이빨이 날카롭고 사나워서 쇼프가 독감 병원체로 오염된 액체를 녀석의 코 안에 집어넣는 동안 얌전히 앉아 있지 않았다. 쇼프는 돼지 독감을 주입하기 전에 먼저 흰족제비를 마취시키기로 결정했다. 놀랍게도 실험을 하자 독감 바이러스가 단지 독감만 일으키는 것이 아니라 심각한 폐렴까지도 일으키는 것으로 드러났다. 허파에 핏물이 가득 차서 퉁퉁 부어오르고 때로는 사망하기도 했다. 이것은 1918년 독감의 전형적인 경우처럼 보였다.

마지막으로 쇼프는 파이퍼균을 여과액과 함께 주사했을 때 어떤 차이가 있는지 알아보았다. 차이는 없었다. 이 세균이 어떤 일을 하는지는 몰라도 독감을 일으키는 병원체가 아닌 것은 분명했다.

그러나 영국의 독감과 돼지 독감이 그해에 흰족제비에게 독감을 전염시킬 수 있었던 것은 또 다른 요행수가 있어서 혹은 자연의 속임수 때문은 아니었을까? 모든 독감이 세균을 걸러내는 거름망을 통과하는 어떤 인자들에 의해 발병하는 것일까? 1950년대에 소아마비 백신의 임상 실험을 진행한 록펠러 연구소의 토머스 프랜시스 박사가 한 가지 답을 찾아냈다.

때는 1934년이었고 푸에르토리코에서 독감이 유행하고 있었다. 프랜시스는 쇼프의 기술을 사용해 독감을 일으키는 미생물을 분리했다. 그는 이 인간 독감 바이러스로 흰족제비에게 독감을 전염시킬 수 있었다. 또한 마취시킨 흰족제비에게 돼지 독감을 옮겼을 때 일어나는 증상에 대한 쇼프의 발견이 인간 독감 바이러스의 경우에도 유효하다는 것을 발견했다. 프랜시스는 마취시킨 흰족제비에게 독감 바이러스를 주사하면 독감과 더불어 심각한 폐렴 증세가 나타남을 확인했다.

마지막으로 영국 과학자 스미스, 레이드로, 앤드루스와 미국 과학자 프랜시스는 병든 흰족제비에게서 채취한 독감 바이러스로 흰쥐에게 독감을 일으킬 수 있음을 각기 독립적으로 발견했다. 바이러스가 흰족제비의 몸속에서 증식하는 동안 어떤 변화를 거친 것이 분명했고 이 변화된 바이러스는 흰쥐에게 독감을 일으켰다. 흰쥐는 단지 독감에 걸리는 정도가 아니었다. 흰쥐는 최악의 독감 증세를 보였다. 치명적인 폐렴을 동반하는 경우도 많았다.

쇼프는 다음 질문을 던졌다. 실험의 진행 과정상 당연한 질문이었다. 인간 독감 바이러스와 돼지 독감 바이러스는 완전히 동일한가? 쇼프는 이에 대한 답을 구하기 위해 조각을 하나씩 맞춰나갔다. 먼저 흰쥐와 흰족제비가 인간 독감 바이러스와 돼지 독감 바이러스 양쪽 모두로부터 독감에 걸릴 수 있음을 알아냈다.

다음으로 흰족제비와 쥐에게 인간 독감 바이러스를 주사하여 독감에 걸리게 했다. 회복이 되었을 때 다시 돼지 독감 바이러스를 주입했다. 그것들은 면역성을 나타냈다. 이번에는 반대로 실험을 해 보았다. 먼저 흰족제비와 쥐에게 돼지 독감을 앓게 한 다음 회복될 무렵 인간 독감 바이러스를 주입했다. 그것들은 인간 독감에 대해 면역성을 보였다.

이 실험은 독감에 걸린 후에 형성되는 항체에 대한 것이었다. 항체는 백혈구에서 쏟아져 나와 바이러스에 대항해서 싸우는 복합 단백질이다. 독감 바이러스의 항체가 독감 바이러스를 만나면 항체는 바이러스에 붙어 바이러스가 세포에 침입할 수 없도록 막는다. 쇼프는 돼지 독감 바이러스의 항체가 인간 독감 바이러스로부터 흰족제비와 흰쥐를 보호할 수 있으며 그 반대도 가능함을 알아냈다.

쇼프는 인간 독감 바이러스와 돼지 독감 바이러스가 완전히 똑같지는 않음을 발견했다. 그는 돼지 독감을 앓은 후 회복한 돼지에게서 얻은 혈청을 돼지 독감 바이러스와 섞었다. 혈청 속의 항체들은 바이러스를 완전히 불활성화시켰다. 이 혼합액을 흰족제비나 흰쥐에게 주사하면 절대 병에 걸리지 않았다. 한편 돼지의 혈청 속 항체들은 인간 독감 바이러스를 부분적으로만 불활성화시킬 수 있었다.

쇼프는 다시 실험을 시도했다. 이번에는 독감에서 회복한 사람에게서 뽑은 혈청으로 시작했다. 이 혈청은 인간 독감 바이러스를 완전히 불활성화시켰다. 하지만 돼지 독감 바이러스는 부분적으로만 불활성화시켰을 뿐이었다. 적어도 1918년 독감이 유행한 지 10여 년이 지난 후에 유행한 독감 균주들은 돼지 독감과 조금은 다르다는 것이 밝혀졌다.

하지만 아직 대답을 얻지 못한 중요한 질문이 남아 있었다. 1918년 독감의 경우는? 인류 역사상 최악의 독감이 유행하던 기간에 돼지 독감이 최초로 발견된 것이 단순한 우연의 일치일까? 1918년에 인간이 돼지에게 독감을 옮겼고, 그 이후로 1918년 독감의 균주가 돼지의 몸속에 계속해서 남아 있었던 것은 아닐까?

물론 1918년에 인간에게 독감을 일으켰던 바이러스는 유행병이 수그러듦과 동시에 사라졌다. 누구도 그 바이러스를 품고 있지 않았다. 사람들은 바이러스가 어떻게 몸속에 저장될 수 있는지 알지 못했다. 심지어 당시의 생물학자들은 1918년 독감의 원인이 바이러스인지조차 모르고 있었다. 물론 질병은 인간의 몸속에 항체라는 흔적을 남기는 법이다. 질병이 다시 돌아오면 그 바이러스를 막아 낼 준비를 하고서.

쇼프와 영국 과학자 스미스, 앤드루스, 레이드로는 한 가지 아이디어를 생각해 냈다. 그들은 1918년 독감에서 살아남은 사람들의 혈청 속에 남아 있을 항체를 찾아보기로 했다. 그 항체들은 돼지 독감 바이러스에 대한 항체와 정확히 일치할까? 1918년 독감 바이러스는 돼지 독감 바이러스와 동일한 것일까?

그들은 영국과 미국에서 다양한 연령층의 지원자들을 설득하여 소매를 걷게 하고 피를 뽑았다. 그런 다음 그 피에서 연한 황색의 소중한 혈청을 분리하여 그 안에 어떤 종류의 항체들이 있는지, 특히 1918년에 살았던 사람들의 독감 항체가 그 끔찍한 유행병이 지난 후에 태어난 사람들의 독감 항체들과 다른지를 알아보았다.

결과는 명확했다. 런던과 미국 양쪽 모두에서, 1918년 독감에서 살아남은 사람들은 쇼프의 돼지 독감 바이러스를 완벽하게 차단하는 항체를 가지고 있었다. 반면 1918년 이후에 태어난 사람들은 그런 항체를 가지고 있지 않았다.

쇼프조차도 놀랐다. "결과는 예상 밖이었다."라고 그는 말했다. "이 결과는 거의 모든 성인이 돼지 독감과 같은 유형의 바이러스에 감염된 경험이 있음을 가리킨다."라고 그는 설명했다. 1918년 독감의 발자국을 찾아냈다는 것이 가장 그럴 법한 설명이라고 쇼프는 말했다. 그 발자국이란 1918년 독감이 생존자들에게 남긴 항체이며, 1918년의 인간 독감 바이러스가 돼지 독감 바이러스와 완전히 동일함을 보이는 것이었다. 결국 1918년의 독감 바이러스는 돼지의 몸 안에서 살아남은 것으로 보였다.

모두가 그 의견에 동의한 것은 아니었다. 프랜시스와 앤드루스를 비롯한 다른 사람들은 또 다른 가설을 제시했다. 그들은, 어쩌면 돼지 독감을 막은 항체들은 1918년 독감 바이러스에 감염된 결과로 생겨난 것이 아니라 다양한 독감 바이러스에 반복적으로 노출된 데 따른 일반화된 반응일 수도 있다고 말했다. 사람이 나이가 들면서 다양한 인간 독감 바이러스에 여러 차례 감염이 되면 일종의 보편적인 독감 항체들이 형성되어서 돼지 독감을 포함한 다양한 독감 균주에 효과적으로 작용할 수 있게 된다는 의견을 제시했다.

쇼프는 자신의 가설을 고집했다. 프랜시스 등이 주장하는 가설은 "소위 말하는 보편적인 독감 항체가 돼지 독감 바이러스와 동일한 항원적 구성 요소를 가진 바이러스에 선택적으로 반응해야 한다는 것인데, 이것은 억지스럽고 지나치게 우연에 의지하고 있는 듯이 보인다."라고 쇼프는 반박했다. 그리고 쇼프는 자신이 실험한 112명의 사람들 중에서 35명이 돼지 독감 바이러스는 차단한 반면 인간 독감 바이러스는 차단하지 못했다는 점에 주목했다. 이것은 어떻게 설명할 수 있겠는가? "그렇다면 그들의 경우에는 '보편적' 돼지 독감 바이러스의 항체가 계속 버티고 있는 동안 '특정한' 인간 독감 바이러스 항체가 사라졌다는, 또 하나의 가정을 추가해야 할 것이다. 이것은 간단하고 직접적인 설명이 있는데도 지나치게 복잡하고 장황한 설명을 늘어놓는 꼴이다."라고 그는 주장했다.

1918년 독감이 과거 속으로 점점 더 멀어져 가는 동안 항원 연구는 계속되었고 쇼프의 확신은 더욱 굳어졌다. 1918년에 생존해 있었고 그해에 독감이 유행한 지역에서 살았던 사람들만이 돼지 독감 바이러스를 막을 수 있는 항체를 지니고 있었다. 예를 들어 1952년, 토머스 프랜시스는 1924년 이후에 태어난 사람들에게서는 돼지 독감 바이러스에 대한 항체를 전혀 찾을 수 없으며, 1915년과 1918년 사이에 태어난 사람들 사이에 가장 널리 존재하고 있음을 발견했다. 또 다른 연구는, 1918년 독감이 몇몇 마을은 전면 직전까지 몰고 갔으나 다른 마을은 전혀 영향을 끼치지 않았던 알래스카 원주민들을 대상으로 하였다. 1918년 독감의 공격을 받은 마을에 살았던 사람들은 돼지 독감 바이러스에 대한 항체를 가지고 있었다. 독감이 피해간 마을에 살았던 사람들은 항체를 가지고 있지 않았다.

1918년 독감의 미스터리가 풀리기 시작하였다. 1918년 독감은 돼지 독감과 어떤 연관이 있었다. 아마도 사람들이 돼지에게 독감을 전염시켰고, 독감 바이러스는 돼지의 몸속에 휴면 상태로 있다가 언젠가 다시 인간을 공격할 날을 기다리고 있는지도 모른다는 의견을 과학자들은 제시했다. 하지만 이 치명적인 독감 바이러스가 언제 인간을 공격하러 돌아올 것인지, 과연 다시 돌아올 것인지의 여부에 대한 의문은 여전히 남았다. 그리고 만일 돌아온다면, 우리는 어떻게 미리 알 수 있을까?

이 독감의 치명적인 독성과 확산 경로에 대한 의문들은 여전히 풀리지 않은 채로 남았다. 예를 들면, 이 독감이 왜 그렇게 치명적인 독성을 나타냈는지를 아는 사람은 아무도 없었다. 1918년 유행성 독감은 두 번의 엄습으로 왔다. 1918년 봄에 경미한 독감으로 왔다가 가을에 살인 독감이 되어 다시 찾아왔다. 그리고 이 두 가지 독감 균주는 밀접한 연관이 있는 것으로 보였다. 첫 번째 균주에 감염되면 두 번째 균주에 저항력을 보였던 것이다.

이것은 특히 군대에서 초기에 주목을 받았다. 『1919년 미국 해군 의무감 연간 보고서』에 따르면 "1918년 봄이나 여름에 유럽에 있었던 해병들의 상당수가 나중에 유럽과 미국에서 유행한 독감에 걸리지 않았다."라고 했다. 영국 함대에서도 동일한 보고가 나왔다. "결론적으로 그해 전반기에 경미한 독감을 앓은 것이 나중에 대유행한 치명적인 균주에 대한 면역성을 준 것이다."

빅터 C. 본 대령은 1918년 봄에 독감에 걸렸던 사람들이 가을에 찾아온 두 번째 독감으로부터 보호를 받은 듯이 보인다고 주장했다. 그는 제2보병연대가 1918년 6월에 독감의 첫 번째 엄습을 맞았을 때 하와이에 있었음을 지적했다. 그들은 8월 초에 도지 기지로 이동했다. 그해 9월과 10월에 1918년 독감의 두 번째 엄습이 도지 기지를 휩쓸어 기지 내 병사들의 3분의 1이 병에 걸리고 6.8퍼센트가 목숨을 잃었다. 하지만 독감의 첫 번째 엄습이 밀려왔던 시기인 6월에 하와이에 있었던 병사들은 단 한 명도 독감을 앓지 않았다.

본은 또한 셸비 기지의 경우도 언급했다. 셸비 기지에서는 2만 6000여

명 규모의 사단이 그해 4월에 독감의 첫 번째 엄습을 맞았으며 약 2000명이 독감에 걸렸다. "그들은 1918년 4월부터 가을까지 기지 이동을 하지 않은, 전국에서 유일한 사단이었다."라고 본은 말했다. "여름 동안 이 기지는 2만 명의 신병을 받았다. 1918년 10월, 독성이 강해진 독감이 기지를 공격했다. 독감은 여름 동안 도착한 신병들만 공격했으며, 4월에 독감을 겪은 병사들은 거의 비켜 갔다. 4월에 독감을 앓았던 2000명뿐만 아니라 독감에 걸리지 않은 듯이 보였던 2만 4000명도 가을의 유행병을 모면했다. 이것으로 보아 4월의 경미한 독감이 10월의 맹독성 독감에 대한 면역성을 어느 정도 부여한 것이 분명하다."

아무래도 독감 바이러스는 1918년 독감의 첫 번째와 두 번째 엄습 사이에 어디론가 갔다가 살인 균주로 돌연변이를 일으킨 것으로 보였다. 어쩌면 독감 바이러스가 간 곳은 동물의 몸속이었는지도 모르겠다고 몇몇 사람들은 생각했다.

쇼프는 또 하나의 의견을 제시했는데 이는 오랫동안 많은 논란을 불러일으키게 될 의견이었다. 그는 돼지의 폐흡충이 독감 바이러스의 중간 숙주이며, 바이러스는 그곳에서 휴면하고 있다가 밖으로 나와 유행병을 일으킨다고 했다. 또한 1918년 독감의 치명적인 두 번째 엄습은 첫 번째 엄습을 일으킨 원인 바이러스와 동일하거나 아주 가까운 연관 관계에 있는 바이러스 때문이었다는 의견을 내놓았다. 본질적으로 쇼프는 그 바이러스가 1918년 가을에 전혀 변하지 않은 채로 다시 나타났다고 생각했다. 첫 번째에 감염된 사람들이 두 번째로부터 보호받은 것은 바로 그런 이유 때문이었다. 하지만 첫 번째와 두 번째 엄습 사이의 차이는 바이러스가 아니라 식객, 그러니까 독감을 연구하는 학자들의 오랜 숙적인 파이퍼균이었다. 쇼프는 1918년 독감의 두 번째 엄습이 닥쳤을 때 사람들이 독감으로 죽은 것은 그들이 바이러스와, 바이러스의 효과를 증폭시키는 파이퍼균 양쪽 모두에 감염되었기 때문이라고 확신했다.

오늘날 이 이론은 거의 폐기되어 과거의 유물로 여겨지고 있다. 파이퍼균은 이제 아이들에게 뇌막염을 일으키는 세균으로 알려져 있고 이 균을 막아 낼 항생제도 있다. 그러나 쇼프는 긍정적인 면과 부정적인 면을 모두 지닌 유산을 남겨 놓았다. 우선 그의 연구는 독감 연구를 위한 문을 활짝 열어 젖혔다. 그는 돼지 독감 바이러스를 찾아냈으며 돼지 독감과 1918년 인간 독감 사이의 관련성을 밝혔고 1918년 독감 바이러스가 돼지의 몸속에 살아 있다는 가설을 제시했다.

동시에 쇼프의 연구는, 비록 그의 탓은 아니지만, 미국 역사상 가장 엄청난 정책 사고를 낳은 원인이 되었다. 1976년, 돼지 독감에 대한 그의 이론 때문에 미국 정부는 모든 미국인에게 돼지 독감 예방 접종을 실시한다고 선언했다. 이것은 미국에서 가장 권위 있는 과학자들의 충고에 따라 포드 대통령이 내린 결정이었다. 한 젊은 장교가 돼지 독감에 걸려 사망하는 일이 발생하면서 1918년 독감과 같은 치명적인 독감이 인간에게 퍼지고 있을지 모른다는 두려움이 순식간에 일었다.

결국 돼지 독감 전염병은 나타나지 않았다. 비록 당시에는 아무도 그 사실을 알 수 없었지만 말이다. 그 사이에 수많은 사람들은 돼지 독감 백신이 마비와 피로, 기타 만성 질병에 이르기까지 오만 가지 부작용을 일으킨다고 확신했고 수백수천 건의 소송이 제기되었다. 중단 지시가 떨어질 때까지 돼지 독감 예방 캠페인은 독감 백신 자체에 대한 일반적 불신을 낳았고, 과학자들은 양치기 소년이라는 혹독한 비판을 받았다. 과학자들은 억울함을 하소연했다. 그 사건은 1918년 독감을 지나치게 심각하게 받아들이는 위험에 대하여 과학자들에게 좋은 본보기가 되었다고 크로스비는 말했다. 돼지 독감 재앙 이후, 1918년 독감은 바이러스학자들에게는 "피해야 할 뭔가"가 되었다고 크로스비는 덧붙였다.

1918년 독감은 의학사에 또 하나의 당혹스러운 미스터리를 남겼다. 1918년에 그 해병들은 어떻게 독감에 면역이 되어 있었던 것일까? 어쩌면 많은 이들이 독감의 첫 번째 엄습이 왔을 때 경미한 독감을 앓았기 때문에 두 번째 엄습으로부터 보호를 받았는지도 몰랐다. 어쩌면 건강한 사람에게 독감을 전염시킬 수 있으리라고 여겨졌던, 독감으로 죽어 가던 환자들은 이미 전염성이 없는 단계에 들어섰을 수도 있었다. 독감에 감염되면 면역 체계의 방어가 시작되고, 감염된 지 며칠 후면 독감 바이러스는 항체에 의해 거의 소멸된다. 독감 증세는 면역 체계가 백혈구와 혈액을 허파 속으로 쏟아 넣으며 몸을 보호하려고 싸우는 동안에 유발되기 때문에 바이러스가 존재하지 않는 상황에서도 계속된다.

독감을 전염시키려는 초기 실험이 실패한 데에는 또 다른 이유가 있다고 발할라에 소재한 뉴욕 의과 대학의 독감 전문가 에드윈 킬번은 주장했다. 킬번의 말에 따르면, 어쩌면 건강한 해병들은 이미 독감을 앓았지만 그들 자신이나 다른 사람들도 그것을 모르고 지나갔을 수 있다는 것이다. 킬번은 독감에 감염되는 환자 중 최소한 7퍼센트가 아무런 증세를 보이지 않음을 발견했다. 바이러스는 허파에서 살며 증식한다. 감염된 사람들은 독감 바이러스와 싸우는 항체를 형성한다. 하지만 뚜렷하게 밝혀지지 않은 어떤 이유로 인해, 이 사람들에게는 결코 독감 증세가 나타나지 않는다.

1918년 유행성 독감의 여파 속에서 과학자들은 예기치 않은 승리를 거두었고 돼지 독감 속에서 1918년 독감의 발자국을 발견하는 성과를 거두었다. 그럼에도 불구하고 그 끔찍한 바이러스를 진정으로 이해하는 데 필요한, 그리고 바이러스가 다시 돌아왔을 때 사람들을 보호하기 위해서 필요한 직접적인 지식은 얻지 못했다. 한 가지가 필요했다. 하지만 그것을 손에 넣는 것은 거의 불가능한 일처럼 보였다. 과학자들은 진짜 1918년 독감 바이러스를 손에 넣어야 했다.

FLU

스.웨.덴.모.험.가

요한 V. 훌틴은 행복한 삶을 살았다. 병리학자로서 경제적인 성
공을 거두었고, 샌프란시스코 노브힐에 높이 자리한 우아하고
넓은 아파트에 아내와 함께 살았다. 선사 시대의 화석들을 수집했고,
시에라네바다 부근에는 별장이 있었고, 전 세계에서 말 그대로 안 가
본 나라가 없었다. 그런 삶을 돌아보며 그는 자신의 운명이 정해진
순간을 떠올렸다. 그것은 스물다섯 살의 대학원생이던 훌틴이 아이오
와 대학에서 교환 학생 자격으로 연구를 하던 1950년 1월의 어느 평
범한 날에 시작되었다. 전혀 특별할 것 없는 그날 오후, 훌틴은 1918년
독감의 레이프 에릭슨*이 되는 대장정에 올랐던 것이다.

훌틴은 물론 1918년 독감에 흥미가 없지는 않았지만 1918년의 유
행성 독감이 자신의 인생을 규정하게 되리라고는 한번도 생각해 본
적이 없었다. 그는 조국 스웨덴의 웁살라 대학에서 의학을 공부하다
아이오와로 왔다. 넓은 세상을 구경할 겸, 스웨덴 의과 대학의 특별
제도를 십분 활용하기 위해서였다. 스웨덴 의과 대학에서는 학생들이

다른 관심사를 연구할 수 있도록 학업 도중에 다른 곳으로 갔다가 다시 돌아올 수 있게 해 주는 제도를 운영했다. 홀틴은 일반적인 독감에 대한 신체의 면역 반응을 연구할 계획이었다. 누군가 1918년 독감에 대해 물었다면 그는 당시의 보편적인 지식을 앵무새처럼 되풀이했을 것이다. 그 무서운 바이러스는 오래전에 사라졌으며 전혀 흔적을 남기지 않아서 아무리 유능한 미생물학자라도 그 바이러스가 왜 그토록 치명적이었는지 알아낼 수 없다고 말이다.

리처드 쇼프가 돼지 독감과 1918년 독감 바이러스 사이의 연관성을 밝혀낸 이후로, 과학자들은 독감 바이러스에 대한 이해의 폭을 꾸준히 넓혀 가고 있었지만 어떤 바이러스는 살인마가 되고 어떤 바이러스는 불발탄이 되는지는 여전히 오리무중이었다.

1936년, 닭의 수정란 속에서 독감 바이러스를 배양할 수 있다는 사실을 알게 되었다. 그것은 과학자들에게 독감 바이러스를 가장 인기 있는 바이러스 중의 하나로 만든 발견이었다. 무엇보다 너무 쉬웠다. 흰족제비도, 쥐도 필요하지 않았다. 오직 부화기와 인내심만 있으면 되었다. 방법은 병아리 배아(embryo)를 둘러싼 양수 속에 바이러스를 주입하는 것이었다. 병아리 배아가 숨을 쉬며 양수를 허파 속으로 들이켰다가 내놓는다. 그러면 바이러스는 배아의 허파 속에서 자라고 배아가 숨을 내뿜을 때 양수로 다시 나온다. 만약 바이러스가 달걀 속에서 자라게 되면 일반적으로 맑은 양수가 이틀 안에 뿌옇게 흐려진다.

얼마 지나지 않아, 과학자들은 독감에 여러 가지 균주들이 있다는 것과 훨씬 더 광범위한 유형의 독감 균주들이 존재한다는 것을 발견했다. 대부분의 인간 독감 바이러스들은 A형이라는 딱지가 붙은 균주들이다. 이 A형 바이러스들은 빠르게 돌연변이를 일으키기 때문에 한 차례 독감을 앓고 회복한 사람도 다음 해에 독감에 걸릴 수 있다. 바이러스가 면역 체계의 방어를 피할 수 있을 정도로 변화하기 때문이다. 독감 바이러스의 또 다른 유형인 B형 또한 인간을 감염시킬 수 있지만 한 해 동안 돌연변이를 일으키는 정도는 훨씬 떨어지는 것처럼 보였다. 왜 그럴까? 아무도 몰랐다.

1941년, 과학자들은 독감 바이러스들이 특정 단백질을 가지고 있음것을 알아냈다. 이 단백질은 적혈구(산소 운반 분자인 헤모글로빈을 포함하고 있다.) 응착 또는 응집을 일으키기 때문에 헤마글루티닌(hemagglutinin)이라는 이름이 붙었다. 이 단백질을 가진 독감 바이러스가 있는 혈청을 적혈구 세포와 섞으면 바이러스가 적혈구에 달라붙고 이런 상태의 적혈구들이 다른 적혈구들과 엉겨서 시험관 아래로 가라앉는다. 이렇게 시험관 바닥에 형성된 붉은 단추 모양의 응집체는 혈청 속에 바이러스가 존재한다는 확실한 신호였다.

1944년, 미국인들은 역사상 처음으로 독감 예방 주사를 맞았다. 달걀 속에서 배양시킨 바이러스를 죽여서 독성을 일으킬 수 없도록 만든 것이었다. 그것은 새로운 유행성 독감이 등장하기 전에 미리 알 수만 있다면 백신으로 전염병을 막을 수도 있다는 의미였다. 1947년, 새로 만들어진 세계 보건 기구는 유행성 독감에 대한 전 세계적인 조기 경보 체계를 구축했다.

하지만 훌틴에게 있어서 이러한 발전은 흥미롭기는 했지만 아주 매혹적이지는 않았다. 아이오와에 도착한 당시 그는 새로운 세계에 대한 모험에 더 관심이 있었다. 왜 아이오와였을까? 훌틴의 말에 따르면, 스웨덴에서 훌틴을 지도한 미생물학 교수가 아이오와시티의 의과 대학를 권했고 "그곳 미국의 중앙부가 스웨덴 이민자들이 정착한 곳이며 훌륭한 의과 대학이 있고 미생물학과가 유명하기 때문"이었다고 했다. 물론 그곳은 리처드 쇼프 덕분에 유명해진 대학이기도 했다.

1950년 운명의 그날, 훌틴은 아이오와시티의 조그만 집에서 평소 습관대로 일찍 일어났다. 아침을 먹은 즉시, 그는 대학의 실험실에서 독감 연구를 하기 위해 집을 나섰다. 실험실은 대학원생들로 가득한 커다란 방이었다. 모두가 자신만의 실험대를 갖고 학위 논문의 기초가 될 실험들을 수행했다. 이따금씩 유명한 미생물학자들이 대학을 방문하면 학생들이 부지런히 연구를 수행하는 모습을 보이기 위해 실험실로 안내되기도 했다. 그날 아침, 문득 실험대에서 고개를 든 훌틴은 미생물학과의 학과장인 로저 포터 교수가 브룩헤이븐 국립 연구소의 유명한 바이러스학자인 윌리엄 헤일 박사를 대동하고 들어오는 것을 발견했다. 포터 교수는 대학원생들의 실험대마다 멈춰 서서 그들이 무엇을 하고 있는지 헤일 박사에게 설명해 주었나. 득별히 흥미로운 실험을 하고 있는 학생을 대하면 포터는 더 자세히 설명하곤 했다.

훌틴의 실험대로 다가왔을 때 포터 교수는 간단히 말했다. "요한 훌틴이라는 학생이네. 스웨덴에서 왔고 독감 바이러스를 연구하고 있지." 그리고 그들은 계속 이동했다.

하지만 몇 분 뒤에 포터는 헤일 박사를 데리고 훌틴의 실험대로 다시 돌아왔다. 포터는 헤일에게 말했다. "빌, 여기 이 친구가 무얼 만들어 놓았는지 한번 보게나." 그것은 실험실에서 액체를 가열할 때 사용하는 평범한 가스버너인 분젠 버너와 자명종을 연결해 만든 장치였다. 훌틴이 골치 아픈 문제를 해결하기 위해 고안한 임시방편이었다. 당시에 실험실에 있던 대학원생들은 모두 분젠 버너와 자명종을 하나씩 가지고 있었다. 학생들은 분젠 버너를 꺼야 할 시간을 알려 주도록 자명종을 설정해 놓았고 그래서 실험실 안에서는 거의 항상 자명종이 울렸다. 학생들은 그 시끄러운 소리에 끊임없이 시달려야 했을 뿐 아니라, 시계가 울려도 자기 시계가 울린다는 것을 깨닫지 못하는 바람에 실험을 망쳐 버리기 일쑤였다.

홀틴은 이런 식으로 실험을 몇 번 망친 후에 문제를 해결할 방법을 찾기로 결심했다. 그는 황동 관 조각을 이용해 자명종 뒷부분의 회전 하는 팔과 가스 밸브를 연결했다. 회전하는 팔은 정해진 시간이 되면 자명종의 종을 치는 부분이고, 가스 밸브는 분젠 버너의 고무관을 통 지나는 가스의 흐름을 조절해 주는 부분이었다. 두 부분을 연결시켜 놓았기 때문에 이제 자명종이 울리면 분젠 버너의 가스가 자동적으로 차단되면서 불이 꺼지게 되었다.

"정말로 작동했다."라고 홀틴은 말했다. 이 장치의 첫 번째 실험은 대성공이었다. "시간을 5분에 맞춰 놓고 분젠 버너를 켰다. 그런 다음 밖으로 나갔다. 5분 뒤, 자명종이 울렸고 가스 밸브가 잠겼다. 너무나 간단했다." 그가 만든 장치를 보자, 다른 학생들도 자기네 것을 부탁했다. 물론 홀틴은 만들어 주었다.

포터 교수는 헤일 박사가 홀틴의 장치를 재미있어 할 것이라고 생각했다. "헤일 박사는 한번 시연해 보일 수 있겠냐고 부탁했다."라고 홀틴은 말했다. 그는 헤일 박사에게 금방 보여줄 수 있다고 대답했다. "헤일 박사는 자명종을 10초에 맞추라고 했다. 10초 후에 자명종이 울렸고 가스 불이 꺼졌다. 헤일은 그저 가만히 서 있다가 말했다. '맙소사. 80년 동안 전 세계 실험실에서 실험을 무수히 망치면서도 이렇게 간단한 해답을 아무도 생각해 내지 못했다니.'"

두 사람은 걸어 나갔다. 헤일 박사는 계속 머리를 흔들며 멀어져 갔다. 2시간 후, 학과 사무실의 비서가 훌틴을 찾아와 포터 교수가 점심 식사에 초대했다고 알려 주었다. 헤일 박사를 비롯하여 학생 몇 명과 학부 교수들이 함께 점심을 들자는 것이었다. 점심 식사 장소는 교직원 전용 식당이었다. 그것은 전도 유망하거나 상급 대학원생들에 게 다른 곳에서 방문한 유명한 과학자들을 만날 기회를 주기 위해 대학 당국이 종종 주선하는 모임이었다. 그런 방문객들은 장래에 학생들에게 소중한 연줄이 되어 줄 수도 있었다. 한편 교수들은 그들 분야의 학문적 지도자들과 최신 이론 및 자료를 교환할 기회를 가질 수 있었다. 포터 교수 외에 네 명의 교수와 세 명의 대학원생을 비롯하여 훌틴의 지도 교수도 있었다. 그리고 물론, 훌틴의 발명을 인정하여 점심 식사에 초대한 헤일 박사도 있었다.

그날 점심 식사 동안 오간 대화는 과학에 관한 다양한 주제들을 포괄했다. 그러다 헤일 박사가 1918년 독감에 대해 지나가듯이 언급했다. 그것은 훌틴의 인생을 바꿔 놓은 말이었다.

"그 전염병의 원인을 밝히기 위해 안 해 본 일이 없다네. 하지만 독감을 일으킨 원인이 무엇인지 여전히 모르고 있지. 아직 해 보지 않은 일이 하나 남아 있다면, 누군가가 지구의 북쪽으로 가서 영구 동토 깊숙이 묻힌 시체들 속에 보존되어 있을 독감 바이러스를 찾아 내는 정도일 거야."

그러니까 헤일 박사의 말은, 만일 독감에 걸려 죽은 그날 이후로 꽁꽁 얼어붙어 있는 독감 희생자의 시체들을 누군가가 찾을 수 있다면 휴면 상태로 냉동 보관되어 있을 독감 바이러스를 발견할 수도 있으리라는 것이었다. 그 시체들이 북극 지역의 영구 동토 속에 계속

묻혀 있었다면 독감 바이러스가 허파 속에서 여전히 살아 있을 가능성이 있다는 말이었다. 만일 그 바이러스를 실험실로 가져와 부활시킨다면 과학자들은 그것을 연구하여 왜 그렇게 치명적인 병독성을 나타냈는지 알아낼 수도 있을 터였다. 심지어 그 질병에 대한 백신을 만들 수 있을지도 몰랐다.

헤일 박사의 이야기는 사람들의 별다른 주목을 끌지 못했다. "겨우 10초 내지 15초의 매우 짧은 이야기였다."라고 훌틴은 말했다. 헤일 박사는 곧 다른 화제로 옮겨 갔지만 훌틴은 벼락을 맞은 것 같은 전율을 느꼈다. 그 방 안의 모든 사람들 중에서, 세상의 모든 사람들 중에서, 오직 그만이 방금 헤일 박사가 제안한 일을 할 수 있는 특별한 위치에 있었다. 오로지 우연 탓이었지만, 훌틴은 어디로 가면 영구 동토를 찾을 수 있는지를 알았고, 일년 내내 땅이 얼어붙어 있는 곳에서 사람들이 살고 있는 조그만 부락들이 어디에 있는지 알고 있었다. 또한 영구 동토 속에 묻힌 독감 희생자들의 시체를 파내기 전에 친척들의 허락을 구할 수 있는 방법을 알았고, 조직 표본을 떠서 보관하는 방법을 알았으며, 독감에 관한 세계적 권위자로서 바이러스의 비밀을 알아내도록 도와줄 지도 교수가 있었다.

"나는 그것이 내 일임을 알았다."라고 훌틴은 회고했다.

훌틴의 인생 여정이 그날 점심 식사 자리까지 이어진 것은 어찌 보면 기묘한 오디세이 같았다. 그가 과거에 경험한 모든 것, 스웨덴에서의 삶을 통해 형성된 그 모든 열정적인 흥미들이 마치 헤일 박사의 꿈을 실현시킬 유일한 사람으로 그를 준비시켜 준 듯했다.

훌틴은 스웨덴의 수도 스톡홀름에서 태어났고 스톡홀름 교외에 위치한 부유한 가정에서 성장했다. 그의 아버지는 수입 회사를 경영했다. 훌틴은 여자 형제가 둘 있었는데, 한 명은 생후 6개월 만에 손가락 상처를 통해 침입한 치명적인 세균이 피 속에 퍼지는 바람에 목숨을 잃었다. 다른 한 명은 서른두 살 때 사고로 세상을 떠났다.

부유한 환경에도 불구하고 훌틴의 유년기는 행복하지 않았다. 훌틴의 부모는 사회 계층에 대한 의식이 지나치게 강해서 훌틴이 마을에 사는 다른 아이들과 어울리지 못하게 했다. 그들의 사회적 계층이 훌틴보다 낮기 때문이었다. 훌틴은 사회적 제약에 화가 나서 반항적으로 굴었다.

훌틴이 열 살 때 부모님이 이혼했다. 어머니는 스톡홀름에 있는 카롤린스카 연구소의 저명한 의학 교수인 카를 나에슬룬드와 재혼했다. 카롤린스카 연구소는 노벨상 후보자를 심사하는 곳이다. 훌틴의 의붓아버지는 오랫동안 노벨 의학상 후보자를 심사하는 위원회의 위원장을 지냈다.

"당신은 좋은 아버지였다. 당신은 나의 생각을 이해해 주셨다."라고 훌틴은 말했다. 나에슬룬드와 살았던 기간은 "내 인생에서 아주 행복했던 시절"이었다고 훌틴은 회고한다. 오늘날까지도 훌틴은 연구실에 나에슬룬드의 사진을 걸어 놓고 있다.

훌틴은 나에슬룬드의 과학적 성취에 깊은 감명을 받았다. 나에슬룬드에게는 그의 이름을 딴 세균, 액티노마이세스 나에슬룬디(*Actinomyces naeslundi*)도 있었다. 또한 훌틴은 의붓아버지의 다른 재능에도 홀딱 반했다. 나에슬룬드는 여가 시간의 대부분을 집을 짓는 데 보냈다. 그것도 아주 근사한 집이었다. 지중해 풍의 저택이었는데 야자수와 무화과나무, 심지어 연못까지 갖춘 실내 정원도 있었다. 나에슬룬드가 세상을 떠나자 스웨덴 왕실에서 그 집을 샀고, 어떤 공주가 그곳에서 살았다. 나중에 스웨덴 왕실은 노르웨이의 선박 왕에게 집을 팔았고 그 선박 왕은 오늘날까지도 그곳에서 살고 있다.

나에슬룬드는 또한 발트 해의 섬에 여름 별장으로 통나무 오두막을 짓기도 했다. 나에슬룬드의 열성적인 추종자였던 훌틴도 그를 따라가 집을 짓고 나무를 다듬는 일을 배웠으며, 동시에 미생물학에 대한 사랑에 흠뻑 빠져 들었다.

나에슬룬드는 스웨덴의 엄격한 계급 문화에 대해 훌틴이 느끼는 좌절감과, 일반인들과 함께 어울리며 육체 노동을 하고 싶어 하는 바람과, 부유하지 않은 사람들의 삶이 어떤 것인지 알고 싶어 하는 불타는 욕망을 이해했다. 훌틴이 열여섯 살이 되자 나에슬룬드는 병원에 납품하는 고압솥(멸균 기계)을 생산하는 공장에서 훌틴이 여름 방학 동안 선반공으로 일할 수 있도록 자리를 구해 주었다. 훌틴은 기뻐서 펄쩍 뛰었다. 그는 학교 친구들과 다른 경험을 하게 될 것이고 어머니의 불만을 살 것이다. 그는 어머니가 싫어하는 일을 하는 것이 너무나 좋았다. 또한 그 일은 도전이 될 것이었다. 그때에도 훌틴은 도전을 좋아했다.

그해 여름 동안 매일 저녁 훌틴은 기계 윤활유가 덕지덕지 묻은 옷을 입고 집에 돌아왔다. 그는 그것을 명예로운 훈장으로 여겼다. "나는 옷을 갈아입고 싶지 않았다. 내가 일을 한다는 것을 모든 사람들에게 보여 주고 싶었다."라고 훌틴은 말했다. 이웃들은 훌틴의 그런 모습을 보기 싫어했다. 훌틴이 기억하는 영국 주재 스웨덴 대사의 미망인은 훌틴의 어머니를 찾아가 훌틴이 커서 노동자가 될까 봐 걱정이라고 말하기도 했다.

열아홉 살이 되자 훌틴은 고등학교를 졸업하고 의학을 공부하기 위해 웁살라 대학에 입학했다. 그리고 여름 동안 부두 인부 자리를 구했다. 그는 부두 노동자로 일한다는 것이 마음에 쏙 들었다. 육체 노동, 이국적인 화물들, 그의 계층에서는 전혀 용납되지 않는 유형의 일이라는 것이 매력이었다. 그는 평민으로 보이려고 노력했다. 그는 자신의 출신 계층에 대해서는 입도 벙긋하지 않았다. 그리고 오랫동안 힘든 육체 노동을 할 수 있는 체력에 자부심을 느꼈다. "나는 그들만큼이나 힘든 일을 할 수 있었다."라고 훌틴은 말했다. 그는 고교 시절에 그해의 운동 선수로 선정된 적도 있었다. 단거리 달리기, 400미터 계주, 원반 던지기, 심지어 높이뛰기까지 누구에게도 뒤지지 않았다.

하지만 다른 인부들은 훌틴이 아웃사이더라는 것을 금세 알아차렸다. 문제는 그의 억양이었다. "내가 사용하는 스웨덴 어는 영국에서 옥스퍼드나 케임브리지에서 쓰는 영어나 마찬가지였나."라고 훌틴은 설명한다. 다른 인부들은 훌틴을 경멸했고 정말로 돈이 필요한 사람에게서 일자리를 빼앗았다고 비난했다.

하루는 인부 네 명이 머리 위로 무거운 화물 상자를 번쩍 들어올리면서 훌틴으로 하여금 상자 가운데에 자리 잡게 했다. 한 명이 신호를 보내자 네 남자는 갑자기 훌틴만 남겨 놓고 홱 비켜 버렸다. "나는 급히 피했고 상자는 바닥에 쿵 떨어져 뚜껑이 열렸다."라고 훌틴은 말했다. 어떻게 이런 상황에서 계속 일할 수 있을까. 그는 걱정스러웠다. 도움은 예기치 않은 곳에서 찾아왔다.

"감독이 불렀다. 그러고는 '자네가 곤경에 처해 있는 것을 알고 있네.'라고 말했다. 나는 '네.' 하고 대답했다. 그는 '자네는 좋은 고등

학교에서 교육을 받았으니 덧셈과 뺄셈을 할 수 있을 거야.' 라고 말했다. 그러고는 그가 기록하고 있던 장부를 보여 주었다. 감독은 자기 일을 도와 달라고 부탁하면서 '내 대신 이 일을 해 주면 다른 녀석들이 괴롭히지 못하게 해 주지.' 라고 했다." 물론 훌틴은 동의했다. 비록 다른 인부들이 우호적으로 변하지는 않았지만 최소한 괴롭히는 것만은 그만두었다. 감독이 훌틴을 보호하고 있다는 점을 명백히 했기 때문이었다. 나중에 훌틴은 감독의 사연을 알게 되었다. "감독은 만성적인 알코올 중독자였고, 조그만 가방 안에 맥주를 가득 채워서 일터에 나타났다. 그는 항상 술에 취해 있었기 때문에 계산을 할 수 없었다." 그리고 일자리에서 잘릴 위기에 처해 있었다. 그것이 그가 훌틴에게 접근한 이유였던 것이다.

1946년, 제2차 세계 대전이 끝나자마자 훌틴은 하던 일을 그만두고 세상 구경을 하기 위해 길을 떠났다. 그는 전쟁으로 파괴된 유럽을 도보로 여행했다. 여행은 1948년 북아프리카에서 종지부를 찍었다.

여행은 '대단한 모험' 이었다고 훌틴은 회고했다. 하지만 아찔한 순간들도 있었다. 최악의 순간은 카이로에 도착했을 때 찾아왔다. 카이로에 도착하기 이틀 전에 이스라엘 전투기들이 카이로 상공으로 날아와 폭탄을 투하했던 것이다. 카이로는 혼란의 도가니였으며 무법 천지였다. 이집트 군대는 열차, 버스 등을 포함해 모든 운송 수단을 징발해 갔다. 그리고 아무 데도 묵을 곳이 없었다. 훌틴은 방을 구하기 위해 호텔에서 호텔로 민박집에서 민박집으로 찾아다녔다. 마침내 그는 방을 구했다. 나중에 알았지만 그 방에서 묵었던 남자가 외출을 한 후 다시는 돌아오지 않았기 때문에 훌틴의 차지가 되었던 것이다. "그 남자는 살해당했다고 들었다. 하루 평균 백 명이 살해당한다는 소문이 있었다."라고 훌틴은 말했다. "외국인처럼 보이는 사람은 누구든 살해당할 수 있었다. 호텔 주인은 끊임없이 '나가지 마세요. 나가지 마세요.'라고 나에게 말했다. 그리고 방 안에는 그 남자의 여행 가방이 남아 있어서 무슨 일이 생길 수도 있음을 늘 상기할 수밖에 없었다."

훌틴은 일주일 동안 호텔 방에 틀어박혀 지내다가 마침내 근처의 시장에 가 보기로 마음먹었다. 호텔 주인은 훌틴에게 호신용으로 조그만 『코란』을 주었다. 훌틴은 이후로 지금까지 그 경전을 보관하고 있다. 어쨌거나 그가 시장에 나갔을 때 이집트 인 하나가 그에게 다가와 영국 스파이라고 욕했다. "나는 형편없는 영어로 '아니, 아닙니다. 나는 스웨덴 의과 대학생입니다.'라고 말했다." 그는 등에 식은 땀이 흐르는 것을 느꼈다. 심장이 쿵쿵 뛰었고 호텔 방에 있는 여행 가방이 생각났다. 밖으로 나갔다가 다시는 돌아오지 않은 이전 손님의 짐 말이다.

"나는 공포에 질려서 이번에는 독일어로 말했다."라고 훌틴은 회상했다. "독일어는 나에게 제1외국어였다. 그래서 제법 유창하게 말할 수 있었다." 그는 독일어로 다시 주장했다. "아니오, 나는 스웨덴 사람입니다." 그러자 훌틴을 에워싸고 있던 이집트 인들 중 하나가, 아니라고, 훌틴은 포로 수용소에서 탈출한 독일 군인이 틀림없다고 주장했다.

"나는 다시 말했다. '아닙니다. 나는 스웨덴의 의과 대학생입니다.' 그러다가 마침내 머리가 제대로 돌아가서 독일 군인임을 인정했다." 잠시 후 호텔 주인이 와서 훌틴을 데려갔다. 훌틴은 카이로에서 빠져나와, 어느 스웨덴 화물선의 기관실에서 일하며 스웨덴으로 돌아왔다.

고향으로 돌아온 훌틴은 의학 공부에 몰두했다. 공부를 하는 중간에 고교 시절의 연인인 군보와 결혼했다. 동갑내기인 두 사람은 열여섯 살 때부터 연애를 시작했다. 그녀는 훌틴과 같은 상류층 출신이었는데 부모는 노르웨이 인이었지만 스웨덴에서 살았다. 그녀의 아버지가 스웨덴의 '내셔널 캐시 레지스터 회사*'를 소유하고 있었기 때문이었다. 군보는 방사선 생물학*을 공부하고 있었고 스톡홀름 대학에서 방사성 동위 원소를 추적하는 새로운 기법을 알아낸 과학자로부터 직접 그 기법을 배웠다.

결혼한 지 얼마 지나지 않아 훌틴은 미국 구경을 겸해서 6개월 동안 아이오와로 떠나자고 제안했다. 군보는 기쁘게 동행했다. 그녀는 심지어 아이오와 대학에서 일자리를 구하기도 했는데, 대학에서는 방사성 동위 원소 기법을 아는 몇 안 되는 전문가 중 하나인 그녀를 맞게 되어서 뛸 듯이 기뻐했다.

훌틴 부부는 1949년 봄에 출발했다. 가을에 학기가 시작되기 전에 미국을 구경해 보고 싶었다. 그들은 미국까지 배를 타고 갔고, 바다 위에서 열흘을 보낸 끝에 엘리스 섬*에 도착했다. 일단 맨해튼에 도착하자 그들을 초대해 며칠 함께 지내면서 뉴욕을 구경시켜 주겠다고 약속한 동창생을 만났다. 훌틴 부부는 순진한 촌뜨기 방문객이었다. 훌틴은 친구가 '동전 세탁'이라고 적힌 간판을 보여 주었을 때를 기억했다. "친구에게 그곳이 무엇을 하는 곳인지 묻지 않았다. 나는 알고 있었으니까." 훌틴은 미국인들이 하도 병균에 신경을 쓰는 나머지 동전까지 세탁하는구나 하고 생각했었다.

뉴욕을 떠난 훌틴 부부는 DC-3 비행기*를 타고 애리조나의 투손으로 날아갔다. 그곳에는 군보의 이모와 이모부가 살고 있었다. 그들은 일주일 동안 체류하면서 장대한 사막의 키 큰 선인장과 눈이 시리도록 푸른 하늘, 화려한 일몰에 매혹되었다. 그런 다음 미국의 나머지 지역을 구경하기로 했다. 그들은 군보의 이모와 이모부에게서 차를 빌렸다. 1947년형 스터드베이커*였다. 돈도 약간 빌렸는데 호텔에 묵는 대신 야영을 하면서 최대한 조금씩 아껴서 쓸 계획이었다. "우리는 모든 주들을 보고 싶었다."라고 훌틴은 말했다. 9월에 학기가 시작되기 전에 광대한 북미 대륙을 둘러보려면 서둘러야 했다. 당시에는 미국에서 6개월만 머물겠다고 굳게 결심했기 때문이었다. "내 호주머니 안에는 스웨덴으로 돌아가는 배표가 들어 있었다."라고 훌틴은 설명했다.

그리하여 그들은 출발했고 미국의 48개 주를 비롯하여, 캐나다의 2개 주를 제외한 모든 주를 방문했다. 뭐, 최소한 발자국은 남겼다. 그런 다음 그들은 여행의 낭만을 즐기며 도로가 끝날 때까지 가 보자는 심정으로 북쪽으로 차를 몰았다. 도로는 알래스카에서 끝이 났다. 그곳은 조사되지 않은 미지의 땅이었고 사람들도 도로도 거의 없었다. 도로의 끝에는 도슨스 크리크(Dawson's Creek)가 있었다. 알래스카 고속도로가 시작되는 지점이기도 했다. 물론 훌틴 부부는 계속 가기를 원했다. 그리고 굉장한 행운 덕분에 그들은 소원을 이루었다. 바로 이틀 전에 캐나다 정부에서 민간인에게 도로를 개방한 것이다. 그전에는 엄격하게 군사용으로만 사용되었다. 오늘날의 매끄럽게 포장된 주간(州間) 고속도로와는 달리 한적하고 위험한 도로였기 때문에 훌틴 부부는 여분의 연료 펌프와 팬벨트, 타이어가 있다는 것을 보여 주어야 했다. 그들의 차는 고속도로가 개방된 후 열 번째로 진입한 민간인 차량이었다.

홀틴 부부는 며칠 동안 차를 몰았지만 한 사람도 만나지 못했다. 도로의 일부는 흙길이었고 여기저기 깊고 넓은 구덩이가 패어 있기도 했다. "우리는 트럭 휴게소에 멈추었는데 트럭 기사들은 우리 차를 재미있다는 듯이 쳐다보곤 했다. 그렇게 바퀴가 작은 차는 한번도 본 적이 없었던 것이다."라고 홀틴은 썼다. 그곳은 원시적인 땅이었다. "물고기가 얼마나 많은지 상상도 못할 것이다. 시냇물에는 송어가 가득했다. 언제든 물 속을 들여다보기만 하면 열 마리, 열다섯 마리, 심지어 스무 마리의 살기(grayling)*를 볼 수 있었다. 낚싯줄을 드리우기만 하면 고기가 걸려 올라왔다. 인디언만 살고 있었을 때 아메리카 대륙이 어떤 모습이었을지가 상상이 가고도 남았다."라고 홀틴은 경외감을 담아 회상했다.

매일 저녁, 때로는 점심때에도, 홀틴은 낚싯대를 들고 고기를 잡으러 갔다. 남편이 출발하면 군보는 휴대용 풍로에 불을 붙였다. 15분 가량 지나 풍로에 불이 활활 타오를 즈음이면 남편이 싱싱한 고기를 들고 돌아오리라는 것을 알기 때문이었다.

유일한 고민은 거대한 모기였다. 녀석들은 귀가 따갑도록 윙윙거렸고 한치의 실수도 없이 인간의 살에 침을 꽂아댔다. 홀틴 부부는 밤마다 텐트 안에서 그 고약한 곤충에게 시달려야 했다. 하지만 야영 외에는 선택의 여지가 없었다. 호텔은 너무 드물었고 어쩌다 발견해도 눈알이 튀어나올 정도로 비싸서 홀틴 부부로서는 호텔에 투숙할 형편이 못 되었다.

마침내 그들은 페어뱅크스에 도착했다. 개척 도시인 페어뱅크스는 홀틴 부부의 기대를 넘치도록 충족시켜 주었다. "나는 황금광 시대의 서부 개척 도시에 대해 어떤 환상을 가지고 있었다."라고 훌틴은 썼다. "페어뱅크스는 내가 서부 개척 도시에 대하여 상상했던 모습과 거의 같았다. 저속한 선술집이 있었고 더러운 흙길이 있었다." 그리고 많은 호텔들도 있었다. 훌틴은 어쩌면 주머니 사정에 맞는 방이 있을지도 모르겠다고 생각했다. 마침내 진짜 호텔 방에서 하룻밤을 보낼 수 있을지도 몰랐다.

하지만 문제는 페어뱅크스의 호텔 방이 지나치게 비싸다는 것이었다. 방값을 문의하며 호텔을 전전했지만 발길을 돌려야만 했다. 아무래도 다시 한번 모기에게 뜯기는 괴로운 야영을 해야 할 것 같았다. 나중에 어느 호텔 직원이 페어뱅크스 외곽으로 2마일가량 떨어진 알래스카 대학에 가 보라고 알려 주었다. 여름 방학이라 학생들이 모두 집으로 돌아갔을 때였으므로 호텔의 직원은 훌틴 부부가 기숙사에서 방을 하나 빌릴 수 있을지도 모른다고 생각했다.

호텔 직원의 예상은 적중했다. 훌틴 부부는 기혼 학생용의 원시적인 목조 기숙사에서 침대 2개짜리 조그만 방 하나를 구했다. 하룻밤에 50센트밖에 하지 않았다.

여름 동안에는 수업이 없었지만 일부 교수들은 학교에 남아 연구를 수행했다. 얼마 지나지 않아 훌틴 부부는 그들 중 한 명과 마주쳤다. 노르웨이 인이었던 그는 군보와 금세 친해져서 훌틴 부부를 오토 가이스트라는 교수에게 소개시켜 주었다. 가이스트는 독일 출신으로 고생물학을 전공하였다. 대학원생인 조수가 휴가 중이라 가이스트는 알래스카에서 발굴 작업을 도와줄 사람이 필요했다. 가이스트를 위해 일을 하는 대가로 훌틴 부부는 기숙사 방을 공짜로 사용할 수 있다고 했다. 그것은 물어볼 필요도 없는 제안이었다. 알래스카의 야생을 구경할 기회라고? 그것도 고생물학자와? 훌틴 부부는 냉큼 그렇게 하겠다고 대답했다.

가이스트에 대해 알면 알수록 훌틴 부부는 자신들의 행운이 믿기지 않았다. 가이스트는 고생물학 분야에서 유명한 사람이었다. 과거에 알래스카 툰드라 지역에서 서식했던 슈퍼바이슨이라고 불리는 들소 종을 찾아내기도 했다. 또한 과시욕이 강해서 50미터 길이의 집 앞 차도를 따라 너비 1미터가 넘는 들소 두개골들을 길게 장식해 놓았다.

"모두 박물관에 소장할 만한 유물들이었다."라고 훌틴은 말했다. 그는 정원 장식물에 대한 가이스트의 괴팍한 취향에 놀라움을 감추지 못했다. "몇 주 뒤 우리가 떠날 때 그는 두개골 하나를 선물로 주었다. 나는 지금도 그것을 가지고 있다."

하지만 그해 여름, 가이스트가 찾으러 나간 것은 들소가 아니었다. 그는 진화 초기의 말뼈를 찾고 있었다. 그는 알래스카의 수어드 반도 해안을 따라 오르내렸다. 걸어가거나, 개 썰매를 타거나, 날아갔다. 도무지 비행기가 착륙할 수 없을 것처럼 보이는 해안에도 사뿐히 내려앉고는 했다. 가이스트는 아주 유명했고 널리 호감을 샀기 때문에 고립된 부락에 사는 에스키모들은 비행기 엔진 소리가 나면 해변에서 떠다니는 목재를 치워 가이스트가 착륙할 수 있게 도와주곤 했다. 호방하고 사교적인 성격의 가이스트는 외딴 벽지 마을마다 친구가 널려 있는 것 같았다.

훌틴 부부는 가이스트와 몇 주 동안 함께 지냈다. 그들은 그가 들려주는 이야기에 흠뻑 빠졌고 고생물학에 대해 배웠으며 난폭하고 아름다운 야생의 알래스카를 만끽했다. 그들은 매머드의 상아를 파냈다. 어떤 것은 길이가 무려 5미터 가까이 되었다. 훌틴은 매머드의 거대한 턱뼈 하나를 찾아냈다. 그것을 차에 싣고 집에 가져가고 싶은 마음이 간절했지만 마지못해 대학에 넘겨주었다.

여름은 끝나고 훌틴 부부는 차를 몰고 아이오와로 돌아왔다. 군보는 방사선학과에서 일하기 시작했다. 훌틴은 미생물학 연구를 시작했고 날마다 자신의 실험대를 지켰으며 자명종이 자동으로 가스를 차단해 주는 분젠 버너를 만들었다. 헤일 박사가 방문했고 훌틴은 점심 식사에 초대받았다. 그리고 헤일은 1918년 독감에 대한 운명적인 발언을 했던 것이다.

헤일 박사에게서 이야기를 듣자마자 훌틴은 이 저명한 바이러스학자가 제안한 것에 대해 꿈꾸기 시작했다. 그는 영구 동토에 묻혀 있는 독감 희생자들을 찾아내 그들의 허파 조직에서 1918년 독감 바이러스를 추출해 낼 것이다. 알래스카에서 영구 동토를 찾을 방법은 알고 있었다. 연방 정부에 영구 동토의 위치가 표시된 지도가 있을 것이다. 훌틴은 또한 그 영구 동토 지도를 사용해 다른 세 가지 필요조건을 모두 갖춘 에스키모 부락을 찾아낼 계획도 세웠다. 즉 에스키모 부락은 영구 동토 위에 자리해야 하고 1918년 독감의 사망자 기록이 있어야 하며 주민들이 독감 희생자의 무덤을 파는 것을 허락해 주어야 했다. 열쇠는 바로 가이스트였다. 가이스트는 마을들이 어디에 있는지 알고 있었고 독감 희생자들에 관한 기록을 가지고 있을 만한 선교사에게 그를 소개해 줄 수 있었다. 또한 가이스트는 훌틴을 알래스카의 원주민 마을에 소개해 줄 수 있었다. 어쩌면 훌틴은 과학의 이름으로 조상들의 시체를 발굴하도록 원주민들을 설득할 수 있을지도 몰랐다.

홀틴은 우선 아이오와 대학에서 자신의 생각을 살짝 타진해 보기로 결정했다. 그는 지도 교수이자 바이러스학자인 앨버트 매키를 찾아갔다. 매키 교수는 미생물학과 부교수였고 헤일 박사와 점심 식사를 함께했던 사람이기도 했다. 전체적인 계획은 밝히지 않은 채로 홀틴은 그저 매키 교수에게 헤일 박사가 했던 말을 기억하는지 물어보았다. 매키는 기억하고 있었고 헤일 박사의 아이디어를 흥미롭게 생각한다고 말했다. 홀틴은 흥분을 누르고 너무나 담담하게 혹시 자신이 그 일을 한번 해 보면 어떻겠냐고 물어보았다. 무엇이든 절대 "안 돼."라고 말하는 법이 없는 매키 교수는 "아, 좋지. 한번 생각해 보세나."라고 대답했다.

이틀 뒤, 홀틴은 다시 매키를 찾아갔다. 이번에는 그의 계획을 자세히 펼쳐 보였다. "나는 그에게 수어드 반도에 사는 모든 사람을 아는 누군가를 알고 있고 그와 많은 일을 함께했다고 매키 교수에게 말했다."라고 홀틴은 말했다. 흥미가 동한 매키는 홀틴에게 시작해 보라고 격려하며 프로젝트로 발전시킬 수 있을지 알아보라고 했다.

먼저 가이스트에게 편지를 써야 했다. 홀틴은 영구 동토에 묻힌 독감 희생자들의 꽁꽁 얼어붙은 시체를 찾겠다는 헤일 박사의 아이디어를 설명하고 1918년 유행성 독감의 사망자 기록을 어떻게 하면 찾을 수 있는지 가이스트에게 문의했다. 홀틴은 선교사들이 기록을 가지고 있으리라 추측했지만 실제로 찾아내려면 누군가의 도움이 필요했다.

가이스트는 즉시 답장을 보내왔다. 그는 홀틴을 돕겠다는 의사를 표시하고 당장 이름과 주소를 알아봐 줄 것을 약속했다. 그리고 홀틴이 그 사람들에게 편지를 쓸 때 가이스트의 소개를 받았노라고 언급해도 좋다고 했다.

그 일은 겨울 내내 계속되었다. 훌틴은 저녁에 집에 돌아와 편지를 썼다. 점차 답장이 날아오기 시작했다. 일부 선교사들은 기록이 전혀 없다고 알려 왔다. 1918년의 참화가 닥쳤을 때 몇몇 마을에서는 에스키모의 90퍼센트가 목숨을 잃었다. 선교사들이라고 질병을 피할 수는 없었다. 살아남은 선교사라고 해도 기록을 남길 만한 여유는 없었다. 먼저 죽은 사람들을 묻을 방법을 찾아야 했고 고아가 된 아이들을 돌봐야만 했다. 사망자 집계를 내는 일은 중도에서 포기했다.

선교사들에게 편지를 쓰고 답장을 기다리는 동안 훌틴은 틈틈이 알래스카의 영구 동토에 관한 정보를 찾았다. 이번에는 아이오와 대학 미생물학과 학과장 로저 포터 교수의 처남인 어느 하원의원의 도움을 받았다. 그 하원의원은 지면과 공기의 온도를 매달 측정한 육군 기록이 있음을 알려 주었다. 육군 기록을 토대로 하여 "지도상에 영구 동토의 선을 그릴 수 있었다."라고 훌틴은 회고했다.

마침내 모든 사료를 입수한 훌틴은 실험 계획을 짰다. "사망자 통계 기록이 남아 있는 선교구의 위치를 알아내 영구 동토 선과 대조했다. 딱 세 군데만 적합했다. 기록이 남아 있고 매장지가 영구 동토 안에 위치한 유일한 장소들이었다."라고 훌틴은 말했다.

그 무렵에는 1년이 지나 있었다. 이제 알래스카 조사에 필요한 기금을 마련할 시기였다. 3월에 훌틴은 국립 보건원에 연구비를 신청했다. "한 달이 지났지만 감감 무소식이었다."라고 훌틴은 말했다. 또 한 달이 지났다. 다시 기다리기를 한 달. 로저 포터 교수는 국립 보건원에 편지를 써서 지연되는 이유를 물었다. 연구비를 신청하는 과학자들이 너무 많아 훌틴의 신청서는 아직 심사 중이며 조만간 결정이 날 것이라는 답변이 왔다.

참다못한 포터는 하원의원인 처남에게 전화를 걸어 지연이 되는 진짜 이유를 알아봐 달라고 부탁했다. 그 하원의원은 국립 보건원의 도움으로 육군에서 훌틴의 아이디어를 도용해, 훌틴이 하겠다고 제안한 바로 그 일을 하기 위해 알래스카 조사를 준비하고 있음을 알아냈다. 차이점이 있다면 암호명 "프로젝트 조지"라는 이 육군 작전은 기밀로 분류될 것이며 훌틴도 나중에 알게 되지만, 비용은 30만 달러가 소요될 예정이었다. 자신의 아이디어가 도용당한 것을 알게 되자 훌틴은 프로젝트를 계속 진행해야겠다는 결심을 더욱 굳혔으며 이 게임에서 반드시 육군을 이기겠다고 마음먹었다.

"그 사실을 알아내자 로저 포터는 아이오와 의과 대학 중앙 과학 재단으로 가서 알래스카 프로젝트를 위해 1만 달러를 요구했다."라고 훌틴은 말했다. "돈은 즉시 나왔고 우리는 이틀 안에 출발했다. 육군이 알래스카에 훨씬 빨리 갈 수 있는 자원을 보유하고 있음을 알고 있었다. 그래서 그들보다 앞서 거기에 도착할 결심이었다." 연구팀은 훌틴과 매키, 그리고 아이오와 대학의 병리학자인 잭 레이턴으로 구성되었다. 그들은 페어뱅크스의 알래스카 대학에서 가이스트와 합류했다. 연구팀은 1918년 독감 희생자의 시신에서 조직 표본을 구해 바이러스를 다시 부활시킬 희망에 부풀었다.

아이오와 연구팀은 샌프란시스코와 시애틀을 경유해 페어뱅크스로 날아갔다. 드라이아이스를 가득 채운, 입구가 넓은 단열 용기를 가져갔는데, 그 용기에 조직 표본을 넣어 집으로 돌아오는 동안 계속 냉동 보관할 작정이었다.

연구팀은 6월 초에 알래스카에 도착했다. 그들은 하룻밤에 50센트를 내고 알래스카 대학의 기숙사에서 묵을 계획이었다. 연구팀은 훌틴이 정찰병이 되어 독감 희생자들이 땅속에 냉동 보존되어 있을 가능성이 있는 세 지역을 먼저 조사해야 한다고 결정했다. 훌틴이 먼저 가서 보존 상태가 좋은 시체를 발견하면 다른 사람들에게 전보를 치기로 했다. 변방을 비행하는 부시 파일럿*이 그와 동행할 것이었다.

하지만 그들이 페어뱅크스에 도착한 무렵 먹구름이 깔리며 비가 내리기 시작했다. 심장이 내려앉았다. 아무리 부시 파일럿이라고 해도 이런 날씨에 해안에 착륙한다는 것은 불가능할 것이었다. 어서 비가 그치기를 기도하며 기다리는 것 외에는 다른 도리가 없었다.

비는 계속 내렸다. 페어뱅크스뿐 아니라 알래스카 전역에 비가 내렸다. 네 남자는 몇 날 며칠을 페어뱅크스에 붙들려 있었다. 매일 아침 그들은 빗소리를 들으며 잠에서 깨어났다. 흙길은 이제 진창으로 변했다. 툰드라는 늪처럼 질척거렸다. 비는 계속 내렸다.

어느 날 아침, 연구팀은 새로운 문제가 생겼음을 깨달았다. 시체에서 떼어 낸 냉동 소식을 드라이아이스를 채운 멸균 용기에 담아 아이오와로 가져갈 준비를 하고 왔는데 비가 멈추기를 기다리는 동안 드라이아이스가 증발하기 시작한 것이다.

"기다리는 시간이 길어질수록 단열 용기는 점점 더 가벼워졌다."라고 훌틴은 말했다. "겨우 1~2주 만에 드라이아이스는 모두 사라졌다. 알래스카에서 드라이아이스를 구하려고 시도했지만 힘든 일이었다."

생필품 공급자를 찾아 문의해 보았지만 아무런 소용이 없었다. 표본을 냉동 상태로 가지고 돌아갈 수 있는 다른 방법을 궁리해야 했다. 하지만 하나도 생각이 나지 않았다.

"엄청난 난제였다."라고 훌틴은 말했다. 마침내 아이디어가 떠올랐다. "나는 멍하니 앉아 있었다. 정말 우울했다. 그러다가 문득 이산

화탄소 소화기가 생각났다. 하얀 연기가 뿜어져 나오는 것 말이다. 그건 가루 형태의 드라이아이스였다." 그는 기뻐서 소리를 질렀다. 완벽한 해답을 찾은 것이다. 친구들도 환호했다. 그들은 가까운 소방서로 달려가, 소화기를 구입할 수 있는 곳을 물었다. 사람들은 어떤 가게를 알려 주었고 그곳에서 원하는 만큼 넉넉히 소화기를 구입할 수 있었다. 그들은 툰드라 지대를 여행하며 운반할 수 있는 만큼 사기로 했다. 총 6개를 샀는데 하나만 빼고는 모두 소형이었다. 마지막 하나는 매우 커서 무게가 30파운드(약 14킬로그램)나 나갔다. 문제는 해결되었다.

페어뱅크스를 덮고 있던 먹구름이 2주 만에 걷히고 해가 다시 나왔다. 훌틴은 1918년 독감 희생자의 냉동 시신이 남아 있는지 알아보기 위해 출발했다.

훌틴은 그것이 "내 인생에서 가장 위대한 모험 중 하나"였다고 말했다.

훌틴은 항구 도시인 놈에 착륙했다. 알래스카에서 1918년 독감이 가장 먼저 습격한 장소였다. 그곳은 영구 동토였고 사망자 기록이 잘 보존된 루더란 선교구가 있었으며 1918년 가을에 매장된 독감 희생자들의 묘지가 있었다. 최소한 서류상으로는 "모든 조건이 들어맞아 보였다."라고 훌틴은 말했다.

하지만 묘지를 눈으로 직접 확인하자 훌틴은 크게 실망했다. "편지에 묘사된 매장지의 모습과 직접 본 것은 달랐다."라고 그는 회고했다. 놈 시를 가로지르는 강이 하나 있는데 1918년 독감이 있은 지 34년 후에 강의 수로가 바뀌어 공동 무덤에 인접해서 지나가고 있었다. 묘지의 가장자리가 강에 바로 붙어 있어서 그 땅이 여전히 얼어 붙어 있을 가능성은 거의 없어 보였다. "나는 시험 삼아 무덤 근처에 구멍을 파 보았다. 그곳은 영구 동토가 아니었다."라고 훌틴은 말했다. 다른 곳으로 이동하는 수밖에 없었다.

나중에 훌틴은 육군 기밀 조사대가 열흘 후 놈 시의 그 묘지에 도착했다는 것을 알게 되었다. 그들은 육군 수송용 비행기를 타고 도착했는데 비행기 안에는 디젤 발전기로 돌아가는 냉동고가 실려 있었다. 그들은 천막을 치고 땅을 팠다. 1918년 독감 희생자들이 해골만 남은 것을 발견하기까지는 오랜 시간이 걸리지 않았다. 영구 동토가 녹자 시체가 부패했고 부드러운 조직은 하나도 남지 않았다. 물론 바이러스도 없었다.

그 육군 조사대의 마지막 생존자는 모리스 힐먼이었다. 그는 후에 머크 앤드 컴퍼니*라는 거대 제약 회사의 연구소인 펜실베이니아 웨스트포인트의 머크 연구소 소장이 된 위엄 있는 바이러스학자였다. 당시에 힐먼은 워싱턴에 위치한 월터 리드 연구소에서 육군을 위해 일하고 있었다. 힐먼의 말에 따르면, 연구소에서 힐먼은 다음 번 유행성 독감을 예방하기 위해 1918년 독감을 연구하였다고 했다. 그는 놈 시로의 여행에 동행했고 그의 기억은 훌틴의 발견과 동일했다. "시체들은 부패가 상당히 진행된 상태였고 살아 있는 바이러스는 전혀 발견되지 않았다." 돌이켜보면 그것은 전혀 놀라운 일이 아니었다고 그는 말했다. "영구 동토란 무엇인가? 영구히 얼어 있는 땅이라는 뜻이다. 하지만 올해 2피트(약 1미터) 깊이까지 해동이 된다면 무슨 일이 일어나겠는가? 내년에는 땅이 6 내지 8피트(약 2미터)까지 녹게 될 것이다." 오랜 세월이 지나다 보면 "어떤 지역이든 최소한 한 번은 온화한 주기가 오게 마련이다. 사람들이 시체가 영원히 얼지 않도록 절대 녹지 않을 깊이까지 파서 묻어야 할 이유는 없지 않은가? 그것이 우리의 커다란 고민이었다."

육군 조사대는 놈 시를 벗어날 수 없었다. 냉동고에 전기를 공급하기 위해서는 디젤 발전기가 장착된 비행기를 타고 이동해야 했기 때문이었다. 하지만 훌틴은 드라이아이스를 채운 단열 용기 속에 냉동 조직을 보관할 계획이었기 때문에 그런 제약을 받지 않았다. 따라서 육군 조사대가 놈 시에서 발굴을 계속하는 동안 훌틴은 다음 장소로 이동했다. 다음 이동지는 베링 해협을 사이에 두고 시베리아를 마주 보는, 북미 대륙 최서단에 위치한 웨일스라는 조그만 마을이었다.

부시 파일럿은 점점 더 험악해지는 잔뜩 찌푸린 날씨 속에서 놈 시를 이륙한 후 겨우 몇 백 피트 상공에서 저공 비행하면서 해안을 따라 날아갔다. 안개가 점점 짙게 깔리자 파일럿은 더욱 낮게 날아야 했다. 놈 시를 떠난 지 40분이 지난 무렵, 파일럿은 비행 지표인 절벽 위의 오두막집을 찾기 시작했다.

"같은 지역을 몇 번이나 빙빙 돌았지만 그는 오두막을 발견하지 못했고, 따라서 절벽 끝머리에 더욱 가까이 날아야 했다."라고 훌틴은 회상했다. "그러다가 절벽을 향해 곧장 날아간 것 같다. 파일럿이 마지막 순간에 기수를 돌려 파국을 피할 수 있었고 겨우 5~6미터 차이로 오두막을 스쳐 지나갔다. 그 일로 파일럿은 침착성을 잃었다. 그는 짙은 안개를 뚫고 해안 위로 낮게 비행하면서 놈 시로 돌아왔다."

파일럿은 다음 날 다시 비행을 시도했다. 안개는 걷혀 있었고 훌틴은 장엄한 경관을 즐겼다. 이번에는 그들이 웨일스로 다가가고 있을 때 한쪽 엔진이 털털거리더니 마침내 멈춰 버렸다.

"당혹스러운 침묵이 흘렀다."라고 훌턴은 말했다. "하지만 부시 파일럿은 어딘가에 착륙해서 자석 발전기 단자의 느슨해진 전선을 고치면 된다고 나를 안심시켜 주었다. 고치는 방법을 알고 있다는 것이었다. 그 시점에서 나는 대단히 걱정을 해야 했다. 하지만 부시 파일럿에 얽힌 일화들을 많이 들었고 그들에 대해 굉장한 존경심을 품고 있었기 때문에 조금도 걱정하지 않았다. 아주 미안한 마음으로 착륙을 어디에 할 것인지 물어보았다. 그 주위에는 울퉁불퉁한 바위산 외에는 아무것도 없었다. '이 근처에 얼어붙은 호수가 있습니다.' 라고 파일럿이 말했다. 그건 확실했다. 나도 2000피트(약 610미터) 아래에 있는 작고 하얀 점을 볼 수 있었다. 그가 하강하려고 기체를 기울이자 엔진이 다시 살아났다. '잘됐군. 전선이 단자에 다시 붙었군요.' 하지만 그것은 그의 생각이었다. 기체를 바로 하자 다시 털털거리더니 멈추었다. 말할 필요도 없겠지만, 그가 웨일스의 해변에 착륙할 때까지 걸린 20분가량은 너무나 긴 시간이었다."

웨일스는 1918년 독감으로 엄청나게 많은 희생자가 발생한 곳이었다. 바이러스는 놈 시에 등장한 후에 이 마을에 나타났다. 그 질병이 웨일스에 어떻게 전파되었는지에 대해 많은 이야기가 있었다. 어떤 사람들은 한 소년이 다른 마을에 사는 친구 집에 놀러갔다가 죽었다고 했다. 1918년 11월, 소년의 아버지는 아들의 시체를 개 썰매에 싣고 돌아왔다. 소년은 독감에 걸려 죽었고, 그렇게 해서 웨일스에 독감 바이러스가 들어오게 되었다는 것이다.

다른 사람들은 개 썰매를 몰고 항구 도시인 놈에서 웨일스로 편지를 배달하던 우편집배원 때문이었다고 주장했다. 우편집배원은 편지를 배달하다가 병에 걸려 죽었다. 썰매를 끌던 개들은 굶주려서 사납게 짖기 시작했다. 사냥꾼들이 개 짖는 소리를 듣고 우편집배원을 발견해서 시체를 웨일스로 운반했다. 그리하여 조그만 마을에 독감이 퍼지게 되었다고 했다.

훌틴에게는 이런 이야기들이 모두 근거 없는 소리로 들렸다. 사망한 지 며칠이 지난 시체가 공기를 통해 병균을 전염시킨다는 것은 말이 되지 않았다. 마침내 1998년, 훌틴은 진짜 원인이라고 생각되는 이야기를 들었다. 그는 알래스카의 브레비그라는 마을에 있었다. 훌틴이 독감에 대해 이야기하고 있을 때 한 여성이 다가와 자신이 웨일스에서 성장했으며 그녀의 증조할아버지가 전설 같은 이야기 속에 나오는 우편집배원이었다고 밝혔다. 그녀의 이야기에 따르면 증조할아버지는 개 썰매에 우편물을 싣고 놈에서 돌아오다가 독감에 걸렸다. 그는 어찌어찌해서 웨일스로 돌아왔고 다음 날 세상을 떠났다. 일주일 후, 웨일스 주민 396명 가운데 178명이 독감으로 목숨을 잃었다.

1951년 여름, 훌틴이 웨일스에 도착했을 때에는 치명적인 독감이 그 마을을 덮쳤다는 것만이 알려져 있었다. 그는 178명의 주민이 묻힌 무덤에 세워진 커다란 십자가를 보았다. 그들은 영구 동토 속에 최소한 6피트(약 2미터) 깊이로 묻혔다. 한때는 내륙에 있었던 그 무덤은 이제는 해변이 내려다보이는 절벽 위에 있었다. 세월이 흐르는 동안 해안선이 이동한 것이다. 절벽 위에서 빛나는 태양을 바라보며 훌틴은 이곳이 더 이상 영구 동토가 아님을 깨달았다. 자신의 생각이 옳은지 확인하기 위해 절벽 위의 땅을 파보았다. 땅은 부드러웠다. 그것은 "또 실패였다."

이제 마지막 조사지 브레비그로 이동해야 했다. 1918년 독감 희생자들의 냉동 시신을 찾아낼 마지막 기회였다.

하지만 웨일스를 떠나는 것은 쉽지 않았다. 베링 해협에서 심한 폭풍이 몰려오는 바람에 부시 파일럿은 해변의 부드러운 모래밭에서 비행기를 이륙시킬 수가 없었다. 훌틴과 파일럿은 여러 날을 그곳에 갇혀 있었다. 그들은 점점 초조해졌다. 타고난 모험가인 훌틴은 에스키모들과 이야기를 나누며 시간을 보냈다. 에스키모들이 고래뼈로 벽을 지탱한 이끼 집에서 살고 있는 것이 흥미로웠다.

악천후가 시작된 지 며칠 후, 파일럿은 다시 한번 이륙을 시도해 보기로 결심했다. 파일럿은 해변 위에 활주로를 표시했다. 모래가 지나치게 부드러운 지점들을 피해 구불구불한 활주로를 만든 것이다. 그런 다음 비행기에 올라탔다. 파일럿은 훌틴에게 고개를 돌리고 무슨 일이 일어날지 설명해 주었다. "속도를 높이다가 바람을 정면으로 맞는 방향으로 기수를 돌릴 겁니다. 맞바람 때문에 속도가 약간 떨어질 수 있기 때문에 미리 속도를 충분히 높여 놓아야만이 이륙할 수 있습니다. 최악의 경우에는 이륙에 성공하지 못하고 물속에 처박힐 겁니다. 그러면 에스키모들이 우리를 물에서 꺼내 주겠죠."

비행기가 출발하고 빠르게 활주로를 벗어났다. 그리고 바람이 불어오는 쪽으로 기수를 향하고 상승을 시작했다. 비행기가 너무 낮게 날아서 바퀴가 몇 차례 수면에 부딪쳤다. "쿵, 쿵, 쿵 하고 닿는 것이 느껴졌다."라고 훌틴은 말했다. 그러나 그들은 이륙에 성공했고 브레비그로 향했다.

브레비그의 해변은 너무 부드러웠다. 그곳에는 비행기가 착륙할 만한 장소가 없었기 때문에 대신 6마일(약 10킬로미터) 떨어진 더 큰 마을인 텔러에 착륙해야 했다. 그곳 해변의 모래밭은 더 단단했다. 에스키모들이 그들을 맞이했다. 그들은 해마 가죽으로 만든 고래잡이용

배에 훌틴을 태워 텔러로 데려갔다. 그것은 길이 15피트(약 5미터), 너비 6피트(약 2미터)에 선외 탈착식 모터가 달린 배였다. 배에는 7명까지 탈 수 있었다. "나는 브레비그로 갔고 선교사에게 나 자신을 소개했다." 오티스 리(Otis Lee)라는 이름의 선교사였다. "그는 내가 온다는 것을 몰랐다. 그곳에는 통신 수단이 전혀 없었기 때문에 그냥 쳐들어갔다. 그는 아주 친절한 사람이었다. 나는 오래된 전도관에서 선교사 부부와 함께 머물렀다." 그것은 영구 동토 위에 지어진 목재 가옥이었다. 하지만 집 때문에 아래의 땅이 점점 녹는 바람에 땅이 꺼져서 집이 옆으로 기울었다. 바닥은 수평이 아니었다.

훌틴은 브레비그의 묘지가 너무나 보고 싶어 기다릴 수가 없었다. 그리고 묘지를 보았을 때 마침내 영구 동토가 남아 있을 가능성이 있는 곳을 찾았음을 알았다. 묘지의 길이는 약 30피트(약 9미터) 정도였고 양쪽 끝에는 커다란 나무 십자가가 세워져 있었다. 하나는 높이가 9피트(약 3미터) 정도이고 다른 하나는 5피트(약 2미터) 정도였다. 이곳 브레비그에서는 1918년 독감으로 사망한 희생자들의 꽁꽁 얼어붙은 시체를 찾아낼 가능성이 아주 높았다.

브레비그에 살았던 80명의 주민 중에서 72명이 1918년 11월에 독감으로 목숨을 잃었다. 시체가 너무 많아서 매장하는 것조차 큰 문제였다. 독감 희생자들의 얼어붙은 시체는 두 달 동안이나 땅속에 묻히지 못하고 지상에 남아 있었다. 1918년 독감 바이러스의 무시무시한 힘을 소리 없이 증언하듯이 말이다. 마을에 공동 무덤을 팔 정도로 기력이 있는 사람들이 있었다고 해도 땅을 파는 것은 쉬운 일이 아니었다. 영구 동토는 곡괭이를 꽂는 것이 불가능했다. 알래스카의 지방 관리들은 얼어붙은 땅에 구멍을 뚫을 수 있는 장비를 가진 광부들을 놈 시에서 고용했다. 그들은 시체를 최소한 6피트(약 2미터) 깊이에 매장하기로 계약했다.

1919년 1월, 광부들은 증기 분사기를 가지고 브레비그로 왔다. 물을 데워서 관에 연결된 고무 호스를 통해 증기를 뿜어내는 장비였다. 그들은 망치로 관을 땅속에 두드려 박아 땅을 녹였다. 그런 다음 72구의 시체를 묻고 십자가로 무덤임을 표시했다.

선교사의 방 6개짜리 이층 목조 가옥은 브레비그와 주변 마을의 아이들을 위해 고아원으로 개조되었다. 얼마 지나지 않아 1918년 독감으로 갑자기 부모를 잃은 백여 명의 아이들이 집을 가득 채웠다.

하지만 훌틴에게 1951년의 브레비그는 약속의 땅처럼 보였다. 용기백배한 훌틴은 오티스 리에게 도움을 요청했다.

"작업을 위해 허락이 필요하다고 리에게 말했다. 그러자 그는 마을 회의를 소집해서 내가 왜 거기에 왔는지, 그 일이 얼마나 중요한지를 마을 사람들에게 설명했다. 거기에는 1918년 독감의 생존자가 셋 있었다." 독감으로 죽지 않은 8명의 주민 가운데 세 사람이었다. "나는 통역자를 통해 그들이 기억하고 있는 1918년 11월에 대해 이야기해 달라고 부탁했고 그들은 이야기해 주었다. 나는 '다시는 그런 일이 일어나지 않도록 예방할 수 있습니다. 하지만 먼저 여러분의 도움이 필요합니다. 제가 무덤을 발굴하도록 허락해 주시면 최선을 다해 표본을 수집하겠습니다. 바이러스를 손에 넣으면 백신을 만들 수 있습니다. 그렇게 되면 다음번에 그 질병이 찾아올 때 여러분은 면역력을 갖게 되어 목숨을 잃지 않을 것입니다.' 라고 말했다."

마을 사람들은 훌틴에게 무덤을 파도 좋다고 허락해 주었다. 다음 날, 훌틴은 곡괭이와 삽을 들고 발굴을 시작했다.

"나는 무덤의 한가운데에서 시작했다. 3피트(약 1미터)가량 파내려가자 영구 동토에 도달했다."

영구 동토를 판다는 것은 매우 어려운 일임을 훌틴은 알게 되었다. 그는 혼자였다. 땅은 단단하고 질겼다. 곡괭이를 찍어도 날이 들어가지 않았다. 에스키모들은 지켜만 볼 뿐 전혀 도와주지 않았다. 훌틴은 이 문제를 어떻게 해결하면 좋을지 곰곰이 생각해 보았다. 땅을 데워서 녹이는 방법밖에 없어 보였다. 그리고 땅을 녹이는 최선의 방법은 불을 피우는 것이었다. 그는 해변에서 나무를 모아서 가져와 조그만 모닥불을 피웠다. 불이 타는 동안 땅이 부드러워졌고 훌틴은 녹은 땅을 약 2인치(약 5센티미터) 정도 긁어낼 수 있었다. 그는 불을 하나 더 피워 다시 2인치(약 5센티미터)를 긁어냈다.

작업을 진행하는 동안 훌틴은 체계적인 방법을 하나 고안했다. 그는 파고 있는 구멍의 한쪽 편에 불을 피우고 땅을 녹였다. 그런 다음 2인치(약 5센티미터)가량 긁어내는 동안 반대편에 불을 하나 더 피워 땅을 녹였다. 그는 이런 식으로 왔다갔다하면서 구멍의 이쪽과 저쪽에서 파내려 갔다. 구멍은 조금씩 커지기 시작했고 제법 움푹한 모습을 갖추기 시작했다. 그러나 또 다른 문제가 발생했다.

"구멍이 점점 깊어지자 공기 흡입구와 배출구를 만들어야 했다."라고 훌틴은 말했다. 불을 피우기 위해서는 산소가 필요했고 구멍에서 연기가 빠져나갈 수 있도록 해 주어야 했다. 하지만 그것은 수많은 난관의 시작이었다. 불의 열기로 인하여 구멍의 양쪽이 녹기 시작했기 때문에 물이 뚝뚝 떨어져서 불이 꺼지기 일쑤였다. 또한 깊이 파내려 갈수록 산소가 희박해져서 불꽃을 계속 유지하기가 점점 더 어려워졌다.

하지만 훌틴은 굴하지 않았다. 불은 계속 꺼져 버렸다. 그는 질척거리는 진창 속에서 일했다. 연기 때문에 눈이 따가웠고 숨이 막혔다. 하지만 끈질기게 매달렸다. 낮이 거의 24시간 지속되는 북부의 여름을 최대한 활용해서 하루에 16~18시간 동안 발굴에 매진했다. 나흘이 지나자 구멍은 길이 6피트(약 2미터), 너비 3피트(약 1미터), 깊이 6피트(약 2미터)가량의 크기가 되었다. 드디어 그는 첫 번째 독감 희생자의 시신과 만났다.

그가 제일 먼저 본 것은 시신의 검은 머리카락이었다. 선명한 빨간색 리본으로 묶은, 땋은 머리였다. "여섯 살 내지 열 살쯤 된 어린 소녀였다."라고 훌틴은 말했다. 소녀는 연한 회색 원피스를 입고 있었다. "나는 시신이 어떤 상태인지 확인하기 위해 땅을 조금 더 팠을 뿐 그 이상은 하지 않았다." 이제 페어뱅크스의 동료들에게 연락해 도움을 요청할 때가 되었다.

이틀 후 연구팀이 도착했다. 그들은 6마일(약 10킬로미터) 떨어진 텔러에 착륙했고 소형 소화기 여섯 개와 대형 소화기 하나를 가지고 왔다. 훌틴은 그곳에서 그들을 맞았다. 그리고 팀의 막내로서 툰드라 지대를 가로질러 브레비그까지 대형 소화기를 지고 가겠노라고 나섰다. 그것은 쉬운 일이 아니었다. 최근에 비가 와서 땅은 스펀지처럼 푹신푹신하고 질척거렸다. 툰드라 지대는 이끼층으로 덮여 있기 때문에 최적의 조건에서도 도보로 이동하기가 쉽지 않은 땅이었다. 게다가 소화기는 성가시기 짝이 없었다. 훌틴은 나무 지게 같은 것을 만들어 소화기를 짊어지고 힘겹게 나아갔다. 한 걸음 디딜 때마다 발이 6인치(약 15센티미터)씩 푹푹 빠졌다. "그 무거운 소화기를 짊어지고 발이 푹푹 빠지는 길을 몇 마일이나 행군했다."라고 그는 말했다.

그러나 선교사 오티스 리가 바닥이 평평한 알루미늄 배를 매단 트랙터를 몰고 툰드라를 가로질러 도와주러 왔다. 그는 중간에서 연구팀과 만나 팀원들과 소화기를 배에 싣고 남은 3마일(약 5킬로미터)을 지나 마을로 돌아갔다.

네 남자는 마을에 있는 교실 하나짜리 학교에서 바닥에 매트리스를 깔고 잠을 잤다. 다음 날 일어나 무덤으로 갔고 땅을 파기 시작했다. 날씨는 이상적이었다. 태양이 빛나는 따뜻한 날씨 덕분에 땅이 데워져 연구팀은 불을 피울 필요가 없었다. 그들은 곡괭이를 사용해 길이가 25피트(약 8미터), 깊이가 7피트(약 2미터) 정도 되게 무덤의 상당 부분을 파냈다. 그들은 어린 소녀의 시체를 포함하여 많은 시체들을 발굴했다. 연구팀은 거기서 멈추었다. "그 정도면 충분했다."라고 훌틴은 말했다. 이제는 시신의 허파에서 조직을 떼어 내야 할 시간이었다. 바이러스가 아직 남아 있다면 허파 조직 안에서 그것을 발견할 수 있을 것이었다.

어쩌면 역사상 가장 위험한 바이러스가 숨어 있을지도 모르는 꽁꽁 얼어붙은 시체에서 조직을 떼어 낼 순간이 다가왔다. 다시 말하면 새로운 전염병을 세상에 풀어놓을지도 모를 상황에 직면한 것이다. 그들은 바이러스가 살아 있을지 어떨지 알지 못했다. 하지만 어쨌든 조사의 목적은 바이러스를 다시 살리는 것이었다.

이들이 하고 있는 일의 안전성을 심사할 국내 또는 국제 위원회는 없었다. 어쩌면 재앙이 될 수도 있는 그 일에서 브레비그의 에스키모들이나 전 세계의 다른 사람들을 법적 혹은 윤리적으로 보호할 방도를 결정할 윤리 위원회나 변호사도 없었다. 훌틴 일행은 완전히 독립적으로 일했다. 그들의 관심은 오로지 과학뿐이었다. 시체에서 병균을 옮을까 봐 걱정하기보다는 오히려 자신들의 몸에 묻은 바이러스와 세균으로 시체가 오염될까 봐 걱정했다. 하지만 아주 조심해서 꽁꽁 얼어붙은 허파 조직을 떼어 내 멸균 용기 속에 담았기 때문에 "위험은 거의 없다."라고 훌틴은 믿었다. "위험은 나중에 실험실에서 훨씬 더 커질 것"이라고 그는 덧붙였다.

연구팀의 네 남자는 무덤을 팔 때 장갑을 끼고 코와 입을 가리는 외과용 마스크를 썼다. 그리고 허파에서 떼어 내는 조직 표본을 오염시키지 않도록 모든 장비를 멸균했다. 또한 시체에서 조직을 떼어 내는 동안 에스키모 들에게 멀찍이 떨어져 있으라고 요구했다. 하지만 그들의 방어책은 거기까지였다. 작업을 수행하는 동안 연구팀은 오직 한 가지 일념밖에 없었다. 그들은 헤일 박사가 제안했던 실험을 실제로 수행하고 있다는 생각에 한껏 흥분한 채로 오로지 한 가지 일념만 가지고 작업을 수행했다. 그들에게 있어서 지상 최대의 목표는 이 표본들을 아이오와의 실험실로 가지고 돌아가 연구하는 것이었다.

"1951년 당시에 나는 대학원생이었다."라고 훌틴은 설명했다. "나는 병균이 어떻게 퍼지는지에 대한 충분한 지식이 없었다. 그래서 바이러스학 교수가 우리 팀에 있다는 것에 안도했다. 그가 우리를 보호해 줄 것이었기 때문이다. 우리는 당시의 표준적인 예방 조치를 모두 따랐지만 사실은 감염될 것을 크게 걱정하지는 않았다. 심지어 부검을 하는 것조차 망설인 기억이 없다. 매키 교수는 20여 년 동안 독감 바이러스를 비롯해 수많은 미생물들을 연구했다. 그는 경험 많은 바이러스학자였고 두려운 기색을 전혀 보이지 않았다."

비록 지금은 1951년에 과학자들이 사용한 예방 조치가 원시적으로 보이지만 "당시에는 최선책이었다." 그러나 돌이켜 생각해보면 훌틴도 식은땀을 흘리지 않을 수 없었다. "우리는 이 전염병을 다시 건드리는 일에 대해 좀 더 고민을 했어야만 했다."

네 구의 시체를 파내는 데는 이틀하고 반나절이 걸렸다. 허파 조직을 떼어 낼 준비가 되자 전지가위처럼 생긴 늑골 절단기로 갈비뼈를 잘라 냈다. 그런 다음 늑막을 열어 허파가 드러나도록 하였다. 시신에 바이러스가 존재한다면 허파에 있을 것이 분명했다. "우리는 양쪽 허파에서 각각 2인치(약 5센티미터) 정도의 입방체를 하나씩 떼어 냈다." 훌틴은 말했다. "더 떼어 내지 못한 것은 표본을 보관할 용기의 수가 한정되어 있었기 때문이었다." 멸균 처리가 된 8온스(227그램)들이 나사 뚜껑 용기들이었다. 그들은 표본을 하나씩 떼어 낼 때마다 단열 용기에 담은 후 소화기로 용기 안에 드라이아이스를 분사해 계속 얼어 있게 했다.

마침내 작업이 끝나자 연구팀은 무덤을 덮고 부시 파일럿에게 텔러로 오라는 전보를 쳤다. 그곳에서 놈으로 돌아가 앵커리지 행 비행기를 타고 앵커리지에서 다시 집으로 돌아가는 장거리 비행기로 갈아탈 예정이었다. 다음 날 오티스 리는 트랙터와 바닥이 평평한 알루미늄 배를 끌고 나왔다. 그리고 팀원들을 이륙 장소까지 데려다 주었다.

훌틴은 신이 났다. 앵커리지로의 여행에 대한 모든 것이 그의 흥분에 장작불을 지폈다. "놈에서 앵커리지로 돌아가던 비행을 기억한다. 우리는 매킨리 산 부근을 날았다. 일몰 무렵이었고 완벽하게 평평한 구름층 위로 해가 살짝 보였다. 매킨리 산의 봉우리가 만년설을 하얗게 빛내며 구름 위로 솟아 있었다. 가슴 벅찬 광경이었다."

아이오와 대학의 세 남자는 DC-3 소형 여객기를 타고 고향으로 향했다. "우리는 객실 짐칸에 용기를 넣어 두었다. 아무도 그게 무엇인지 몰랐다. 겉으로는 꼭 캠핑용 장비처럼 보였다."라고 훌틴은 말했다. "그때는 지금으로부터 50년 전이었다. 당시 DC-3 비행기가 연료를 다시 채우기 위해 얼마나 자주 중간에 기착해야 했는지 기억할 것이다. 비행기가 멈출 때마다 우리는 소화기를 들고 뒤쪽으로 가서 용기 속에 드라이아이스를 더 채워 넣곤 했다." 소화기를 쏘는 소리는 아주 시끄러웠다. 그들은 비행기로부터 가능한 한 멀리 떨어져서 소화기를 분무했다. "너무 많은 질문이 쏟아지는 것을 원하지 않았다."라고 훌틴은 말했다.

아이오와에 도착한 훌틴은 동결된 허파 조직에서 바이러스를 꺼내는 일에 착수했다. 그는 당시의 표준적인 바이러스 배양 기법을 사용했는데 이 방법은 오늘날에도 여전히 독감 바이러스를 배양할 때 사용되고 있다. 먼저 전해질 용액에 조직을 넣어서 분쇄하여 현탁액을 만들었다. 현탁액을 원심 분리기로 돌려 바이러스와 파쇄물을 분리했다. 그런 다음 용액에 항생제를 첨가해 혹시 존재할지 모르는 세균을 죽였다. (바이러스는 항생제에 손상되지 않는다.) 그리고 나서 수정란에 용액을 주입하는 따분한 작업을 시작할 준비가 되었다. 훌틴은 달걀 껍질을 가로세로 1.5인치(약 4센티미터) 크기로 아주 부드럽게 떼어 냈다. 얇은 난각막과 내용물이 드러나자 바늘로 난각막을 찔러 1918년 독감 바이러스가 들어 있으리라 예상되는 용액을 달걀의 흰자위 속에 주입했다. 훌틴은 실험 조수인 샐리 휘트니와 함께 수백 개의 달걀에 그 용액을 주입했다. "표본 모두를 달걀 속에 주입할 때까지 한 달

반이 걸렸다."라고 훌틴은 말했다.

바이러스가 증식하는 것을 기다리는 동안 훌틴은 흥분해서 안절부절 어쩔 줄을 몰랐다. "잠 못 이루던 밤들을 기억한다. 어서 아침이 되어 실험실로 달려가 달걀들을 보고 싶어서 견딜 수가 없었다."라고 그는 말했다.

하지만 매일 아침 기대에 들떠 도착해 보면 결과는 언제나 똑같았다. 항생제들은 세균의 증식을 제대로 억제했다. 양수는 언제나 맑은 상태였다. 바이러스가 자라지 않은 것이다.

훌틴은 실망했지만 1918년 독감 바이러스를 부활시키려는 다른 시도는 성공할지 모른다고 생각했다. 그는 기니피그, 흰쥐, 그리고 쇼프의 전례에 따라 흰족제비의 콧구멍 안에 허파 조직의 현탁액을 주입했다. 흰족제비는 다루기 힘든 동물이었다. 훌틴이 흰족제비를 마취시키기 위해 코와 입에 약을 문지르는 동안 남자 연구원이 두꺼운 가죽 장갑을 끼고 난폭하게 구는 녀석을 붙들고 있어야 했다. 그런 다음에야 독감 희생자들에게서 떼어 낸 허파 조직을 주입할 수 있었다. "녀석들은 언제나 격렬하게 저항했다. 몸집은 작아도 정말 사나운 놈들이었다."라고 훌틴은 말했다. 하지만 흰족제비 실험은 너무나 중요했다. "문헌에는 흰족제비가 독감 바이러스에 아주 민감하다고 나와 있었다."

결국 닭의 배아와 설치류를 대상으로 한 모든 노력은 실패로 끝났다. "가지고 온 표본을 전부 다 썼지만 아무것도 얻지 못했다. 어느 것도 효과가 없었다. 바이러스는 죽은 것이다."라고 훌틴은 말했다.

훌틴은 독감 바이러스가 살아 있을 경우에 대비해서, 부디 그러기를 바랐지만, 예방 조치를 취했다. 그와 휘트니는 마스크를 쓰고 멸균 가운을 입었다. 그들은 흔히 부엌 조리대 위에 설치된 것과 같은 음압(negative pressure) 후드 아래에서 일했다. 후드는 외부 공기가 실험실 안으로 들어오지 않고 위로 빨려 올라가 배기관으로 나가게 만드는 기능을 했다. 매키 교수가 툴라레미아*를 일으키는 매우 위험한 세균을 다룰 때 사용한 것과 같은 예방 장치였다고 훌틴은 말했다. 당시로서는 최신 기술이었다.

하지만 오늘날에는 원시적으로 보이는 방법이었다. 과학자들은 에볼라 바이러스 같은 치명적인 바이러스를 다룰 때 특별하게 설계된 정교한 실험실에서 작업한다. 실험실에 들어가기 전에 먼저 옷을 비롯하여 반지와 콘택트렌즈 같은 피부에 닿는 모든 것을 제거한다. 그리고 멸균된 가운으로 갈아입는다. 그런 다음 공기가 외부로 유출되지 않고 독립적으로 순환하는, 음압 시설이 갖춰진 실험실 안으로 들어간다. 거기서 바이러스를 죽이는 푸른 자외선을 쬔다.

그런 후에 라텍스 장갑을 끼고 장갑과 소매를 테이프로 붙이고 양말을 바지에 붙여 밀봉한다. 마지막으로 우주 비행사가 입는 것 같은 기압복을 입고 기압복에 공기 호스를 연결한다. 이것은 너무나 정교한 것이어서 전 세계적으로 이런 종류의 장치를 갖춘 실험실은 얼마 되지 않는다. 치명적이기는 해도 환자의 피나 체액에 직접 노출되지 않는 한 전염되지 않는 에볼라 바이러스를 다루기 위해 이 정도의 장치가 필요한데 호흡기 전염병인 1918년 독감 바이러스를 달랑 후드 하나뿐인 개방 실험실에서 연구하였다니 얼마나 소름끼치는 일인가.

하지만 그런 장치는 1951년에는 아직 발명되지 않았다. 그리고 훌틴은 실험을 하는 동안 바이러스에 감염될 위험에 대해서는 거의 신경 쓰지 않았다. 오히려 알래스카의 시체들에서 떼어 낸 허파 조직에서 독감 바이러스를 되살리기 위해 바이러스학에서 알려진 모든 기법들을 남김없이 사용했다.

홀틴은 실험 결과를 책으로 쓰지 않았고 1918년 독감 바이러스를 부활시키려고 했다 실패한 방법에 대한 논문을 학술 잡지에 기고하지도 않았다. "필요한 자료는 전부 다 가지고 있으니 나중에 얼마든지 쓸 수 있지."라고 그는 생각했다. 그 무렵에는 당초 6개월로 잡았던 체류 기간이 2년으로 연장되어 있었다. 홀틴은 석사 과정을 마쳐야 했다. 그것도 한시가 급했다. "석사 논문을 써야 했기 때문에 시간에 쫓겼다. 하지만 결과는 부정적이었다."라고 홀틴은 말했다. "긍정적인 결과가 나왔다면 대단한 반향을 불러일으켰겠지만 결과는 부정적이었다."

홀틴은 그것으로 그의 아이오와 생활은 끝이라고 생각했다. 그는 석사 학위를 따서 스웨덴으로 돌아갈 예정이었으나 귀향에 대해 시큰둥했다. 스웨덴 학계는 "연장자가 세상을 떠나거나 은퇴할 때에만 승진하는 곳"이었다. 홀틴의 표현에 따르면, 그는 엄격한 계급 문화와 '터무니없는 과세 제도 및 갖가지 제약으로 가득한 사회'로 돌아가는 것이 끔찍했다. 사람들이 새로운 분야를 개척하지 못하게 만드는 사회였다. 그는 미국에 홀딱 반했고 미국이 스웨덴과 정반대라고 생각했다. 그래서 아이오와에서의 체류 기간 2년이 끝나가자 약간 침울해졌다. 그곳에서 보낸 시간은 대단한 모험이었다. 계속 머물고 싶었다. 하지만 이제 돌아가야 했다.

그러나 정말 놀랍게도 미생물학과 학과장 로저 포터 교수가 의과 대학생으로서 공부를 계속하고 싶은지 홀틴에게 물어왔다. 홀틴은 스웨덴으로 돌아가게 될 거라고 굳게 믿고 있었기 때문에 이미 돌아가는 비행기표까지 사 놓은 참이었다. "놀람에서 깨어나는 데 2초, 결정을 내리는 데 1초, '네'라고 대답하는 데 1초가 걸렸다."라고 그는 말했다. "그런 다음 아내에게 전화했다. 그녀가 찬성하리라는 것을 알고 있었다."

"의학 공부를 계속할 기회가 생긴 것은 정말 놀라운 일이었다. 나한테 그렇게 좋은 일이 생길 수 있다는 것은 상상도 하지 못했다."라며 훌틴은 기뻐했다. 아이오와 대학에는 외국인을 의과 대학생으로 받지 않는다는 암묵적인 전통까지 있었다. 적어도 소문은 그랬다. "30년 전에 외국인 학생이 한 명 있었는데 문제가 생겼다고 했다. 무슨 문제였는지는 결국 알아내지 못했다."라고 훌틴은 회상했다. 어쨌거나, 전쟁에 참전했던 군인들이 물밀듯이 학교로 돌아오고 미국 내에서도 똑똑한 학생들이 넘쳐 났기 때문에 대학으로서는 외국인 학생을 받아야 할 필요를 전혀 느끼지 못했다. 훌틴은 대학에서 자신을 위해 특별히 예외를 만들어 준 것이 믿기지 않았다.

훌틴은 대학이 홍보를 간절히 필요로 할 때 자신이 대학을 도왔기 때문에 호의를 베푼 것이라고 믿고 있다. 그가 알래스카에서 돌아왔을 때 대학은 추문에 휩싸여 있었다. 아이오와 대학의 학생이자 저명한 졸업생의 딸인 한 젊은 여성이 살해되고 그녀의 남자 친구가 범인으로 기소된 것이다. 대학에서는 이 사건을 쉬쉬거리며 넘어가려고 애썼지만 소문은 퍼져 나갔다. 남자 친구는 결국 무혐의로 풀려났다.

"대학은 좋은 소식을 필사적으로 찾고 있었다."라고 훌틴은 회상했다. "그래서 물에 빠진 사람이 지푸라기를 붙잡듯이 알래스카에서 돌아온 우리 세 사람을 붙들었다. 그들은 우리의 조사 활동을 한껏 부풀렸다." 대학 홍보실에서는 훌틴에게 아이오와 지역을 차로 돌며 알래스카 조사에 관한 슬라이드를 보여 주고 독감 바이러스와 조사에 대해 강연할 의향이 있냐고 물어 왔다. 물론 그는 동의했고 로터리 클럽에서 강연을 하는 등 즐거운 시간을 보냈다. 그 일은 훌틴의 영어 실력을 향상시키는 데도 큰 도움이 되었다.

가을에 학기가 시작되자 훌틴은 "낙제에 대한 두려움이 없는" 웁살라 대학과 전혀 다른 분위기에 당황했다.

웁살라 대학에서 학장은 첫 수업 시간에 의과 대학생들에게 이렇게 말하곤 했다. "자, 앞으로 몇 년 동안 즐겁게 지내도록 하세. 아무 걱정 말게. 다들 졸업하게 될 테니." 의과 대학 수업은 6년 과정이었지만 학장은 신입생들에게 이렇게 말했다. "자네들 중에 7년이나 8년이 걸릴 학생도 있을 것이네. 하지만 그건 중요하지 않아. 나는 10년이 걸린 사람들도 몇 명 알고 있네. 15년이 걸린 학생도 하나 알고 있지. 그들은 대기만성하는 타입일 뿐이야. 나는 잘 알고 있네. 나도 그들 중 하나였으니까."

아이오와 의과 대학생들은 너무나 진지하고 결의가 굳었다. 의과 대학은 성공을 위한 티켓이었다. 오직 최고만이 성공할 수 있는 엘리트 사회로 들어가는 첫 번째 관문인 셈이었다. 대부분의 의과 대학생들은 제2차 세계 대전에 참전했다가 막 돌아와서 나이가 많았고 진지했으며 대단히 똑똑했다.

대학에서는 우수한 학생들만이 졸업을 할 수 있다는 점을 분명히 했다. 다른 학생들이 훌틴에게 들려준 이야기에 따르면 (훌틴은 2학년으로 편입했다.) 아이오와 대학의 첫 수업이 있던 날, 학장은 신입생들에게 연설을 했다. 그것은 훌틴이 스웨덴에서 들었던 것과 같은 용기를 북돋우는 연설이 아니었다. 대신에 학장은 이렇게 말했다. "제군들의 오른쪽이나 왼쪽에 앉아 있는 사람을 잘 보아 두게. 그 사람이 4년 후에는 거기 없을 수도 있네."

매주 금요일 오후 4시, 학장실 문 앞에는 그 주에 치러진 시험의 성적을 합산하여 매긴 학생들의 등수가 붙었다. 매주 금요일이면 학생들은 떨리는 마음으로 학장실로 올라가 등수표에서 자기 이름을 찾았다. 훌틴은 있는 힘을 다해 공부했다. 더 이상 열심히 한다는 것은 상상도 할 수 없을 정도로 열심히 했다. 하지만 거의 매주 그는 반의 상위 20퍼센트 안에 드는 데 실패했다. 학생들은 성적이 떨어지면 언제든지 학교를 떠나라는 통보를 받을 수 있었다. 심지어 의과 대학 마지막 학년에서도 그런 일은 일어날 수 있었다. 의과 대학 마지막 학년인 4년 차 말에 훌틴의 반에서 그런 일이 일어났다. 그해 기말 고사에서 세 학생이 낙제했다. 한 명은 재시험을 허락받아 통과했다. 그리고 학위를 땄다. 다른 학생들은 학위 없이 떠나라는 통보를 받았다.

"탈락하는 학생이 너무 많았다."라고 훌틴은 우울하게 회상했다. "나는 열심히 공부했지만 한번도 1등을 해 보지 못했다. 1등 근처에도 가 본 일이 없었다. 한 번은 우리 반 104명 가운데 16등을 했다. 나는 생각했다. '이런, 얘들 좀 보게. 나보다 똑똑한 녀석들이 15명이나 되잖아. 그 녀석들은 어떻게 그렇게 많이 알지?' 라고."

훌틴은 졸업을 한 후 캘리포니아에서 병원을 개업하여 샌프란시스코와 로스그라토스에서 30년 동안 병리학 전문의로 지냈다. 그는 멋진 인생을 살았다. 학술 논문과 책들이 빼곡히 쌓여 있는 그의 집 서재에는 수많은 핀을 꽂아 놓은 커다란 세계 지도가 걸려 있다. 그는 핀들로 방문한 나라들을 나타냈다. 그 지도는 그가 전 세계의 구석구석 안 가본 데가 없음을 알려 주었다. 30년 가까운 세월 동안 그는 틈이 나면 시에라네바다에 별장을 지으며 시간을 보냈다. 그것은 14세기 노르웨이 식(式) 통나무집의 복사판이었다. 이제 그는 그 집에서 대부분의 시간을 보내고 있다. 그곳에는 1949년에 오토 가이스트가 선물한 수퍼바이슨 두개골이 보관되어 있기도 하다.

때때로 훌틴은 독감에 대한 평생의 열정에 불을 붙인 알래스카 여행을 돌아보곤 했다. "독감 관련 기사를 발견할 때마다 서류철에 보관했다."라고 훌틴은 말했다.

흥미로운 발견들이 줄을 이었다. 과학자들은 독감 바이러스가 어떻게 세포에 침입하는지 밝혀냈다. 다른 모든 바이러스와 마찬가지로 독감을 일으키는 바이러스들은 단독으로는 생존할 수 없으며 숙주의 세포 안으로 들어가야 한다. 세포 안에 들어간 바이러스는 세포 내 물질을 멋대로 사용, 자기 복제를 통해 수천, 수만의 바이러스를 만들어 낸다. 독감 바이러스는 두 종류의 단백질을 이용해 세포 안으로 들어가고 빠져 나온다. 하나는 헤마글루티닌(hemagglutinin)으로 적혈구의 응집을 일으키는 단백질이다. 헤마글루티닌은 바이러스가 세포 안으로 들어가게 해 주는 역할을 한다. 다른 하나는 뉴라미니데이즈(neuraminidase)로 세포 안에서 새로 만들어진 바이러스들이 세포를 깨고 나가게 해 준다. 헤마글루티닌과 뉴라미니데이즈는 독감 바이러스의 외피에 돌출해 있어서 바이러스 침입을 막는 신체 면역 체계의 표적이 된다.

독감 바이러스의 균주를 나누는 기준은 헤마글루티닌(H)과 뉴라미니데이즈(N), 두 가지 단백질이다. 과학자들은 헤마글루티닌과 뉴라미니데이즈 단백질의 종류에 따라 균주에 이름을 붙이기 시작했다. 예를 들어 1946년 전 세계에 유행한 균주는 H1N1이었다. 다음번에 바이러스가 유전자 변이를 일으켜 대규모로 유행하게 된 것은 1956년으로, 이때의 균주는 H2N2였다. 1968년에 유행한 독감은 1956년 바이러스에서 헤마글루티닌만 변이를 일으킨 바이러스에 의해 유발되었다. 그래서 이 바이러스는 H3N2라고 명명되었다.

침입한 바이러스와 면역 체계 사이의 전쟁에서 백혈구 세포는 독감 바이러스의 헤마글루티닌과 뉴라미니데이즈 단백질에 결합하여 항체를 생산한다. 하지만 새로운 종류의 독감 바이러스가 신체에 처음으로 침입한 경우에는 면역 체계가 독감 바이러스를 막을 항체를 충분히 생산할 때까지 며칠이 걸릴 수 있다. 반면에 해당 독감 바이러스가 전에 침입한 적이 있을 때에는 면역 체계가 즉시 항체를 생산하여 바이러스를 무력화시킨다. 독감 바이러스의 헤마글루티닌이나 뉴라미니데이즈에 큰 변이가 생긴 경우에 독감 환자들은 바이러스의 횡포를 고스란히 당할 수밖에 없다. 그것이 대규모 유행병이 발생하는 이유이기도 하다.

하지만 신체는 독감에 대항하는 또 다른 방어 무기를 갖고 있다. 1957년에 발견된 이 물질은 독감 바이러스를 비롯한 여타 바이러스를 죽이는 일종의 체내 항생 물질이다. 인터페론이라고 명명된 이 단백질은 백혈구에서 나온다. 백혈구는 바이러스로부터 세포에 대한 지배력을 되찾아서 세포가 바이러스를 퇴치하는 다양한 단백질을 생산하도록 촉진시킨다. 그런 단백질 중에서 가장 중요한 것이 RNA 인산화 효소(phosphokinase RNA)인 PKR*이다. PKR은 바이러스가 자기 자신을 복제할 때 RNA를 유전자 재료로 사용하는 것을 막는다.

훌틴은 이런 발견들의 진행 상황을 늘 주시했고 유행성 독감이 나타날 때마다 그 위력에 대해 기록했다.

독감이 대규모로 유행했던 1946년은 독감 백신이 사용된 첫 번째 해였다. 하지만 그 백신은 전년도의 독감 균주에 대항하도록 만들어진 것이었다. 독감 바이러스는 갑자기 놀랄 만한 변이를 일으켜서 사람들이 독감 주사를 맞을 무렵에는 무용지물이 되고 말았다. 1957년에도 유행성 독감이 창궐했다. 중국에서 시작해 전 세계를 휩쓴 아시아 독감이었다. 이번에도 백신은 실패했다. 1968년에는 홍콩 독감이 유행했다. 아시아에서 시작된 또 다른 독감이었다. 백신 제조 업체들은 준비가 되어 있었지만 백신을 맞으려는 미국인들은 거의 없었다. 어떤 독감도 치사율에 있어서 1918년 독감만큼 위력적이지는 않았지만 훌틴은 걱정을 거둘 수가 없었다. 그 바이러스가 어떤 모양인지를 백신 제조 업체가 알 수만 있다면 사람들을 보호할 백신을 미리 만들 수 있을 것이고 예방의 중요성을 홍보할 수 있을 것이다. 그래야만 그 독감이 다시 찾아올 때 (훌틴은 그 독감이 언젠가는 다시 찾아오리라고 생각했다.) 1918년 바이러스가 그렇게 맹위를 떨치지 못할 것이었다.

1957년에 독감이 대유행을 하자 훌틴은 알래스카를 떠올렸다. 1968년 독감이 등장하자 그는 심지어 버클리 대학의 교수들에게 편지까지 썼다. "아무래도 다시 돌아가 시체를 더 찾을 수 있을지 알아봐야겠다는 생각이 듭니다." 훌틴이 제안했지만 아무런 대답도 없었다. 그래서 그는 과학이 발전하여 다시 브레비그로 돌아가 1918년 독감의 원인 바이러스 수색을 재개할 만한 단계에 이를 때까지 기다렸다.

"나는 조만간 그럴 계기가 생기리라는 것을 알고 있었다."

FLU

돼·지·독·감

19 76년 2월 4일 수요일, 열여덟 살의 데이비드 루이스 이등병은 열이 나고 머리가 아팠다. 콧물과 두통, 오한이 찾아왔다. 군의관에게 보고하자 침대에 누워 있으라는 명령을 받았다. 루이스는 온종일 고열에 시달리며 의식과 무의식 사이를 오갔다. 하지만 그날 저녁 억지로 자리에서 일어났다. 그는 뉴저지 주 중심부의 소나무만이 있는 황무지에 위치한 딕스 기지의 신병이었다. 그의 부대는 5마일 행군을 나갈 예정이었고 그는 행군에 동참할 생각이었다.

행군을 하는 동안 루이스는 점점 상태가 악화되는 것을 느꼈다. 숨을 쉬는 것이 힘들어졌다. 아무리 열심히 숨을 들이마셔도 허파에 공기가 충분히 들어오는 것 같지 않았다. 마침내 그는 쓰러졌고 급히 병원으로 이송되었다. 그리고 병원에 도착한 지 몇 시간 뒤에 숨을 거두었다. 사망 원인은 독감으로 인한 폐렴이었다.

딕스 기지 수뇌부의 첫 반응은 충격과 불신이었다. 루이스는 최적의 신체 조건을 가진 열여덟 살의 건강한 남성이었다. 만성 질환 병력도 전혀 없었다. 며칠이 지나지 않아 딕스 기지의 군의관들과 공중 보건의들은 루이스의 죽음이 단순한 비극인지 아니면 훨씬 더 불길한 징조인지에 대한 의문으로 매우 당황하였다. 혹시 그 일이 일어난 것은 아닐까? 루이스의 죽음이 1918년 독감이 다시 돌아왔다는 첫 번째 징후인 것일까?

독감은 그해 1월에 딕스 기지의 군인들 사이에서 빠르게 퍼지기 시작했다. 어떤 군인들은 오한과 고열로 인해 침대에 누워 지냈다. 하지만 대부분은 콧물과 불쾌한 증세들을 그냥 무시했다.

딕스 기지의 예방의학 책임자인 조지프 바틀리 대령은 별로 신경 쓰지 않았다. 그는 군인들이 아데노 바이러스에 감염된 거라고 확신했다. 아데노 바이러스는 일반적인 감기를 일으키는 순한 바이러스인데 경미한 독감 증세를 나타낼 수도 있었다. 뉴저지 주 공중 보건국의 부국장인 마틴 골드필드 박사가 딕스 기지의 군인들이 독감에 걸린 것이라고 주장하자 병원체가 아데노 바이러스라고 굳게 확신한 바틀리는 골드필드가 틀렸다며 내기를 하자고 했다. 바틀리는 1월 29일에 병에 걸린 군인들의 목구멍 세척액을 의학 실험실에 보내 조사를 의뢰했다.

그리하여 우발적인 내기와 한 명의 군인 때문에 공중 보건 역사상 다시 없는 재앙이 시작되었다. 이 사건은 어떤 일을 아예 시작도 하지 말아야 한다기 보다는 일을 함에 있어서 좀 더 신중을 기해야 한다는 교훈으로 받아들여야 한다. 20여 년이 지난 지금에도 당시의 과학자들에게 선택의 여지가 있었는지, 그들이 또다시 동일한 상황에 처하게 된다면 전혀 다른 결정을 내릴 것인지는 명백하지 않다. 이 이야기는 옳고 그름이라는 흑백 논리로 접근하기에는 너무나도 애매하고 미묘하다. 하지만 그것이 국가적 차원의 시험대였으며 누군가의 말대로 악몽이었다는 점에는 이론의 여지가 없다.

이것은 부족한 지식과 진정한 공포가 정치 무대에 들어가면 어떻게 확대되고 변형되며, 사실보다는 공상에 기초한 발표들이 난무할 수 있는지 똑똑하게 보여 준 사건이었다. 그리고 결국 단순한 우연의 일치들을 터무니없이 연관지어 공포에 불을 지피는 선정적인 저널리즘의 위력을 잘 보여 준 사건이기도 했다. 뉴저지 주에서 시작해 법정에서 종지부를 찍을 때까지의 이야기는 무덤에서 나와 배회하는 유령처럼 사람들의 뇌리를 떠나지 않는 1918년 독감에 대한 기억, 그 막강한 힘을 잘 말해 주는 증거이기도 했다.

골드필드와 내기를 할 정도로 바틀리가 딕스 기지 질병의 원인이 아데노 바이러스라고 확신한 이유는 간단했다. 차로 겨우 2시간 거리인 메릴랜드 주의 미드 기지에서도 딕스 기지의 병사들과 정확히 똑같은 증세인 오한, 열, 콧물을 보이는 질병이 돌았기 때문이었다. 군의관이 미드 기지 환자들에게서 추출한 표본을 실험실에 보내 분석을 의뢰하자, 그들은 아데노 바이러스에 감염된 것으로 드러났다. 매년 겨울이면 기승을 부리는 바이러스 가운데 하나인 아데노 바이러스가 딕스 기지의 병사들 사이에 퍼진 것은 전혀 놀랄 일이 아니었다.

1975년과 1976년 사이의 겨울은 살을 에는 듯이 추웠다. 매우 건장한 사람들조차 집 안에서 꼼짝 못하게 만들 정도로 추위는 매서웠다. 단단하게 얼어붙은 눈 무더기가 주차장이나 도로 가에 여기저기 쌓여 있었다. 버스나 지하철, 교실이나 사무실을 가릴 것 없이 사방에서 사람들이 기침을 하고 재채기를 했다.

딕스 기지는 아데노 바이러스가 퍼지기에 완벽한 장소였다. 새해가 지나자 수천 명의 신병들이 입소했다. 그리고 신병들의 훈련 교관이 될 상사들이 크리스마스 휴가를 보내고 막 귀대하였다. 전국 각지에서 몰려든 남자들이 함께 섞여서 공동생활을 하는 그곳은 마치 바이러스를 위한 커다란 배양기 같았다. 그런 곳에서 호흡기 바이러스가 퍼지지 않는 것이 오히려 놀라운 일일 것이다. 병사들을 아프게 만드는 원인이 무엇이든 특별히 심각해 보이지는 않았고 그것이 바로 질병의 원인이 아데노 바이러스라고 추측하게 만든 또 다른 이유였다.

그리하여 내기가 등장했다.

내기는 싱겁게 끝났다. 바틀리는 뉴저지 공중 보건국 실험실에 딕스 기지 환자들의 목구멍 세척액의 분석을 의뢰했다. 며칠 후 분석 결과가 나왔다. 19개의 표본 중 11개에서 그해에 많은 사람들이 감염된 독감 바이러스가 검출되었다. 그 전해에 문제의 바이러스가 등장했던 지역인 오스트레일리아의 빅토리아를 따서 A/Victoria라고 명명된 바이러스였다. 바틀리는 내기에 졌다.

바이러스 분석 결과는 당혹스러웠다. 문제는 A/Victoria 바이러스가 검출되지 않은 표본들이었다. 11개 표본 중 7개에서 독감 바이러스가 있는 것으로 나왔지만 뉴저지의 분석가들은 그게 어떤 독감 균주인지 알아낼 수가 없었다. 그 자체로 문제가 있다거나 특별히 경각심을 불러일으키는 것은 아니었지만 추가 조사가 필요하기는 했다. 따라서 뉴저지 실험실의 전염병학자 골드필드는 표본들을 애틀랜타의 질병 통제 센터(CDC)로 보냈다. 이 연방 연구소는 좀 더 정밀한 바이러스 실험을 할 수 있어서 곤란한 상황을 해결하는 데 도움을 줄 수 있었다.

그동안에 딕스 기지의 병사들은 계속해서 병에 걸렸다. 루이스가 숨을 거두자 딕스 기지의 군의관들은 즉시 그의 목구멍 분비물 표본을 뉴저지 실험실로 보내 분석을 부탁했다.

그곳의 과학자들이 루이스의 분비물 표본에서 독감 바이러스를 분리하긴 했지만 그 종류가 무엇인지 밝혀내지는 못했다. 또한 딕스 기지에서 같은 시기에 병에 걸린 다른 환자의 표본에서 검출된 바이러스도 종류를 밝혀낼 수 없었다. 골드필드는 두 표본을 질병 통제 센터로 보냈다.

질병 통제 센터의 바이러스학자들이 뉴저지로부터 두 개의 표본을 추가로 받은 날, 그들은 이전에 받은 뉴저지 표본 7개의 일차 분석을 완료했다. 그중 5개에서 A/Victoria 바이러스가 검출되었다. 하지만 나머지 2개는 종류를 알 수 없는 독감 바이러스가 포함되어 있어서 추가 분석이 필요했다. 골드필드가 나중에 보낸 2개의 표본(하나는 루이스의 사체에서 채취한 것이다.)에도 이 미스터리의 균주가 들어 있었다. 쉽게 종류를 확인할 수 없는 독감 바이러스에 네 남자가 감염되었던 것이다.

질병 통제 센터에서 이 바이러스의 정체를 알아내는 데는 일주일이 걸렸다. 그것은 돼지 독감이었다. 1930년대에 리처드 쇼프와 같은 사람들의 추적을 통해, 1918년 독감 바이러스와 완전히 동일하지는 않다고 해도 가까운 인척 관계로 의심되는 바이러스였다. 표준적인 면역 실험이 그 증거였다. 돼지 독감 바이러스에 흡착하여 불활성화시키는 항체는 이 새로운 바이러스에도 흡착하여 동일한 작용을 했다. 실험 과정은 이렇다. 먼저 수정란 속에서 바이러스를 배양한다. 그곳에서 바이러스가 우글거리는 뿌연 액체를 뽑아 낸다. 여기에 적혈구를 섞어 응집이 일어나면 독감 바이러스가 있는 것이다. 다음으로 특정 독감 균주에 대한 항체를 바이러스에 섞어 다시 적혈구 응집 실험을 한다. 독감 균주와 항체가 일치하면 바이러스는 항체에 의해 불활성화될 것이고 적혈구의 응집은 더 이상 일어나지 않는다.

항체 실험은 딕스 기지의 바이러스가 1918년 독감 바이러스와 동일하다는 확실한 증거는 아니었다. 결국 누구도 1918년 독감 바이러스를 분리해 낸 적이 없으며, 1918년 독감 바이러스가 돼지 독감 바이러스라는 유일한 증거는, 1918년 독감을 앓은 사람들의 체내에 돼지 독감 바이러스의 항체가 있는 것처럼 보인다는 흥미로운 결과뿐이다. 1918년 이후에 태어난 사람들의 체내에는 돼지 독감에 대한 항체가 없었다. 과학자들은 동일한 항체에게 공격받는 바이러스는 동일하거나 적어도 매우 유사한 바이러스라는 것을 알고 있었다. 그리고 돼지 독감 바이러스의 항체는 인간에게 전염되는 일반적인 독감 바이러스들과는 항원 항체 반응을 일으키지 않았다.

물론 돼지들은 1918년 이후로 돼지 독감에 감염되어 왔다. 하지만 이 바이러스는 돼지에게만 국한된 것으로 보였다. 아주 드물게 돼지 독감에 걸린 돼지가 사람에게 바이러스를 전염시켜 경미한 독감 증세를 일으키는 경우가 발생하기는 했다. 하지만 그때조차도 감염은 거기서 멈추었다. 감염된 사람에게서 다른 사람에게로 바이러스가 전파되지는 않았다. 이전에 나타났던 돼지 독감 균주들은 인간에게 전염병을 일으킬 수 없는 것으로 여겨져 왔다. 설혹 사람이 감염된다 하더라도 치명적이지는 않았다.

딕스 기지의 상황은 완전히 달라 보였다. 딕스 기지의 병사들은 돼지 근처에도 가 본 적이 없었다. 그것은 돼지 독감이 사람에서 사람으로 전파되는지도 모른다는 의미였다. 그리고 네 명의 감염자 중에서 한 명이 사망했다.

2월 12일 목요일, 데이비드 루이스가 죽은 지 8일 후, 질병 통제 센터의 실험 과장 월터 도들 박사는 딕스 기지에서 병사 한 명이 돼지 독감으로 사망하고 네 명이 감염되었음을 알리는 보고서를 들여다보았다. 그는 이것이 매우 이례적인 사건임을 알았다.

이것은 1918년 독감과 너무나 비슷해 보였다. 튼튼하고 건강한 젊은이가 독감에 걸린 지 며칠 만에 목숨을 잃은 점이 특히 그러했다. 게다가 딕스 기지의 병사들은 1918년의 치명적인 독감과 비슷한 독감에 감염되기에 완벽한 연령대였다. 1918년 독감을 앓은 적이 있고 그 바이러스를 막아낼 수 있는 항체를 보유한 사람들은 50대 이상의 사람들뿐이었다.

도들 박사는 연방 공중 보건국 관리들이 선택의 갈림길에 서게 되리라는 것을 알았다. 딕스 기지의 독감 발생이 1918년 독감의 재림을 알리는 첫 번째 신호탄일 가능성을 어떻게 무시할 수 있겠는가? 만일 그게 사실이라면 지체 없이 대응에 들어가야 했다. 1918년 이후로 과학자들은 독감 바이러스를 분리하여 종류를 확인하는 법을 알아냈고 백신을 만드는 방법도 알아냈다. 독감 백신을 만드는 데 몇 달이 걸리는 것은 사실이었다. 하지만 어쩌면 딕스 기지 사건은 1918년과 같은 재앙이 닥치는 것을 막을 수 있을 만큼 여유를 두고 경고한 하느님의 선물일 수도 있었다. 어떤 해에 독감 바이러스가 새로 등장하게 되면 그 다음 해 가을에 본격적으로 확산되는 것이 일반적인 현상이었다. 만일 사상 유례가 없는 노력을 전개한다면 제약 회사들이 모든 미국인에게 새로운 돼지 독감에 대한 백신을 맞힐 만큼 충분한 양의 백신을 생산할 수 있을지도 몰랐다.

여기에는 병참학적인 것을 포함한 몇 가지 문제가 있었다. 그때까지 누구도 전 국민에게 독감 예방 백신을 맞히려는 시도를 해 본 적이 없었다. 그렇게 많은 백신을 만드는 것은 상상하는 것조차 어려웠다. 다른 문제는 과학적인 것이었다. 그때까지 수집된 자료가 너무나 미미해서 그렇게 중요한 결정을 내리는 것을 정당화하기가 쉽지 않다는 것이었다.

쉬운 해답은 없었다.

도들 박사는 사태의 전개가 너무 심각했기 때문에 센터의 소장인 데이비드 센서 박사에게 보고하기 위해 업무 시간까지 기다릴 수 없다고 판단했다. 그날 밤, 그는 센서 박사의 집에 전화해서 이 불길한 소식을 알렸다. 물론 그것은 허위 경보일 수 있었고 실험실에서 실수를 했을지도 몰랐다. 그래서 센서 박사는 다음 날 바이러스학자들에게 실험을 반복할 것을 요구했다.

2월 13일, 바이러스학자들은 다시 실험을 시작했다. 하지만 결과가 나올 때까지는 며칠이 걸릴 것이었다. 사안의 중요성을 감안한 센서 박사는 기다리지 않기로 결정했다. 그는 다음 날인 2월 14일 토요일에 연방 공중 보건국 비상 회의를 소집했다. 그는 공사가 다망한 공중 보건 분야의 지도자들에게 애틀랜타로 당장 날아오라고 요청했다. 모두 오겠다고 동의했다.

상황은 불길했다. 뉴욕에 위치한 마운트시나이 의과 대학 미생물학과 학과장인 에드윈 D. 킬번 박사와 같은 거물급 바이러스학자들이 대규모 유행성 독감이 대략 11년 주기로 등장한다는 의견을 제시하자 센서 박사의 경각심은 더욱 커졌다. 킬번 박사는 바이러스가 주기적으로 급격한 돌연변이를 일으켜 새로운 균주가 되기 때문에 많은 사람들이 무방비 상태로 당할 수밖에 없다고 주장했다. 1968년에 대규모 유행병이 마지막으로 있었으니 1976년경에 새로운 독감 균주가 등장할 가능성이 높다고 그는 예상했다. 우연의 장난인지, 마침 질병 통제 센터의 바이러스학자들이 딕스 기지의 바이러스가 돼지 독감임을 확인한 것과 같은 날, 《뉴욕 타임스》의 기고란에 유행성 독감의 주기성 및 새로운 유행병이 나타날 가능성이 높다는 경고를 담은 킬번 박사의 기사가 실렸다. 기사의 제목은 "우현 방향으로 독감 발견! 작살을 들어라! 백신으로 독감을 죽여라!"였다. 거기에 킬번이 "과장이 심한 그림"이라고 평한, 한 남자가 배 위에서 구명 기구를 붙잡으려고 하는 모습이 삽화로 들어가 있었다.

"돌이켜보면 그때 당시 내가 잘못 생각했던 것 같다."라고 킬번은 문제의 기사에 대해 말했다. 그는 독감 바이러스가 10년마다 대변이를 일으켜 주기적인 대규모 유행병으로 이어질 것을 우려하였다. 킬번에 따르면, 바이러스가 가지고 있는 단백질의 수는 제한되어 있어 만약 단백질에 변이가 일어난다면 그 변화가 바이러스의 표면에 쉽게 드러난다. 또한 바이러스의 단백질들이 주기적으로 순환하며 변이를 나타내기 때문에 이미 독감에 걸렸던 사람도 다음번에 항체를 형성하지 못할 가능성이 높다는 것이었다.

킬번의 이론은 역사적으로 증명이 되는 것 같았다. 1957년의 아시아 독감 바이러스는 1889년 세계적으로 유행했던 바이러스와 유사하다고 여겨졌다. 1968년의 홍콩 독감 바이러스는 1898년에 세계적인 유행성 독감을 일으킨 바이러스와 닮은꼴로 추정되었다. 따라서 1979년에 1918년 독감을 닮은 독감이 나타난다고 해도 놀랄 일이 아니라고 킬번은 생각했다.

빈약한 자료에 기초해 독감 바이러스에서 대변이가 일어난다고 단언하기는 조심스러웠지만 킬번은 자신의 이론을 밀어붙이기로 결정했다. 킬번은 기사에서 대규모 유행성 독감은 1940년대 이후로 1946년과 1957년, 1968년 하는 식으로 약 11년 주기로 10년 단위 후반부에 나타났으며, 다음 차례가 1979년이 될 것이므로 공중 보건 전문가들이 임박한 재앙에 대비해 지체 없이 대비책을 세워야 한다고 주장했다.

킬번은 지금까지의 백신들은 사람들이 독감에 걸리는 것을 막아 주지 못했음을 알고 있었다. 하지만 그렇다고 해서 백신이 아무 효능이 없는 것은 아니라고 주장했다. "비교적 효과가 있는 독감 백신들이 지난 30년 동안 존재해 왔다. 하지만 인간은 최근까지 독감의 확산에 별다른 손길을 쓰지 못했다. 다음에 유행성 독감이 나타나면, 비록 선의의 노력이었으나 일관된 원칙이 없는 미숙함 탓에 대중에게 혼란을 주고 백신을 부적절하게 분배했던 선례를 거울삼아 더 나은 방법을 강구해야 할 것이다."라고 그는 말했다.

킬번이 새로운 대규모 유행병, 어쩌면 1918년 독감의 재림이 될 수도 있는 사태에 대해 걱정하고 글을 쓰는 동안 바이러스학자들과 공중 보건국 관료들은 딕스 기지의 바이러스 문제를 어떻게 할지 결정하기 위해 회의를 시작했다. 센서 박사가 비상 회의를 소집한 것과 같은 날인 2월 13일, 골드필드는 킬번에게 전화해 딕스 기지 바이러스에 대해 말하고 돼지 독감 바이러스 표본 네 개를 뉴욕으로 보낸다고 알렸다. 골드필드는 킬번을 잘 알고 있었다. 골드필드와 킬번은 박사 후 과정을 함께 밟은 사이였다. 따라서 골드필드는 망설임이 없이 도움을 요청했다. 그는 킬번이 실험실에서 새로운 바이러스의 배양을 즉시 시작하기를 원했다. 킬번이 빨리 증식하는 균주를 만들어 돼지 독감 백신을 (혹시 필요하게 되면) 만드는 데 사용할 수 있기를 바랐다. 딕스 기지의 병사들에게서 분리한 돼지 독감 바이러스는 배양 속도가 아주 느렸다. 백신을 만들기 위해서는 증식이 빠른 균주로 전환시켜야 했다.

킬번은 그 분야에서 세계적인 전문가였다. 그는 지난 십여 년 간 등장한 모든 새로운 독감 바이러스 균주에 대하여 다양한 변종을 만들어 냈다. 만약 딕스 기지의 돼지 독감 바이러스가 1918년 독감의 재림을 알리는 첫 신호탄이라면 그들에게는 낭비할 시간이 없었다.

"대단히 흥미를 느꼈다."라고 킬번은 말했다. 당시에는 지나치게 과장한 듯한 삽화와 함께 실렸던 기사가 이제는 선견지명으로 여겨졌다. "내 생각이 기대 이상으로 맞아떨어졌던 것이다."라고 킬번은 말했다. 그는 월요일 오전에 그 바이러스 균주가 도착하기를 초조하게 기다렸다.

2월 14일 토요일 오전 11시, 센서 박사의 비상 회의가 시작되었다. 애틀랜타 외곽의 대학촌에 자리한 질병 통제 센터에 비밀리에 모인 사람들은 미국 내 공중 보건 분야의 지도자급 인사들이었다. 그들은 딕스 기지의 바이러스에 대해 듣고 어떻게 할지를 결정하기 위해 모였다.

필요하다면 즉시 행동을 취할 수 있는 힘을 가진 사람들이었다. 거기에는 국립 보건원 산하의 국립 알레르기 및 전염병 연구소(독감 바이러스 같은 바이러스를 연구하고 전염병의 확산 방지를 연구하는 곳)의 존 실 박사, 미국 식품 의약국에서 백신의 품질 관리와 허가를 담당하는 생물 의약품 분과 과장 해리 메이어 박사, 뉴저지 공중 보건국의 골드필드, 월터 리드 육군 연구소에서 수백만 육군의 건강을 책임지는 필립 러셀 대령과 프랭클린 톱 대령이 포함되어 있었다.

회의는 엄숙하고 약간 긴장된 분위기 속에서 시작되었다. 모두가 토론 내용을 과학에만 집중시키려고 애썼다. 먼저 센서 박사는 도들 박사에게 딕스 기지의 병사들을 감염시키고 그중 한 명은 죽게 만든 것이 돼지 독감 바이러스임을 보여 주는 실험 결과를 설명할 것을 주문했다. 도들 박사의 설명이 끝나자 회의 참가자들은 실험 내용에 대하여 질의했다. 돼지 독감 자료가 잘못되었을 가능성은 없는가? 실험실 오염에 따른 결과일 가능성은? 골드필드는 돼지 독감 바이러스가 있을 것으로 추정되는 새로운 표본들을 질병 통제 센터로 보내 독감 바이러스 실험을 한 적이 없는 깨끗한 실험실에서 다시 실험하도록 주문하겠노라 대답했다.

그러면 돼지 독감 유행병은, 만일 그런 것이 있다면, 어느 범위까지 퍼져 있는가? 육군 대표들은, 군의관들이 돼지 독감에 걸린 딕스 기지의 병사들에게서 추가로 표본을 추출할 것이며 병사들뿐 아니라 그 가족들의 혈액 표본 또한 입수하여 돼지 독감의 항체가 있는지 조사할 것이라고 대답했다. 항체는 돼지 독감 바이러스에 감염되었다가 회복했음을 나타내는 증거가 될 것이었다. 뉴저지 공중 보건국 측은 돼지 독감 바이러스가 딕스 기지 부근의 민간인들을 감염시켰는지 알아보기 위해 기지 인근에 살고 있는 사람들을 조사하겠노라고 약속했다. 실 박사는 국립 알레르기 및 전염병 연구소에서 돼지 독감이 전국적으로 얼마나 퍼져 있는지 확인하는 작업에 착수하겠다고 했다.

물론 모두의 마음속에는 중요한 의문 하나가 자리 잡고 있었다. 돼지 독감에 걸린 네 명의 환자가 새로운 대규모 유행병의 첫 번째 신호탄인가 하는 것이었다. 하지만 1976년에 상원 보건 위원회에서 일했던 존스홉킨스 의과 대학의 아서 M. 실버스타인 박사의 말에 따르면 회의 참가자들은 만약 1918년 독감의 재림 가능성에 대해 말하면 실제로 그런 일이 일어날까 봐 두려운 듯, 마치 약속이나 한 것처럼 뚜렷한 언급을 피했다고 한다. 그럼에도 불구하고 "이런 생각은 대부분의 참가자들의 마음속에 뚜렷이 존재하고 있었다."라고 실버스타인은 덧붙였다. 그날 합의된 결정들은 그들이 1918년 독감의 재발과 같은 최악의 상황을 대비하고 있었음을 보여 주었다.

회의 참가자들은 만일의 경우에 대비하여 실험에 사용할 돼지 독감 항체를 만들기로 결정했다. 항체를 만들기 위한 기본적인 작업으로, 기니피그나 흰족제비나 닭 같은 동물에 바이러스를 주사하고 동물의 체내에서 질병과 싸우는 다량의 항체 단백질이 만들어지도록 몇 주를 기다렸다. 항체는 적혈구를 제거한 밀짚 빛깔의 혈청 속에 나타날 것이었다.

센서 박사를 비롯한 회의 참가자들은 백신 생산 준비를 시작할 필요가 있다는 데에 동의했다. 만약의 경우에 대비하여 새로 분리한 돼지 독감 바이러스를 대량으로 만들어 놓아야 한다고 의견 일치를 보았다. 질병 통제 센터 측에서, 수정란 속에서 빨리 증식하는 특별한 바이러스 균주를 준비할 것이라고 말했다. 대규모 예방 접종 프로그램을 실시할 만큼 충분한 양의 바이러스를 생산하기 위해서는 반드시 필요한 단계였다. 그러자 골드필드는 이러한 결정이 나올 것을 미리 예상해 뉴욕의 킬번 박사에게 바이러스 표본을 이미 보냈다고 알렸다. 식품 의약국의 메이어 박사는 준비가 되는 대로 특별한 독감 균주들을 제약 회사에 보내 돼지 독감 백신을 만들 채비를 할 수 있게 하겠다고 말했다.

　마지막으로 그들은 돼지 독감 바이러스가 딕스 기지 안팎에서 퍼지고 있는지, 만일 그렇다면 얼마나 멀리, 얼마나 빨리 퍼지고 있는지 밝혀내기 위해 과학적인 조사를 실시해야 한다는 점에 동의했다. 그러기 위해 독감과 유사한 증세를 보이는 환자들에게서 혈액 표본을 추출하고, 동일한 환자들에게서 몇 주(체내에서 다량의 항체를 생산하는 데 걸리는 시간이다.) 뒤에 다시 혈액 표본을 추출해야 했다. 먼저 환자들이 앓고 있는 동안 혈액 표본에 항체가 있는지를 실험하기 위해 혈액 속에 있는 단백질이 돼지 독감 바이러스와 흡착하여 적혈구 응집을 일으키는지 알아봐야 했다. 사람들이 과거에 이 독감을 앓은 적이 없거나 1918년 이후에 태어났다면 그들의 혈액에는 돼지 독감에 대한 항체가 없을 터였다. 하지만 환자가 돼지 독감에 감염된 적이 있다면 질병을 앓은 지 몇 주 후에 채취한 혈액 표본에는 이 독감 균주에 대한 항체가 다량으로 있을 것이었다.

　회의에 참가한 사람들은 가장 중요한 의문인 "딕스 기지에서 발견된 돼지 독감 바이러스가 1918년 독감의 재발을 알리는 신호인지, 아니면 사람과 사람 사이에는 거의 전파되지 않거나 만일 전파된다고 하더라도 거의 해를 끼치지 않는 시시한 바이러스에 불과한지"에 대한 답을 알아낼 방법이 없음을 알고 있었다. 딕스 기지 지역에는 아직 치명적인 유행병이 돌고 있지 않았다. 따라서 모든 것은 불확실했다. 결과적으로 그들은 언론에 뭐라고 말하면 좋을지 고민스러웠다. 일반 대중에게 공포를 불러일으키고 싶어 하는 사람은 아무도 없었다. 하지만 정보를 너무 오래 감추다가 언론과 국민들로부터 질타를 받게 될까 봐 두려웠다.

2월 16일 월요일, 킬번은 실험실에 도착해 골드필드가 보낸 바이러스 소포가 도착했는지 살펴보았다. 그러나 아무리 찾아도 보이지 않았다. 킬번은 크게 걱정이 되었다. 치명적일 수 있는 바이러스가 사라졌다는 것도 큰 문제였거니와, 어쩌면 바이러스가 든 병이 사고로 깨져서 사람들을 감염시킬지도 모른다는 생각에 안절부절못했다. 하지만 곧 별일 아니라는 것이 드러났다. 당시에는 페더럴 익스프레스 같은 24시간 택배 회사가 생기기 전이라 모든 우편물은 우체국을 통해 배달되었는데 2월 16일 월요일은 조지 워싱턴의 생일인 국경일이었다. 킬번 박사는 하루만 더 기다리면 딕스 기지의 바이러스가 들어 있는 까만 나사 뚜껑 시약병 네 개를 전달받을 수 있었다.

2월 17일, 질병 통제 센터의 바이러스 실험실에서는 바이러스에 대한 재실험을 완료하고 딕스 기지의 병사들이 돼지 독감에 감염되었음을 확인했다. 같은 날 킬번 박사는 딕스 기지의 바이러스를 수정란 속에 주입하고 백신 생산에 사용할 바이러스 균주를 배양하기 시작했다.

킬번 박사는 치명적일지도 모르는 독감 균주를 다루는 일의 위험을 알고 있었다. 그래서 자신과 실험 조수인 바버라 포코니만 바이러스를 다루기로 하고 밀폐된 실험실에서 작업하기로 결정했다. 오늘날 치명적인 바이러스를 다룰 때 사용하는 것과 같은 고도의 기술력으로 만들어진 격리 시설은 1976년에는 존재하지 않았다. 킬번 박사는 자신이 하고 있는 일의 성격이나 새로운 바이러스의 속성에 대하여 포코니를 제외한 다른 누구에게도 말하지 않았다. 몇 달 후 포코니는 《뉴욕 타임스》의 과학 전문 기자 해럴드 슈멕에게 자신은 침묵의 서약을 지켰노라고 말했다. "실험실의 누구에게도 말하지 않았다. 동료들은 정말로 내가 정신이 나갔다고 생각했다."라고 그녀는 말했다.

그러는 사이 정부 관리들은 딕스 기지의 돼지 독감에 대해 국민들에게 알릴 때가 되었다고 판단했다. 그들은 상황에 대하여 좀 더 조사하고 정말로 치명적인 독감 균주가 등장한 것인지 확실히 알아내고 싶었지만 엉뚱한 곳에서 언론에 먼저 이야기가 새어나갈까 걱정했다. 그것은 최악의 시나리오였다.

기자 회견은 매우 신중하게 준비되었다. 아무도 공포를 불러일으키고 싶지 않았다. 무엇보다 돼지 독감이 위험한지, 전국에 확산되고 있는지조차 분명하지 않은 상황이었다. 2월 19일, 센서 박사는 질병 통제 센터에 기자들을 불렀다. 초청 기자들은 대부분 애틀랜타 부근의 지역 언론사 기자들로 한정되었고 전국 규모의 언론사에는 전화 중계를 허용했다. 당초 센서 박사는 평범한 수준으로 대화를 이끌며 1918년 독감에 대해서는 언급조차 하지 않을 작정이었다. 하지만 공식 성명서가 낭독된 이후의 질의응답 시간에 그만 유도 질문에 넘어가고 말았다. 눈치 빠른 기자들은 그것을 놓치지 않았다.

《뉴욕 타임스》의 해럴드 슈멕 기자는 "정부, 대규모 유행성 독감의 재발 가능성을 경고하다."라는 제목의 전면 기사를 썼다. 기사는 "현대 역사상 최악의 세계적 유행병인 1918년 독감을 일으킨 바이러스가 돌아올 가능성이 제기되었다."라고 전하면서 1918년 이야기부터 언급했다. NBC 뉴스도 상당 부분 같은 내용을 방송하면서 1918년에 사람들이 살인 독감에 걸리지 않으려고 마스크를 쓴 사진들을 내보냈다.

기자 회견 다음 날, 바로 슈멕 기자의 기사가 《뉴욕 타임스》에 실린 날, 정부 과학자들은 다시 모였다. 이번에는 워싱턴 인근 메릴랜드 주 베데스다에 위치한 식품 의약국의 생물 의약품 분과에서 만났다. 정부 기관에 속하지 않은 인사로는 바이러스학자인 킬번과 앨버트 세이빈이 참석했다. 과학적인 부분에서는 새로 논의할 것이 거의 없었다. 군인 몇 명이 돼지 독감에 감염되었고 한 명이 사망했다. 새로운 대규모 유행병이 시작되었다는 증거는 전혀 없었다. 하지만 "딱 꼬집어 말하기 어려운 어떤 이유로 분위기는 '만일 그렇다면……'에서 '글쎄, 그렇게 되겠군.'으로 변한 것 같았다. 민간 과학자들과 정부 과학자들 양쪽 모두에서 뉴저지 사건이 앞으로 다가올 더 심각하고 광범위한 사태의 전조일지도 모른다는 공감대가 형성된 듯했다. 위험의 범위가 어느 정도인지 규정하는 것은 불가능했지만 그들이 독감에 대해 알고 있는 모든 지식을 감안할 때 이 질병이 확산될 위험이 일정 부분 존재한다는 것과 나중에 후회하는 것보다는 안전하게 대비하는 편이 낫다고 느끼는 것은 분명했다."라고 나중에 실버스타인은 말했다.

회의 참가자들은 돼지 독감 백신을 신속하게 생산하고 실험할 방법과 전 국민을 대상으로 돼지 독감 예방 접종을 실시하기 위한 대대적인 캠페인을 시작할 방법 등을 진지하게 토의했다.

그 사이에 의사들은 딕스 기지의 상황을 계속해서 주시하였다. 병사들은 여전히 독감에 걸렸다. 하지만 대부분은 A/Victoria 균주에 감염되었다. 그래도 돼지 독감 바이러스가 존재한다는 징후는 여전히 존재했다. 바이러스학자들은 2월에 독감에 걸린 다섯 번째 병사에게서 돼지 독감 바이러스를 검출해 냈다. 또한 혈청 항체 실험을 통해 독감에서 회복한 8명의 병사들이 돼지 독감에 걸렸던 것을 밝혀냈다. 딕스 기지의 군의관들이 인체 내의 돼지 독감 항체를 찾는 조사를 실시하자 전체 조사 대상자 가운데 약 500명이 항체를 보유하고 있음이 드러났다. 그들 또한 돼지 독감 바이러스에 감염된 적이 있었던 것이다.

한편 딕스 기지 인근의 민간인들은 A/Victoria 균주 이외의 다른 바이러스에는 감염되지 않은 것 같았다. 뉴저지의 다른 지역에 살고 있는 사람들도 마찬가지였다. 그리고 육군이 조사한 바로는 다른 기지들에서는 돼지 독감이 발견되지 않았다. 게다가 국립 보건원과 뉴저지 공중 보건국의 관리들은 민간인 중에서 돼지 독감 환자가 발생한 흔적을 전혀 발견하지 못했다. 질병 통제 센터에서 세계 보건 기구에다 다른 국가에서 돼지 독감 환자가 발생했는지 확인해 줄 것을 요청했지만 세계 보건 기구는 돼지 독감 바이러스가 다른 나라에 퍼지고 있다는 증거를 전혀 찾지 못했다고 알려 주었다.

일 년 후 골드필드는 그 사건에 대해 이야기하면서 그들이 처했던 딜레마에 대해 솔직하게 토로했다. "분명히 흔치 않은 일이었다."라고 그는 말했다. "대단히 새로운 균주 하나가 나타났다가 2월 첫째 주에 사라진 것은 분명했다. 지금 생각해 보면 아마 A/Victoria와의 경쟁에서 살아남지 못했던 것 같다. 그러나 사람에서 사람으로 전파되는 대단히 새로운 균주가 등장했을 때 대규모 유행병으로 발전하지 않은 사례는 우리가 아는 한 한번도 없었다. 새로운 균주가 딕스에 나타났다가 첫 번째 전파 시도에서 우리에게 발각되었을 가능성은 너무 낮았고 타당한 설명에서 제외될 수밖에 없었다."

킬번은 돼지 독감이 전파되지 않은 이유에 대한 그럴 법한 설명으로 "독감 바이러스는 매년 봄이나 여름이면 사라지는 것처럼 보인다. 하지만 지금은 독감 바이러스가 실제로 사라지는 것이 아니라는 것을 알고 있다."라고 말했다. 여름에 독감 환자 발생 빈도는 떨어지지만 그래도 감염은 일어난다. 어떤 사람들은 고열, 근육통, 두통을 동반하는 완연한 독감 증세를 보이지만, 또 어떤 사람들은 콧물과 미열 정도에 그칠 뿐이다. 그래서 종종 '여름 감기' 라는 애매한 이름으로 불리기도 한다. 그리고 독감에 감염되어 바이러스를 옮길 수 있지만 증세를 전혀 보이지 않는 사람도 있다고 킬번은 주장했다. 대규모 유행성 독감의 경우에도 독감에 감염되는 사람 중 최소한 7퍼센트 정도는 아무런 증세를 보이지 않는다는 것이다. 바이러스가 번성하기 위해서는 건조한 겨울 공기가 필요하다. 높은 습도에서는 바이러스가 빨리 죽어 버린다. 그것이 유행성 독감이 봄이 오면 사라지는 것처럼 보이는 이유이다.

비록 돼지 독감 바이러스가 확산되고 있는 것처럼 보이지는 않았지만 킬번은 안심할 수 없었다. 봄이 다가오면서 날씨가 점점 따뜻해졌다. "바이러스가 어디선가 잠복하고 있다가 가을에 불쑥 나타날까 봐 겁이 났다. 백신 프로그램을 통해 우리는 인류 역사상 처음으로 대규모 유행병을 예방할 수 있는 기회를 갖게 되었다."라고 그는 말했다.

"모두들 더 많은 증거를 원했고 더 기다리고 싶어 했다. 하지만 상황의 심각성을 감안할 때 우리는 그런 사치를 부릴 여유가 없었다."라고 킬번은 당시의 한 인터뷰에서 말했다.

일 년 후, 돼지 독감 사건의 공식 조사에 참가했던 의학 전문가 리처드 노이슈타트와 하비 파인버그는 이렇게 썼다. "북반구 독감철의 막바지인 2월에서 3월로 넘어가는 동안 전 세계적으로 사람에서 사람으로 돼지 독감 전염이 확인된 사례는 육군 기지 한 곳에서 사망 1명, 발병 13명, 질병에 걸렸다가 회복되었음이 분명한 최고 500명의 신병들이 전부였다."

만일 돼지 독감 예방 접종 캠페인을 위해 백신 생산을 준비할 것이라면 더이상 시간을 허비할 수 없었다. 의무 사령관이 지정한 예방 사업 고문 위원회에서는 다음 해에 어떤 종류의 백신을 생산할 것인지를 대개 1월에 결정했다. 1976년 1월, 이 위원회는 A/Victoria 독감에 대비해 65세 이상의 노인들과 만성 질환을 앓는 4000만 명분의 백신을 만들도록 권고했다. 2월 말 무렵에는 독감 백신을 생산하는 네 개의 제약 회사인 머크, 메렐 내셔널, 파크 데이비스, 와이어스에서 A/Victoria 독감에 대한 백신 2000만 명분을 이미 만들어 놓았다. 이제 이 전략은 재평가될 것이 확실했다.

그 사이에 킬번은 백신 생산에 사용할 빨리 자라는 독감 균주를 개발하기 위해 전념하고 있었다. 킬번과 그의 조수가 원하는 균주를 만들어 내는 데는 2주가 걸렸다. 그들은 균주에 X-53이라는 이름을 붙였다. 당시에는 비록 몇 숟가락 분량밖에 안 되었지만 그들은 바이러스를 분양하기 시작했다. 주말인 2월 27일, 국립 보건원과 질병 통제 센터는 킬번의 실험실에 사람을 보내 바이러스를 받아 오게 했다. 한 제약 회사는 바이러스 표본을 받아 오라고 킬번의 집에 사람을 보냈다. 일주일 후에는 네 개의 백신 제조 회사들이 킬번의 바이러스를 가지고 돼지 독감 백신을 만들고 있었다.

이제 예방 사업 고문 위원회가 소집될 차례였다. 위원회의 위원들은 3월 10일에 예정된 다음 회의가 중요한 회의가 될 것임을 알았다. 회의가 열리기 전날, 센서 박사는 회의 준비를 하기 위해 질병 통제 센터 간부들과 만났다. 그중 한 명이었던 도들 박사는 당시의 딜레마를 이렇게 회고했다.

"그 바이러스가 확산될 것이라고 단정적으로 말할 수는 없었다. 하지만 딕스 기지에서 인간에서 인간으로의 전파가 일어난 것은 확실했다. 또한 50세 미만(또는 62세 미만)의 사람들에게 이 바이러스에 대한 항체가 없다는 것 역시 분명했다. 그것은 대부분의 사람들, 특히 젊은이들이 위험하다는 의미였다. 이 전염병이 전 세계적인 대규모 유행병으로 발전할 가능성은 분명히 고려되어야 했다."

게다가 바이러스가 딕스 기지에서 몇 명의 병사만을 감염시키고 사라진 것처럼 보이지만 정말로 사라졌다고 보장할 수는 없다고 도들은 말했다. "독감 바이러스는 상상 이외의 일들을 할 수 있다. 6주는 짧은 시간이다. 우리는 대규모 유행병이 발생할 가능성이 존재한다는 기본적인 믿음을 보고할 수밖에 없었다."

어려운 것은 위험을 평가하는 일이었다고 킬번은 말했다. 질병 통제 센터의 과학자들이 제안한 예방 백신 프로그램의 고문이자 옹호자로서 킬번은 "새로운 바이러스와 1918년 독감의 관계, 그리고 그것이 내포하는 위험을 정확하고 이해할 만하게 전달하는 것은 쉽지 않았다."라고 토로했다. 딕스 기지의 바이러스는 돼지에서 나왔다. 하지만 그것은 너무나 미약한 근거였다. 독감 바이러스가 사람들 사이에서 어떤 영향을 미치는지를 보지 않고서 그 위험 정도를 판단할 방법은 없었다. 과학자들은 딕스 기지의 바이러스와 1918년 독감 바이러스를 비교할 수 없었다. 아무도 1918년 바이러스의 표본을 가지고 있지 않았기 때문이었다.

"따라서 사람들은 딕스 기지의 바이러스가 1918년 독감 바이러스에 비해 더 위험하거나, 똑같이 위험하거나, 덜 위험할 거라는 식으로밖에 말할 수 없었다. 딕스 사례에서 얻은 한정된 임상 정보만으로 이 바이러스의 위험성을 판단하기에는 뭔가 부족했다. 하지만 바이러스와 폐렴의 관련성, 그리고 젊은 신병의 죽음에는 분명 마음을 불편하게 만드는 요소가 있었다."라고 킬번은 말했다.

정부가 전국적인 돼지 독감 예방 접종 캠페인을 추진하기로 결정한 다면 한시도 지체할 여유가 없었다. 백신을 생산하는 데 몇 달이 걸릴 것이고 백신을 전국에 배포하는 데도 8~10주가 걸릴 것이었다. 그렇게 많은 사람들이 백신 예방 접종을 하게 되는 것은 역사상 처음이었다. 예방 접종을 하고 나서 독감에 면역이 생기는 데에는 2주가 걸린다. 따라서 돼지 독감 백신의 생산부터 전인구가 성공적으로 면역성을 갖추는 데까지는 최소한 석 달이 필요했다.

또 하나의 선택은 치명적인 돼지 독감 유행병이 정말로 발생할지 기다리며 백신을 비축하는 것이었다. 하지만 독감이란 하룻밤 사이에 전 세계로 퍼질 수 있기 때문에 그것은 재앙으로 이어질 수도 있다고 회의에 참가한 과학자들은 판단했다. "백신을 창고에 보관하는 것보다는 사람들의 몸속에 보관하는 것이 낫다."라고 한 참가자는 말했다.

하지만 도들 박사를 비롯한 다른 사람들은 전국적으로 돼지 독감 예방 접종을 실시하기 위해 즉각적인 행동에 돌입하는 것에 대해서는 여전히 갈등을 느꼈다. 노이슈타트와 파인버그는 3월 9일의 회의에 참가한 질병 통제 센터의 한 간부와 인터뷰했다. 익명을 요구한 그 간부는 이렇게 설명했다.

"그 일은 질병 통제 센터 입장에서는 뜨거운 감자였다. 그때는 독감철이 끝날 무렵이라 다음 독감철이 오기 전에 뭔가 다른 일을 하려고 준비하던 차였다. 우리가 모든 사람에게 예방 접종을 시켜야 하는 것은 명백했다. 하지만 그 일을 하기 위해서는 다른 질병과 관련된 많은 일들을 중단해야만 했다."

정말로 대규모 유행성 독감이 발생할 경우를 가정해 보자고 이 익명의 간부는 말했다. 그래도 예방 접종 프로그램은 재앙으로 이어지게 되어 있었다. 때맞춰 독감 주사를 맞지 못한 사람들은 무방비 상태로 노출될 것이기 때문에 화를 낼 것이다. 독감 백신을 맞은 후 다른 독감 바이러스에 걸리게 된 사람들은 백신이 효과가 없다고 생각하고 화를 낼 것이다. 전국에서 수백만의 사람들이 화를 낼 것이 분명했다. 1918년 독감이 재발할 가능성이 낮은 것은 맞았다. 하지만 익명의 간부는 말했다. "누가 확신할 수 있겠는가? 그리고 정말로 최악의 사태가 발생한다면 모두 우리를 죽이려고 할 것이다."라고 걱정했다.

반면 대규모 유행성 독감이 발생하지 않는다고 가정해 보자. 그렇게 되면 질병 통제 센터는 '허위 경보'로 예산을 낭비했다고 비난받을 것이었다. 독감 주사를 맞은 사람들부터 현장에서 예방 접종을 실시한 사람들에 이르기까지 모두가 질병 통제 센터를 비난할 것이 분명했다. "질병 통제 센터 입장에서는 어떻게 해도 승산이 없는 상황이었다."라고 간부는 결론지었다.

하지만 3월 9일 회의의 최종 결론은 뻔한 것이었다. 결국 그들의 임무는 사람들의 건강을 지키고 질병으로부터 보호하는 것이었다. "백신이 없는 유행병보다는 유행병 없는 백신이 나았다."라고 킬번은 말했다.

다음 날 예방 사업 고문 위원회가 열렸을 때, 회의실 안에는 흥분과 기대감이 감돌았다. 돼지 독감에 대한 전국적인 예방 접종 캠페인 계획을 일반 대중에게 알리는 첫 순간이 될 것이었다. 언론사에서도 왔고 킬번 같은 전문가들도 참석했다. 킬번은 예방 접종 캠페인을 지지한다는 의사를 이미 밝힌 바 있었다.

그로부터 20년 이상 지난 지금, 당시에 사람들이 어떻게 느꼈는지를 알기란 어려운 일이다. 하지만 정책 전문가인 노이슈타트와 파인버그는 1년 후에 보건 교육 후생부 장관 조지프 칼리파노에게 제출할 당시의 에피소드에 관한 기밀 보고서를(나중에는 결국 공개되었다.) 작성하면서 돼지 독감 예방 접종 결정에 참여한 사람들을 인터뷰했다. 그들은 회의에 참가한 사람들이 어떤 생각을 했는지, 공개적으로 어떤 행동을 했는지 묻고 회의 동안 오간 대화의 흐름을 재구성하려고 시도했다.

노이슈타트와 파인버그는 고문 위원회의 회의에 참가한 사람들과의 인터뷰에서 참가자들이 개인적으로 대규모 돼지 독감 유행병이 발생할 가능성을 어느 정도로 추정했는지 물었다. 추정치는 2~20퍼센트로 다양했다. 하지만 아무도 그런 속마음을 입 밖에 내지 않았다. "모두가 속으로만 추정했을 뿐이었다."라고 노이슈타트와 파인버그는 썼다. "결국 이 추정치는 개인적인 판단에 기초했을 뿐 과학적인 근거에 기초한 것이 아니었다. 그들은 이제 우리에게 털어놓고 있지만 당시에는 아무런 말도 꺼내지 않았다."

다른 한편으로 킬번은 이 두 명의 분석가가 회의 참가자들을 비판하거나 감히 그들의 마음을 읽으려 하는 것이 공정한 일인지 의문을 제기했다. "개인적으로 그와 같은 상황에서 '가능성'을 강조하는 차원을 넘어 위험을 정량화했어야 한다는 발상은 불합리하다고 생각한다. 대규모 유행병의 발생 가능성이 0.001퍼센트밖에 되지 않는다 하더라도 위험이 가지는 무게는 결코 가볍지 않았다."라고 킬번은 말했다.

나중에 노이슈타트와 하버드 대학의 역사학자 어니스트 R. 메이는 돼지 독감 백신 결정에 핵심적이었다고 생각되는 순간들을 분석했다.

그들은 돼지 독감 예방 접종 캠페인을 결정하는 순간이 피그만 침공 사건*이나 베트남 전쟁 참전과 같은 역사상 중요한 순간들과 유사한 특성을 공유하고 있다고 말했다. 각 경우마다 "중요한 결정을 내린 사람들 모두가 또는 최소한 일부가 '맙소사, 내가 어쩌다가 그런 결정을 내렸을까!' 라고 후회했다."라고 그들은 말했다.

3월 10일의 회의는 해당 분야의 전문가들까지 1918년 독감의 유령에 사로잡혀 있음을 여실히 보여 준 하나의 전환점이었다.

노이슈타트와 메이는, 전 국민을 대상으로 예방 접종을 실시하지 않을 경우에 치명적인 돼지 독감 유행병이 미국을 휩쓸 가능성이 얼마나 되는지를 3월 10일 회의의 참가자들이 한번도 공개적으로 밝히지 않은 점에 특히 주목했다. 그것이 주된 실수였다고 그들은 말했다. 토론 중에 전문가들에게 개인적으로 생각하는 추정치를 밝히게 하는 것은 그들의 약점을 노출시키는 최선의 방법일 수 있었다는 것이다. 분명히 돼지 독감 예방 접종 캠페인 같은 중요한 결정을 내리기 전에 연방 관리들은 해당 분야의 전문가들에게 치명적인 대규모 유행병이 발생할 가능성이 얼마라고 생각하는지 공개적으로 밝힐 것을 요구했어야 한다는 것이다. "의사들과 전문가들이 밝히기를 망설인다면, 행정적인 면에서 폭넓은 경험을 가진 해당 분야의 다른 전문가의 의견을 먼저 제시하는 방법이 있다. 대신 질문은 이렇게 하라. '당신을 전문가로서 대동하고 언론에 발표할 때 확률이 X라고 말한다면 그것이 옳을까요? 아닙니까? 그럼 Y는 어떨까요?' 라는 식으로 질문을 계속하는 것이다."라고 그들은 설명했다.

"질문을 받은 사람이 다른 확률을 제시한다면 '왜 그렇게 생각합니까?' 라는 질문이 뒤따라야 한다. 답변은 상식에 근거한 것일 수도 있고 유추에 근거한 것일 수도 있다. 중요한 것은, 비전문가인 관료가 정책을 결정하기 전에 전문가가 무슨 근거로 '가정'을 '확신'으로 연결시키는지가 다른 전문가들이 듣는 앞에서 노출된다는 점이다."

숨겨진 가정과 가치 판단을 드러내는 또 다른 방법은 '알렉산더 질문'이라고 부르는 질문을 던지는 것이라고 노이슈타트와 메이는 말했다. '알렉산더 질문'은 노이슈타트와 메이가 3월 10일 회의에 참석한 워싱턴 주립 대학의 러셀 알렉산더 박사의 이름을 따서 붙인 이름이다. 알렉산더 박사는 회의 참가자들에게 질문을 던졌는데 그의 질문법이 너무나 능숙해서 만일 정책을 결정하는 사람들이 이 '알렉산더 질문'을 사용한다면 평범한 실수는 말할 것도 없고 역사적인 커다란 실수를 면할 수 있을 거라며 노이슈타트와 메이는 감탄해 마지않았다.

알렉산더 박사의 질문은 너무나 간단했다. 그는 어떤 정보가 있어야 전국적인 돼지 독감 예방 접종이 반드시 필요하다는 생각을 버릴 것인지 회의 참가자들에게 실문했다. 모든 돼지 독감 환자들이 경미한 증세를 보인다는 증거면 될까? 또는 딕스 기지의 병사들을 제외하면 어느 누구도 돼지 독감에 걸리지 않았다면? 또는 질병이 발생한 시간이나 질병 발생 장소가 달랐더라면?

알렉산더 박사의 질문은 회의 참가자들에게 무시당했다. "그 상황에서 꼭 필요한 질문이었다."라고 노이슈타트와 메이는 주장했다. "답변을 강력하게 추궁했다면 더 깊이 있는 질문과 대답이 오갔을 것이었다. 백신의 부작용과 독감의 병독성 간의 선택에 관한 질문과 대답, 백신 생산 프로그램의 전망에 대한 질문, 백신 비축이나 그 밖의 사안에 대한 질문과 대답이 활발하게 오갔을 것이다. 하지만 그런 논의는 없었다."

사실 노이슈타트와 메이는 "'알렉산더 질문'이 밝히려 했던 것은 과거의 경험에 의해 확인되는 연상"이었음을 깨달았다. "그것은 사람들이 1918년 독감에 대해 품고 있는 성급한 두려움을 보여 주었을 것이고 돼지 독감 예방 접종 결정 뒤에 자리한 과학적인 자료의 부족을 노출시켰을 것이다."

자신의 질문이 무시되었음에도 불구하고 알렉산더 박사는 계속해서 신중할 것을 주장했고 위험한 전염병이 유행하고 있음이 확실해질 때까지 백신을 생산해서 비축해 두는 편이 나을지도 모른다는 의견을 제시했다. 하지만 알렉산더는 자신의 의견을 강하게 내세우지 않는 조용한 남자였다. 그는 발언을 길게 하지 않았고 다른 참가자들에 비해 발언 횟수도 적었다. 사실 알렉산더는 대단히 '차분해' 보였다. "우리가 만난 다른 참가자들은 그가 너무나 온화해서 '비축'에 관해 뭐라고 이야기한 기억이 난다는 정도로만 기억하고 있었다. 그는 나서는 유형의 사람이 아니었다. 과거의 회의에서도 늘 신중한 의견을 개진했기 때문에 이런 상황에서 그의 발언은 건성으로 듣기 쉬웠다."라고 노이슈타트와 파인버그는 말했다.

노이슈타트와 파인버그가 돼지 독감 사건에 대한 조사 보고서를 준비하면서 알렉산더 박사를 면담했을 때 그는 이렇게 말했다. "나는 언제나 인간의 몸에 낯선 물질을 투여할 때에는 신중해야 한다는 의견을 갖고 있다. 그것은 언제나 옳다.…… 2억 명이 그 대상일 때는 더욱 그러하다. 신중하게 생각해야 한다. 줄 필요가 없으면 주지 말아야 한다."

치명적인 대규모 유행병이 될 수도 있는 질병에 대한 국가 차원의 예방 접종 실시라는 역사적인 공중 보건 캠페인을 시작하는 흥분 속에서 알렉산더의 걱정은 쉽게 무시되었다. 게다가 일의 진행을 원했던 사람들의 논리 또한 설득력이 있었다.

나중에 실 박사는 질병 통제 센터의 한 직원이 센서 박사에게 개인적으로 이렇게 말했다고 회고했다. "대규모 사망자가 발생하는 유행병이 돈다고 가정해 보십시오. 그러면 이렇게들 말하겠죠. '그들은 생명을 구할 기회가 있었어. 그들은 백신을 만들어 놓았어. 그리고 냉장고 안에 넣어 두었던 거야.' 그것은 달리 말하면 '그들은 아무 일도 하지 않았어.'라는 말이 됩니다. 더욱 끔찍한 것은 '그들은 보건국에 예방 접종 캠페인을 권고조차 하지 않았단 말이야.'라는 비난이죠."

일부 전문가들의 경우에는, 국민을 질병으로부터 보호하겠다는 욕구를 넘어 당시에 주목받기 시작한 분자생물학에 비해 덜 빛나고 덜 흥미롭게 보이던 공중 보건 분야의 중요성을 보여 주고자 하는 욕망으로까지 확대시켰다. 텍사스 주립 대학의 공중보건학부 학과장이었던 로이얼 스탤론스 박사는 "이것은 내가 공중 보건의로서 누린 멋진 삶의 대가로 사회에 무엇인가를 되돌려 줄 수 있는 기회였다. 사회는 나에게 많은 것을 주었다. 나는 순수한 선의로 사회에 보답하고 싶었다. 또한 전염병학이 사람들의 주목을 받을 기회이기도 했다. 인류를 위해 별 공헌을 하지도 않은 분자생물학이 모든 공을 독차지했다. 보상이라는 사다리에서 전염병학은 낮은 순위를 차지하고 있었다. 하지만 전염병학은 인류의 고통을 줄여 주는 중요한 학문인 것이다."

많은 과학자들은 다음 겨울에 돼지 독감 유행병이 나타나지 않아서 백신 캠페인이 불필요하게 될 가능성이 있음을 알고 있었지만 그 걱정을 겉으로 드러내 표현하지는 않았다. "비록 우리의 걱정을 겉으로 표현했다고 해도 예방 접종 프로그램이 진행되기를 바라는 공통된 기대 속에 묻혀 버렸을 것이다."라고 킬번은 말했다.

당시를 돌아보며 킬번은 왜 자신을 비롯한 다른 사람들이 또 다른 선택 사항이었던 백신의 비축에 힘을 싣지 않았는지 의아해 했다. 돌이켜보면 '너무나 명백하고 매력적인' 선택이 아닌가 말이다. 그는 예방 접종을 하는 것이 최선의 선택이라고 모두를 납득시킨 두 가지 중요한 논리를 상기해야 했다.

첫째, 만일 위원회에서 백신을 생산해 비축하겠다는 결정을 내린다면 그것은 '이미 문제의 소지가 있는 프로그램으로 인식되어 의회의 지지를 이끌어내는 데 실패' 했을 것이다. 추진력을 잃게 되었을 테니까.

두 번째로, 백신 프로그램의 전문가들이 배포의 문제를 지적했다. 만일 겨울철에 바이러스가 빠르게 확산된다면 병원마다 백신을 배포하는 데 시간이 걸리기 때문에 즉각적인 대응을 하지 못하게 되리라는 것이었다.

3월 10일 이른 오후 무렵, 위원회는 하나의 합의에 도달했다. 그들은 모든 미국인에게 돼지 독감 예방 접종을 실시하는 국가적인 캠페인을 진행하기로 결정했다.

"스탤론스 박사가 훌륭하게 요약했다."라고 센서 박사는 말했다. "첫째로, 인간에서 인간으로 전염되는 새로운 균주가 존재한다는 증거가 있었다. 둘째로, 새로운 균주가 발견되면 언제나 대규모 유행병이 뒤따른다는 경험의 법칙이 있었다. 셋째로, 역사상 처음으로 인간에게 대규모 예방 접종을 실시할 수 있는 지식과 역량이 있었다. 따라서 우리가 예방의학을 신뢰한다면 우리에게는 선택의 여지가 없었다."

센서 박사는 9쪽짜리 비망록을 작성했다. 그것은 나중에 「실행 비망록」으로 알려지게 되었다. 이제 그의 목표는 예방 접종 프로그램을 시작하도록 정부를 설득하는 것이었다. 비록 '아무것도 하지 않음'까지 포함하여 여러 가지 선택 사항을 포함시키긴 했지만 고문 위원회에서 일치된 결론을 내리게 된 이유를 자세히 설명했고 1918년 독감이 다시 재발할 가능성에 대해 특별히 언급했다. 그리고 연방 정부에서 전 국민에게 예방 접종을 실시할 만큼의 충분한 백신을 구입하고, 국립 알레르기 및 전염병 연구소에서 임상 실험을 진행하고, 식품 의약국의 생물 의약품 분과에서 백신을 허가해 주고, 공공 및 사립 시설에서 실제 예방 접종을 실시해야 한다는 의견을 내놓았다. 백신 생산 비용은 1억 달러가 될 것이라고 센서 박사는 썼다. 나머지 프로그램에 3400만 달러가 추가로 들어갈 것이었다. "역사상 이 정도 규모와 강도의 보건 프로그램을 실시한 예는 없다. 이 정도 규모에 걸맞는 질차나 선례는 존재하지 않는다."라고 정리했다.

센서 박사는 상관이자 보건 부문 차관인 시어도어 쿠퍼 박사를 위해 비망록을 썼고 보건 교육 후생부 장관인 데이비드 매튜스에게 보고했다. 결국 비망록은 연방 관리들의 위계를 차례로 거슬러 올라가 제럴드 포드 대통령의 손에 들어갔다. 그리고 정책을 결정하게 만든 문서가 되었다.

노이슈타트와 파인버그는 이 비망록이 마치 "이것을 무시했다가는 나중에 그 사실이 언론에 새어 나갔을 때 고스란히 부담을 떠안아야 하는 우유부단한 행정부로부터 긍정적인 반응을 이끌어 내려고 의도적으로 고안된 듯한 내용이었다."라고 평가했다. 비망록은 바로 그런 효과를 발휘했다.

센서 박사는 3월 13일 토요일에 비망록을 썼다. 월요일인 3월 15일에는 워싱턴에서 매튜스 장관을 만났다. 센서 박사와 매튜스 장관의 면담은 매튜스의 일일 정례 회의가 끝난 직후에 이루어졌다. 그날, 보건 부문 차관보인 제임스 딕슨 박사가 그 자리에 함께했고 센서가 보고서를 내놓자 딕슨이 상황을 자세히 설명했다. 당연히 대화는 1918년 독감이 다시 돌아올 가능성에 집중되었다.

후에 딕슨은, 매튜스 장관이 예방 접종 캠페인을 성원하고자 한 것은 피할 수 없는 일이었다고 말했다. "나는 매튜스 장관에게 상황을 설명했다.…… 그가 나에게 물었다. '가능성은 어느 정도요?' 나는 말했다. '모릅니다.' 내가 그 말을 했을 때 매튜스의 얼굴에 떠오른 표정을 보았다면 누구라도 어떤 결정이 내려질 것인지 금방 알 수 있었을 것이다."

매튜스도 동의했다. "센서와 딕슨 박사의 말을 들은 순간, 나는 '정치계'가 어떤 반응이든지 내놓을 수밖에 없음을 알았다. 그것은 피할 수 없는 결정이었다."라고 그는 말했다.

매튜스는 만일 1918년 독감이 다시 돌아올 가능성이 "모른다."라면 그것은 "0"보다는 크다는 것을 의미한다고 판단했다. 그것은 어떤 행동을 촉구하기에 충분한 근거였다. 그는 말했다. "실제로 최악의 상황이 발생했을 때 유권자들을 앞에 놓고 '가능성이 너무 낮아서 아무 일도 하지 않기로 결정했다. 겨우 2~5퍼센트 정도의 확률을 가지고 돈을 낭비할 수는 없지 않느냐'라고 말할 수는 없는 것이다."

그날 오전, 매튜스 장관은 행정 관리 예산국의 제임스 T. 린 국장에게 편지를 보내 돼지 독감 예방 접종 캠페인이 필요하다고 설명했다. "가장 치명적인 형태의 독감인 1918년 독감이 재발할 것입니다.

1918년에 '미국인만' 50만이 목숨을 잃었습니다. 이 바이러스가 나타나면 1976년에는 미국인 100만이 목숨을 잃을 거라고 생각됩니다."

　예방 백신 고문 위원회가 열린 지 닷새 만에 치명적인 독감 유행병이 나타날 가능성은 거의 확신에 가까운 단계로 올라갔다. 그 회의에 참석한 사람들은 대규모 유행병이 발생할 '가능성'이 있다고 말했다. 그러나 "3일 후, 센서 박사는 실행 비망록에 '상당한 가능성'이라는 용어를 썼지만 매튜스 장관은 1918년 독감 바이러스가 재발할 '가능성이 있다'에서 '재발할 것'이라는 표현으로 바꾸었다. 그리고 두 바이러스 모두 돼지 독감 바이러스의 항체와 결합하기 때문에(이것은 바이러스들이 동일하다는 증거는 될 수 없다.) 딕스 기지의 바이러스와 1918년 독감 바이러스가 닮았다는 센서 박사의 발표가 매튜스 장관의 글에서는 '1918년 독감 바이러스의 재발'로 한 단계 올라갔다."라고 노이슈타트와 파인버그는 지적했다. 게다가 과학자들이 새로운 바이러스의 병독성이나 심각성을 평가할 방법이 없다고 되풀이해서 말했음에도 불구하고 1918년에 50만이 사망했다면 인구가 배로 늘어난 1976년에는 사망자가 100만이 될 거라고 매튜스 장관은 추정했다.

　같은 날, 포드 대통령은 몇몇 보좌진과 회의실에 앉았다. 예산 국장 제임스 린, 예산 부국장 폴 오닐, 내정 자문 위원회의 의장 대리 제임스 캐버노프가 함께했다. 돼지 독감은 의제에 없었다. 하지만 세 사람 모두 그 이야기를 꺼냈고 포드 대통령에게 예방 접종 캠페인에 추가 예산이 필요할 거라고 말했다. 일주일 후, 포드 대통령은 정식으로 일정을 잡은 회의에서 그 주제에 관해 30분 동안 전반적인 설명을 들었다.

　회의실 안은 익숙한 인물들로 들어찼고 드문드문 새로운 얼굴들도 끼어 있었다. 매튜스 장관을 비롯하여 센서 박사의 상관인 시어도어 쿠퍼, 예산국의 린과 오닐도 그 자리에 있었다. 이번에는 농무부 장관 얼 버츠도 참석해 백신을 생산하려면 독감 바이러스 배양을 위해 사상 유례가 없는 엄청난 수정란이 필요하고 "미국의 수탉들은 의무를 다할 준비가 되어 있다."라고 포드에게 말했다.

회의에서 배포한 서류들 중에는 놀라운 예측과 호소력을 담은 센서 박사의 비망록도 끼어 있었다. 몇몇 사람들은 포드가 무슨 행동을 하든지 결국 비판을 받게 되리라고 경고했다. 센서의 비망록은 정책 조언자들의 머리에 겨눈 권총과 점점 더 비슷해졌다. 정부가 아무 일도 하지 않기로 결정했는데 비망록이 밖으로 새어나간다면 그것은 악몽이 될 것이었다. 더구나 대통령 선거가 있는 해였다.

예방 접종 캠페인을 허가하지 않았을 때 잘못될 수 있는 일이 무엇이 있는지만 들었을 뿐, 그 일을 진행했을 때 생길 수 있는 문제점에 대해서는 듣지 못한 포드 대통령은 예정된 결론에 도달했다. 그는 이렇게 설명했다. "조심하는 쪽에 도박을 해야 한다고 생각했다. 나는 항상 상황에 끌려가기보다 상황을 앞서 나가는 편을 선호한다. 나는 테드 쿠퍼와 데이브 매튜스를 깊이 신뢰하고 있었다. 그들은 이 일이 발생한 순간부터 나에게 계속 정보를 전했다. 테드 쿠퍼는 예방 접종 캠페인을 조기에 시작하자는 의견을 지지하고 있었다. 특히 아이들과 노인들부터 최대한 빨리 접종해야 한다고 주장했다. 따라서 중요한 기술적 문제가 없는 한, 그것이 우리가 해야 할 일이었다."

포드 대통령이 취해야 할 다음 행동은 지도적인 과학자들로 이루어진 회의를 소집하여 최고로 권위 있는 의학 전문가들의 승인을 받는 것이었다. 회의는 3월 24일 오후 2시 30분에 백악관의 각료실에서 열렸다. 참석자들 중에는 킬번과 스탤론스를 비롯하여, 폴리오 백신으로 소아마비를 몰아내는 데 혁혁한 공을 세운 미국의 두 영웅이자 서로 사이가 좋지 않은 경쟁자인 조나스 소크와 앨버트 세이빈이 있었다.

일부 독감 전문가들은, 새로운 독감 균주와 1918년 독감을 연계시킨 것이 마지막으로 발생한 대규모 유행성 독감인 1968년 홍콩 독감 때의 실패를 만회하기 위해 예방 접종 캠페인을 조기에 실시하려는 구실에 불과하다고 생각했다. 1968년 당시에는 너무나 적은 수의 사람들만이 면역력이 있어서 바이러스의 확산을 막을 수가 없었다. 하지만 대부분의 사람들은 1918년 독감에 대하여 다른 반응을 보였다.

결정을 내려야 하는 위치에 있던 사람들에게 그것은 "마른하늘에 날벼락"처럼 다가왔다고 노이슈타트와 메이는 썼다. "그들은 불길한 상상에 사로잡혔다. 1918년 독감은 대부분의 역사책, 전기, 회고록에서 아주 조그만 영역만을 차지할 뿐이었지만, 1976년 당시 연방 정부의 고위직에 있던 거의 모든 사람들에게는 1918년 독감에 관한 우울한 경험을 한 부모님이나 삼촌, 이모, 사촌, 최소한 가족의 친구라도 하나쯤 있었다. 그 살인마는 당시에 '스페인 독감'이라고 알려져 있었다. '돼지 독감'이라는 용어는 농장과 관련이 없는 문외한들에게는 아무런 의미도 없었다. 하지만 독감과 연관지어 언급되는 1918년은 (정확히는 1918년에서 1919년 사이) 거의 60년이 지난 후에도 워싱턴의 관료들에게 생생한 이미지를 불러일으켰다. 그 이미지들은 가족의 역사에 뿌리를 두고 있었고 그렇기 때문에 더욱 강력했다."

센서 박사를 비롯한 당시의 지도적인 과학자들이 포드 대통령을 만났을 때 그들의 대화에는 1918년 독감의 이미지가 겹쳐져 있었다. 그리고 그 이미지가 캠페인 실행 결정으로 몰아갔다.

센서 박사는 대규모 돼지 독감 전염병의 발생 가능성에 대하여 알려진 사실들을 정리하는 것으로 회의를 시작했다. 그런 다음 포드 대통령이 소크 박사와 세이빈 박사에게 의견을 물었다. 두 사람 다 돼지 독감 예방 접종 캠페인에 열성적으로 찬성했다. 마지막으로 포드 대통령은 전국적으로 돼지 독감 예방 접종 운동을 전개하는 데 찬성하는 사람은 손을 들라고 주문했다. 모두 손을 들었다.

돼지 독감 예방 접종 프로그램을 시작하라는 과학자들의 명시적인 찬성을 얻은 포드 대통령은 회의를 끝내고 집무실로 자리를 옮기겠다고 말했다. 누구든 개인적으로 이야기하고 싶은 사람은 집무실로 찾아오라고 주문했다. "그냥 자리에서 일어나 집무실로 와서 문을 두드리고 들어오면 됩니다."라고 포드는 그들에게 말했다. 아무도 찾아오지 않았다.

포드 대통령은 의학계가 돼지 독감 예방 캠페인을 만장일치로 지지하는 데에서 자신감을 얻었다. 하지만 노이슈타트와 메이는 그 일치된 찬성이 그리 견고하지 않았다고 주장한다. 회의에 초대받은 의학 전문가들의 면면을 살펴보라. 소크와 세이빈은 예방 접종 프로그램에 찬성한 센서와 쿠퍼를 지지하는 것에서 딱 한 번 의견의 일치를 보았다. 센서 자신은 회의에 참석한 대부분의 사람들이 이미 프로그램을 지지하기로 결심했다고 회의에서 넌지시 말했다. 알렉산더 박사도 회의에 참석했지만 그는 어쨌든 거의 말을 하지 않았다. 노이슈타트와 메이의 표현에 따르면 다른 사람들은 "이미 센서의 계획에 꼼짝없이 붙들려 버렸다." 결과적으로 "회의 참가자들의 만장일치란 포드가 생각했던 것과는 달랐다. 세이빈과 소크의 의견이 일치하지도 않았고 (세이빈은 석 달 후 백신 프로그램을 반대한다고 선언했다.) 돼지 독감의 발생 없이 몇 달이 지나는 동안 의학계 내에서 반대 의견 (또는 무관심)이 산처럼 불어난 일반적인 여론을 반영하지도 못했다."라고 그들은 썼다.

포드 대통령은 이런 복잡한 사정을 전혀 알지 못했다. 아무도 그의 집무실로 와서 예방 프로그램에 대한 우려를 표시하지 않자, 그는 회의론자가 한 명도 없다고 결론지었다. 따라서 그는 "만장일치가 있으면 밀고 나가야 한다."라는 지론에 따라 추진하기로 결정했다.

포드 대통령은 각료실로 돌아가 소크와 세이빈에게 함께 가 줄 것을 요청했다. 그리고는 치명적인 독감을 막기 위해 사상 유례가 없는 예방 접종 캠페인을 전국적으로 실시할 것이라는 성명서를 발표하기 위해 기자실로 들어갔다.

포드 대통령은 세이빈과 소크를 양옆에 대동하고 발표를 시작했다. "우리가 효과적인 대응을 하지 않으면 다가오는 가을과 겨울에 미국에서 치명적인 대규모 전염병이 발생할 가능성이 높다는 충고를 받았습니다." 포드가 말했다. "명확하게 말하겠습니다. 이 위협이 얼마나 심각한지는 아무도 모릅니다. 그렇지만 국민들의 건강을 걸고 도박을 할 수는 없습니다."

이렇게 서두를 꺼낸 포드는 아무도 그 존재를 증명할 수조차 없는 어떤 질병에 대하여 "미국의 모든 남성과 여성, 어린이들에게 예방 접종을 실시할 백신을 생산하기 위해" 의회에 약 1억 3500만 달러의 예산을 요청하겠다고 선언했다.

FLU

소·송·악·몽

포드 대통령이 전 국민 앞에서 돼지 독감 예방 접종 프로그램을 발표한 것은 승리의 장면이어야 했다. 승리를 위한 모든 요소가 거기에 있었다. 과학과 의학의 발전은 인간이 바이러스에 대항해 팔을 걷어붙일 수 있게 만들었다. 미국에서 가장 존경받는 의사들인 조나스 소크 박사와 앨버트 세이빈 박사가 포드 대통령의 옆에 서서 한마음으로 이 싸움을 축복해 주었다. 그리하여 역사상 인류를 괴롭힌 최악의 전염병 중 하나가 돌아오는 것을 막기 위한 전례가 없는 대대적인 캠페인이 전개될 예정이었다.

하지만 바로 말썽은 일어났다. 포드 대통령이 전국적인 돼지 독감 예방 접종 프로그램을 위해 1억 3500만 달러의 예산을 요구하자 이 결정적인 순간까지 입을 다물고 있던 비판자들이 갑자기 수면 위로 올라왔다.

어쩌면 백신 개발 분야에서 거의 신격화된 두 의사와 포드 대통령이 이러한 비판을 잠재우고 발표 문안대로 언론이 순진하게 기사를 써 줄 것이라고 지레짐작한 것은 순수한 오만의 소치였을지도 모른다. 또는 겉보기에 일치된 견해를 가진 듯 보였던 연방 관료들의 바로 뒤에는 정책 결정권자들이 자신들의 충고를 듣지 않는다면 일반 대중들이라도 들어줄 것이라고 생각하고 입을 다물었던 반대자들, 정책 조언자들, 과학자들이 숨어 있었는지도 몰랐다. 또는 돼지 독감 예방 캠페인이 정신 나간 생각이라고 확신하는 비판적인 사람들이 원래부터 상당수 존재하고 있었을 수도 있었다. 어떤 이유에서건 비판론자들은 익명의 두건을 쓰고 있다가 기회가 오면 언제든지 튀어나와 의심의 손가락을 흔들 준비를 하고 있었던 것이다.

물론 기자들은 이러한 회의주의자들을 찾아냈다. 원래 정부의 발표가 있으면 반대하는 사람을 찾아 질문을 던지는 것이 기자들의 일 가운데 하나였다. 특히 돼지 독감 예방 캠페인을 시작하겠다는 포드 대통령의 결정처럼 극적인 사안의 경우에는 더욱 그러했다.

CBS 방송국의 존 코크란과 로버트 피어포인트 기자는 포드 대통령의 정책 자문들을 찾아다니며 돼지 독감 예방 프로그램의 진짜 이유가 무엇이냐고 질문을 던지기 시작했다. 포드 대통령의 지지율을 높이기 위한 정치적인 쇼가 아니냐? 유약하고 우유부단하다는 포드의 이미지를 상쇄하기 위한 의도는 아닌가 하고 그들은 물었다. 자문들은 자신들도 이 캠페인에 대해 회의적인 시각을 갖고 있다고 말했다. 전체적으로 그들은 열성이 부족함을 뚜렷이 드러냈다.

코크란과 피어포인트가 불평분자들의 의견만 선택적으로 들은 것은 아니었다. 일 년 후 돼지 독감 사건의 공식 조사에서 노이슈타트와 파인버그는 모든 관계자들을 면담했고 놀라울 정도로 공통되게 이 프로그램에 대한 지지가 결여되어 있음을 직접 확인했다. 그들은 "포드 대통령 정책 자문들을 빠짐없이 만났지만 그들에게서 열정을 발견할 수는 없었다."라고 보고했다.

또한 코크란과 피어포인트는 질병 통제 센터 내의 과학자들이 전국적인 예방 접종 캠페인에 대해 타당성이 없으며 심지어 미친 짓이라고까지 수군대고 있음을 알아냈다.

그것은 기자들의 꿀단지였다. 여기에 대통령이 있었고 대규모 예방 캠페인으로 국민을 전염병에서 구할 수 있다고 주장하는, 미국에서 가장 존경받는 의사들이 있었으며, 정치적이고 과학적인 조언을 해야 하지만 침묵하고 있는 다수가 있었다. 이들은 이 모든 일이 미친 짓이고 잘못 결정되었으며, 정치적인 술책이자 과학적인 어리석음이라고 말했다.

피어포인트와 코크란은 눈이 번쩍 뜨일 기사를 손에 쥐고 공격 채비를 갖추었다. 그들에게 필요한 것은 예방 백신 프로그램을 추진하겠다는 포드 대통령의 결정뿐이었다. 그런 다음에 이 캠페인이 현명한 선택이라는 일치된 여론 따위는 결코 없음을 전 국민에게 알릴 참이었다.

그리하여 1976년 3월 24일, 월터 크롱카이트가 진행하는 「CBS 이브닝 뉴스」에서 돼지 독감 예방 접종 프로그램을 실시하겠다는 포드 대통령의 보도가 나간 바로 다음, 피어포인트는 "일부 전문가들은 다음 가을까지 2억 미국인에게 예방 접종을 실시하는 것이 현실적으로 가능한지에 대해 심각한 의문을 제기하고 있습니다. 게다가 일부 의사들과 공중 보건 관료들은 그 정도를 넘어서서, 그렇게 엄청난 프로그램은 성급하고 현명하지 못한 결정일 뿐 아니라 더 흔한 유형의 독감들까지도 예방하지 못하게 될 것이라고 믿고 있습니다. 하지만 포드 대통령 진영에서 이 프로그램을 밀고 있기 때문에 반대하는 사람들은 공공연하게 말하기를 겁내고 있습니다."라고 포문을 열었다.

정치와 언론에서 흔히 있는 일처럼, 일단 비판론자들에게 문이 조금 열리자 다른 사람들도 따라 들어왔다. 다음 날, 워싱턴의 랠프 네이더 기구에 속하는 보건 연구회의 회장 시드니 울프 박사가 나서서 피어포인트가 제기한 걱정을 그대로 되풀이했다.

드디어, 시끄러운 논쟁을 위한 무대가 마련되었다. 백신 프로그램을 시작하기도 전에, 예산이 마련되기도 전에 물고뜯기는 싸움이 시작되었다. 하지만 그게 전부가 아니었다. 더욱 불길한 일이 기다리고 있었다. 일종의 이론적 가능성으로서만 언급되었을 뿐 정책 결정권자들이나 과학자들이 결코 심각하게 여기지 않은 어떤 일이 발생하여 예방 접종 캠페인을 엄청난 악몽으로 만들게 될 것이었다.

어쨌든 포드 백신 프로그램은 한동안 계속 진행되었다. 비록 상당수의 중량감 있는 비판론자들이 불안을 표시했지만 1918년 독감의 재림이라는 어두운 그림자가 드리워져 있는 마당에 캠페인을 진행하는 편이 아무것도 하지 않거나 백신을 비축해 두는 것보다는 낫다는 논리를 이기기는 어려웠다.

포드 대통령에게 돼지 독감 예방 프로그램을 건의하자는 결정이 내려졌을 때 하버드 대학 공중 보건 의학과 교수를 지낸 조프리 애드샐은 마침 식품 의약국의 생물 의약품 분과에 소속되어 있었다. "그들 중 한 사람이 전국적인 예방 접종 프로그램을 건의할 것이라고 말했을 때 나는 근거가 너무 희박하지 않은가 하고 물었다."라고 애드샐은 말했다. "그는 대답하기를 '이것 보게, 나도 대규모 유행병이 발생할 가능성이 0.5퍼센트, 아니 그보다 훨씬 낮을 수도 있다는 걸 알고 있네. 하지만 만일 자네가 미국 대통령이고 국가적 재앙이 일어날 가능성이 0.5퍼센트, 심지어 0.1퍼센트라는 말을 듣는다면, 그리고 수집한 모든 증거에 기초하여 이 백신 프로그램으로 재앙을 막을 수 있다면 자네는 과연 어떤 결정을 내리겠나? 라는 것이었다. 나는 요점을 이해했다."

그것은 의회도 마찬가지여서 포드 대통령이 전 국민에게 예방 접종을 실시하기 위해 필요하다고 요청한 1억 3500만 달러 전액을 즉시 가결해 주었다. 비록 상원과 하원은 청문회를 열고 돼지 독감 유행병의 위협이 얼마나 심각한지를 질문했지만 결국 요식 행위로 끝났다. 청문회에 두 차례 출석한 보건 담당 차관 시어도어 쿠퍼는 1918년 독감이 다시 돌아올 가능성이 실제로 존재하며 자신의 목표는 사상 최초로 미국 국민의 95퍼센트인 2억 명에게 예방 접종을 실시하는 것이라고 증언했다.

쿠퍼는 보건 교육 후생부를 통해 프로그램을 진두지휘하면서 다양한 연방 기관과 부서에 책임을 맡겼다. 이를테면 질병 통제 센터는 발생 초기의 돼지 독감 유행병을 주시하고 통제하는 책임을 맡았다. 따라서 질병 통제 센터에서는 전국의 돼지 독감 발생 사례를 추적하고 예방 접종 캠페인의 진행 상황을 기록하며 백신에 대한 부작용을 감시하는 종합적인 경보 체계를 구축했다.

식품 의약국의 생물 의약품 분과는 백신 생산을 조율하는 역할을 맡았다. 그들은 빠르게 증식하는 돼지 독감 바이러스와 백신 생산용 바이러스 배양에 필요한 수억 개의 수정란이 차질 없이 공급될 수 있도록 감독했다. 또한 백신 제조 업체에게는 가을에 지배적인 독감 균주가 되리라고 여겼던 A/Victoria 바이러스에 대한 백신 생산을 중단하고 오직 돼지 독감 백신만을 생산하라고 권고했다. 백신 제조 업체들은 이미 30~40만 명분의 A/Victoria 백신을 생산해 놓았다. 하지만 그 백신을 낭비하지 말자는 결정이 내려졌다. 그들은 A/Victoria 백신을 돼지 독감 백신과 혼합하여 중증의 독감 증세를 보이거나 사망할 가능성이 높은 사람들에게 (주로 노인들) 접종하기로 했다.

하지만 프로그램이 진행되면서 자잘한 일들이 계속 발목을 붙잡았다. 심지어 이 질병의 이름 자체도 문제가 되었다. 양돈 업자들은 '돼지 독감' 이라는 이름 때문에 사람들이 돼지고기 소비를 꺼릴 거라면서 질병 통제 센터에 불만을 제기했다. 그들은 독감의 이름을 '뉴저지 독감' 으로 바꿔 달라고 요청했지만 허사였다.

과학자들 사이에서는 더 심각한 논쟁이 계속되었다. 이번에는 공개적인 공간에서 논쟁이 벌어졌다. 4월 2일 질병 통제 센터에서 열린 한 회의에서, 뉴저지 주 공중 보건국의 수석 전염병학자이자 딕스 기지 돼지 독감 문제를 가장 먼저 알았던 사람들 중 하나인 마틴 골드필드 박사는 관료들과 기자들을 앞에 두고 돼지 독감 예방 캠페인은 좋지 않은 생각이며 건강한 사람들이 백신으로 인해 심각한 부작용을 경험할 수 있다고 말했다. 그날 밤, 「CBS 이브닝 뉴스」에 출연한 골드필드는 "전 국민을 대상으로 예방 접종을 실시하는 것은 예방 접종을 보류하는 것만큼이나 많은 위험을 안고 있습니다. 전 인구의 약 15퍼센트가 장애 반응을 보이게 될 것입니다."라고 주장했다.

《뉴욕 타임스》의 해리 슈워츠는 돼지 독감 예방 프로그램이 과학적으로 타당성이 없으며 실제로 백신이 위험할 수도 있다고 혹평하는 사설을 몇 차례에 걸쳐 실었다.

처음에는 비판론자들의 주장이 대중에게 별 영향력을 끼치지 못했다. 예를 들면 복지 교육 후생부는 전국의 신문 사설들이 뭐라고 말하는지를 분석해 보았다. 전국 60개 도시에서 발행되는 80개의 신문을 분석한 결과 1976년 4월 2일 현재 88퍼센트가 돼지 독감 예방 프로그램을 지지하고 있었다.

백신 프로그램의 핵심 자문 위원의 한 사람이었던 에드윈 킬번과 같은 과학자들은 슈워츠의 논설을 반박하는 기고문을 《뉴욕 타임스》에 보냈다. 하지만 돼지 독감 예방 접종 프로그램이 잘못되었다고 공개적으로 말하는 과학자들이 점점 늘어났다. 심지어는 포드 대통령이 돼지 독감 캠페인을 발표할 때 바로 옆에 서 있었던 소아마비 백신의 선구자 앨버트 세이빈 박사조차도 예방 접종 프로그램이 한창 진행되는 와중에 문제를 제기하기 시작했다. 그는 5월 17일 톨레도 대학에서의 강연에서 백신을 만들기는 하되 치명적인 돼지 독감 유행병이 돌고 있음이 분명해질 때까지 창고에 보관하는 편이 좋겠다는 의견을 냈다. 그리고 백신 허가를 내주고 그 안정성을 평가하는 식품 의약국 생물 의약품 분과의 당직자인 J. 앤서니 모리스 박사도 프로그램에 반대한다는 의견을 드러내 놓고 이야기했다. 그렇게 많은 사람들에게 백신을 주사하는 것은 위험하며, 어쨌거나 백신이 효과가 없을 가능성도 있다는 것이었다.

비판론자들의 주장은 가랑비에 옷이 젖듯 점점 힘을 얻어 갔다. 그것은 초기에 예방 접종 프로그램에 호의적이었던 신문들의 논조에도 반영되었다. 보건 교육 후생부에서 5월에 전국의 신문을 조사하자, 돼지 독감 프로그램을 계속 지지하는 신문은 겨우 66퍼센트에 불과했다. 한 달 전의 지지율 88퍼센트에서 크게 떨어진 수치였다.

6월 2일, 예방 접종 캠페인에 더욱 큰 악재가 발생했다. 파크 데이비스 사에서 몇 백만 명분의 백신을 만들었는데 그만 바이러스가 바뀌고 만 것이다. 그들은 뉴저지에서 발견된 돼지 독감 균주에 대한 백신을 만드는 대신에, 리처드 쇼프 박사가 40년 전에 돼지에게서 분리한 독감 바이러스 균주에 대한 백신을 만들었다. 파크 데이비스 사는 지금까지 만든 백신을 전량 폐기 처분하고 제대로 된 바이러스를 사용하여 다시 백신을 만들어야 하는 처지에 놓였다. 다른 제약 회사들도 기대했던 것보다 훨씬 낮은 백신 수율(收率) 때문에 충분한 양의 백신을 만들어 내는 데 애를 먹었다. 백신 1회 접종 분을 만드는 데 달걀이 하나가 아니라 두 개가 들어갔다.

미국을 제외한 다른 국가들은 냉정하게 이 상황을 지켜보고 있었다. 개중에는 미국과 같은 예방 캠페인을 전개할 여유가 없는 나라도 있었고, 신중한 행보를 취하며 혹시 이 독감이 유행할 경우에 대비해 독감에 취약한 연령내의 사람들에게 제공할 백신을 비축해 놓기로 결정한 나라도 있었다. 네덜란드처럼 미국을 쫓아 곧장 예방 캠페인을 실시한 나라도 일부 있었지만 그건 예외적인 경우였다. 오늘날 질병 통제 예방 센터 독감 분과 과장인 낸시 콕스 박사는 치명적인 유행성 독감의 위협에 그토록 강력하게 반응했던 나라가 실질적으로 전 세계에서 미국 하나였던 것은 그리 놀라운 일이 아니라고 말한다. 돼지 독감의 등장이나 젊은 군인들의 사망과 같은 사상 초유의 사건들이 바로 미국 땅에서 일어났기 때문이었다. "그런 일은 언제나 한 나라가 더 강력하게 행동에 나서도록 만든다."라고 그녀는 말했다. 게다가 비록 많은 나라들이 냉정한 태도를 취하고는 있었지만 걱정을 하지 않은 것은 아니었다고 그녀는 덧붙였다. "전 세계의 많은 나라들이 딕스 기지의 바이러스가 살인마가 되어 확산될 것인지를 대단히 걱정스럽게 지켜보고 있었다."

몇몇은 딕스 기지의 바이러스가 불발탄이 될 가능성이 높음을 보여주는 증거가 속속 드러나고 있다고 주장했다. 그해 7월, 아직까지도 일부 바이러스학자들이 경악해 마지않는 어떤 실험이 영국에서 이루어졌다. 이 실험에서 영국 과학자들은 6명의 지원자에게 뉴저지 돼지 독감 바이러스를 주사했다. 5명은 경미한 독감 증세를 보였고 1명은 전혀 증세를 나타내지 않았다. 그 과학자들과 지원자들은 운이 좋았다고 킬번은 주장했다. "그들이 미지의 바이러스, 정확히 말하면 대규모 유행병을 일으킬 가능성이 있는 바이러스를 인간에게 주사하는 위험을 무릅썼다는 사실이 나는 믿기지가 않는다."라고 그는 말했다. 하지만 이 연구는 비윤리적이라고 비판받지 않았다. 오히려 예방 접종 프로그램의 타당성을 의심하는 근거로 인용되었다. 영국의 손꼽히는 독감 전문가 찰스 스튜어트 해리스 경은 "미국을 비롯해 어떤 나라에서든, 문제의 발생이 확실해지기도 전에 20~50세의 모든 사람들에게 백신을 접종할 준비를 한다는 발상은 정말이지 문제가 많다."라고 말했다.

다음번 타격은 돼지 독감 백신의 임상 실험 결과였다. 백신을 투여받은 지원자들에게 돼지 독감을 막을 항체가 생성되는지 알아보는 실험이었는데 24세 이상의 사람들에게는 예후가 좋았다. 백신을 맞은 사람들은 돼지 독감에 대한 항체를 넉넉히 생성했다. 하지만 어린아이들은 항체 생성이 신통치 않았다. 이것은 더 많은 백신을 생산해야 한다는 것과 아이들이 2차 접종을 받으러 다시 오도록 유도해야 한다는 것을 의미했다. 전 국민 면역화 사업을 더욱 복잡하게 만드는 문제였다. 하지만 아이들에게 예방 접종을 실시하는 것은 매우 중요했다. 아이들은 학교나 보육 시설을 통해 유행병을 확산시킬 위험이 있는 연령층이었기 때문이었다.

나쁜 소식이 거듭되던 중 드디어 최악의 사태가 발생했다. 백신 제조 업체들이 백신에 대한 책임 보험에 가입하지 못했으며 보험이 허용될 때까지는 시판하지 않겠노라고 선언했다.

네 개의 백신 제조 업체들은 보험이 문제가 될 수 있다고 시종 언질을 줘 왔다. 하지만 기록적인 기간 내에 전 국민에게 예방 접종을 실시하려는 사상 유례가 없는 대대적 캠페인의 전략적 문제에만 골몰하고 있던 연방 관리들은 그런 이야기들을 한 귀로 듣고 다른 귀로 흘렸다. 미국 보험 협회와 개별 보험사들은 연방 정부가 백신 제조 업체들을 위해 보증을 서야 한다고 주장했다. 하지만 연방 정부 내에서 그 주장을 심각하게 받아들인 사람은 없었다. 그들은 보험사들이 허세를 부리는 거라고 생각했다. 연방 관리들은 정부가 백신으로 인해 발생할 수 있는 부작용에 대해 사람들에게 경고하고 백신 접종을 받는 사람들에게서 동의 각서를 받으면 보험사들을 만족시킬 수 있으리라 확신했다.

보험사들은 말도 안 되는 소리라고 일축했다. 책임 문제에 대해 생각하면 할수록 그것은 아니라는 느낌이 들었다.

익명을 요구한 어느 보험사 사장의 말에 따르면 처음에는 몇몇 보험 설계사들이 문제를 제기해 경영진의 관심을 불러일으켰다고 한다. 회사 경영진은 백신 때문에 심각한 부작용이 생겼다는 사람들의 배상 청구를 걱정했던 반면, 보험 설계사들은 개인적인 책임에 초점을 맞추었다. "그들의 걱정은 '대규모 배상 청구가 들어오면 내 근무 평점에 어떤 영향을 미치게 될까?'라는 것이었다."라고 이 보험사 사장은 말했다. 하지만 일단 문제가 제기되자 회사 안에서 점점 더 많은 사람들이 걱정을 하게 되었다. 책임 문제가 점점 더 높은 자리로 올라가며 논의되는 동안 배상 청구와 소송 가능성에 이르기까지 더욱 광범위한 평가가 이루어졌다. "우리가 무한 책임을 지게 된다면 도저히 감당할 수 없는 어마어마한 비용이 들어갈 것이었다. 우리 회사의 부사장은 보험을 맡지 않기로 결정했다. 그는 그 결정을 나에게 가져왔다. 일반적으로는 그런 결정을 나한테까지 들고 오지는 않지만 백악관의 성명이나 공익적인 사업이라는 측면을 생각해서 그렇게 한 것이었다. 나는 그의 결정을 받아들였다.…… 미국 국민이 정말로 위험에 처하게 된다면 정부가 그 위험을 떠맡아야 했다. 정부는 할 수 있었다. 하지만 우린 위험을 떠맡지 않을 것이었다."

포드 대통령이 돼지 독감 캠페인을 시행하기 전에는 제약 회사 관계자를 제외하면 백신으로 인한 부작용으로 소송이 제기될 가능성에 대하여 깊이 생각한 사람은 별로 없었다. 제약 업계를 바짝 긴장하게 만든 아주 유명한 백신 소송이 과거에 한 건 있었는데, 제약 회사들은 돼지 독감 예방 접종 캠페인에서도 같은 일이 일어날까 봐 매우 걱정했다.

그것은 와이이스 제약 회사에서 만든 소아마비 백신을 둘러싼 소송이었다. 이 소송은 돼지 독감 캠페인을 선언하기 겨우 2년 전인 1974년에 종결되었다. 라이에스 대 와이이스 제약 회사 건이라고 알려진 이 사건은 와이이스 사의 백신을 접종한 후에 소아마비에 걸린 생후 8개월된 아기의 부모가 제기한 소송이었다. 전문가들은 와이이스 사에 아무런 잘못이 없으며, 아기가 소아마비에 걸리게 된 것은 아마도 백신과는 무관할 거라고 증언했다. 하지만 와이이스 사는 패소했고 아이의 부모에게 20만 달러를 배상하라는 판결이 나왔다. 와이이스 사는 대법원에 항소했지만 대법원은 항소를 기각하고 와이이스 사에 책임을 물은 원심을 확정했다.

노이슈타트와 파인버그는 돼지 독감 사건의 사후 조사를 하는 동안, 라이에스 소송이 백신 제조 업체들에게 어떤 의미인지를 예리하게 간파했다. 법원은 와이이스 사가 백신의 위험성에 대하여 적절한 경고를 하지 않았다고 판단했다. "백신 회사가 포장 용기에 적절한 경고 문안을 넣었다는 것은 감안되지 않았다. 이 사건이 백신과는 관련이 없다는 전문가들의 의견도 무시되었다. 와이이스 사는 배상을 해야 했다. (그리고 배상을 했다.) 피해가 실제로 발생을 했으니 누군가는 피해를 보상해야 했고, 돈이 많은 쪽은 와이이스 사였다."

전 국민이 독감 백신을 맞는다면 어떤 일이 일어날까? 가능성만을 따져 볼 때 백신을 맞은 사람들 중에서 수만 명이 병에 걸릴 것이고 그중 일부는 사망할 것이다. 그것은 사실 그저 일상적으로 일어나는 일일 뿐이다. 하지만 이들 중에 몇몇이 백신 때문에 병을 얻었거나 사랑하는 사람을 잃었다고 주장한다면? 예를 들어 돼지 독감 백신을 맞고 나서 몇 시간 또는 며칠 안에 심각한 간질 발작을 일으킨 아이가 배심원단 앞에 서게 된다면? 부모들이 눈물을 흘리고, 걱정스런 표정의 의사들이 부모의 편을 들 때, 간질 발병은 우연의 일치이며 백신과는 무관하다는 주장이 배심원들 앞에서 통할 수 있을까? 과연 배심원들이 거대 제약 회사에 동정심을 느끼게 될까? 독감 주사를 맞은 후에 다발성 경화증*에 걸린 젊은 여성의 경우는 어떨까? 심장 마비나 뇌졸중을 일으킨 중년의 남자는? 이런 사건들이 수천, 수만 건 발생한다고 상상해 보라. 제약 회사들이 파산하게 될 것은 불을 보듯 뻔한 일이었다.

설상가상으로 백신이 정말로 병을 일으킨다면 어떻게 될까? 백신 캠페인이 시작될 때는 미처 알지 못했던 부작용이라고 해도 말이다. 원고 측 변호인단에서, 제약 회사들이 백신과 질병 사이의 연관성에 대해 미리 알았어야 했노라고, 아니 사실은 알고 있었지만 아무도 발견하지 못하도록 어딘가에 자료를 꽁꽁 숨겨 놓았노라고 주장한다면 어떻게 할 것인가?

이것은 정말이지 무릅쓸 가치가 없는 위험천만한 일이라고 제약 회사들은 판단했다. 백신에 대해 알려지거나 알려지지 않은 모든 위험을 사전에 경고한다고 해도 아무 소용이 없을 것이다. 1억 명 이상의 사람들에게 백신을 접종하게 되면 우연의 일치에 의해 질병이나 사망이 발생할 수 있노라고 과학자들을 쉽게 납득시킬 수 있다는 것도 중요하지 않았다. 변하지 않는 사실은 제약 회사들은 어쨌든 소송을 당할 것이고 크게 패소하리라는 것이었다. 승소한다고 해도 소송을 방어하기 위해 엄청난 비용을 부담하게 될 것이었다.

뉴헤이븐 보건부의 예방의학 과장인 한스 H. 노이만 박사는 《뉴욕타임스》에 기고한 편지에서 이 문제를 설명했다. 예상대로 2억 미국인들이 독감 주사를 맞기 시작한다면 예방 접종을 실시한 지 이틀 내에 2300명이 뇌졸중을 일으키고 7000명이 심장마비를 일으킬 것이라고 그는 썼다. "왜냐고? 이것이 독감 주사가 있든 없든 통계적으로 예상되는 수치이기 때문이다. 하지만 정오에 독감 주사를 맞은 사람이 그날 밤 뇌졸중을 일으킨다면 어떻게 이 두 가지를 연관짓지 않을 수 있겠는가? 전후 관계 때문에 인과 관계의 혼동이 오게 될 수밖에 없다.(post hoc, ergo propter hoc.)*"

또한 노이만 박사는 독감 주사를 맞은 지 일주일 내에 45명이 뇌염에 걸리고 9000명 이상이 폐렴에 걸릴 것이며, 900명 이상이 폐렴으로 사망할 것이라고 썼다. "예방 접종 후에 일어나는 일인 것은 맞다. 하지만 예방 접종 때문일까? 그것은 아니다. 단지 예방 접종 이후 일주일 내에 필연적으로 일어나게 될 현상의 일부일 뿐이다."

노이만은 경고했다. "이런 일을 통계적 확률이라는 측면에서 객관적으로 보는 것과, 개인이 직접 경험하는 것은 전혀 별개의 문제이다. 두 가지가 관련이 있으리라 생각하는 사람들을 누가 탓할 수 있겠는가? 따라서 책임 문제는 반드시 제기될 것이다."

보건 교육 후생부는 제약 회사들을 위해 보증을 서고 싶었지만 내부 관료들 사이에서 의견 중돌이 있었다. 보건 담당 차관 쿠퍼 밑에서 일한 어느 관료는 왜 자신을 비롯한 여러 사람들이 백신제조 업체가 아닌 정부가 백신 부작용에 책임을 지는 것에 반대했는지를 노이슈타트와 파인버그에게 설명했다. "보증에 관한 논쟁 뒤에는 사실이 뒷받침되지 않는 수많은 가정들이 자리하고 있었다. 하나를 예로 들자면, 만일 정부가 보증을 서 주지 않는다면 모든 제약 업체가 백신생산을 중단할 거라는 주장이 있었다. 하지만 백신 제조 업체의 수는 책임 문제와 전혀 무관한 여러 가지 이유로 인해 오랫동안 감소하는 추세였다. 우리는 책임 문제 때문에 그들이 모두 백신 생산을 중단해버릴 거라는 논리를 인정할 수 없었다. 그 밖에 수많은 근거 없는 가정들이 여기저기 떠돌아다녔다."

보건 교육 후생부를 대리하는 변호사들과 회동을 되풀이하는 동안 백신 제조 업체들은 점점 더 좌절감을 느끼게 되었다. 한 제약 회사의 변호사가 설명했다. "회의 때마다 보건 교육 후생부 측의 변호사들에게 간곡히 호소했다. '우린 법적 안전망이 필요합니다. 로저스 위원장(하원 보건 환경 위원회의 폴 G. 로저스 위원장)이 기꺼이 법안을 상정해 줄 겁니다. 우린 법적인 안전망이 필요합니다.' 우리는 매번 회의를 시작할 때마다 제일 먼저 이렇게 호소했다. 하지만 완전히 소 귀에 경 읽기였다."

당연히 백신 생산은 연기되었다.

5월 21일, 손꼽히는 백신 제조 업체인 메렐 내셔널 사는 연방 정부가 보증을 서지 않는다면 독감 백신을 제공하지 않겠노라고 보건 교육 후생부의 수석 변호사에게 말했다. 6월 10일, 파크 데이비스 사와 메렐 내셔널 사의 주거래 보험사들은 돼지 독감 백신에 대한 보상 책임이 7월 1일부로 소멸될 것이라고 통보했다.

7월 15일, 메렐 사는 백신 생산을 완전히 중단할 것이며, 7월 20일 이후로는 달걀 구매조차 하지 않을 것이라고 선언했다.

의회 청문회가 열렸다. 보험사들은 강경했다. 그들은 백신 제조 업체들을 위해 위험을 떠안을 수 없다고 버텼다.

그 사이에 다른 백신 제조 업체들은 막대한 양의 돼지 독감 백신을 생산하고 있었지만 개별 용기에 담지는 않았다. 따라서 백신을 배포할 수가 없었다. 백신을 포장하는 데는 몇 주일이 걸릴 것이었다. 이제 점점 수렁 속으로 빠져들기 시작하는 예방 접종 캠페인은 접종 개시마저 지연되었다.

팽팽한 줄다리기가 8월 1일까지 계속되다가 돼지 독감에 대한 두려움을 일깨워 의회가 행동에 나서도록 촉구하는 사건이 발생했다.

필라델피아의 한 호텔에서 열린 미국 재향 군인회 총회에서 일부 참석자들이 이유를 알 수 없는 질병에 걸렸고 26명이 사망했다. 호흡기 계통의 질환 같았다. 아니, 사실은 독감 같았다. 몇몇 의사들은 사망 원인이 돼지 독감일지도 모른다고 공개적으로 발언했다. 나흘 동안 새로운 질병이 신문의 머리기사를 장식하고 재향 군인들의 장례식이 텔레비전으로 중계되자 봄부터 예상했던 유행성 독감이 드디어 시작된 것처럼 보였다.

8월 5일, 질병 통제 센터에서는 이 질병에 대한 분석을 마쳤다. 재향 군인들이 무슨 병균에 감염되었는지는 몰라도 최소한 돼지 독감은 아니라는 결과가 나왔다. (나중에 진범은 호텔의 냉방 시설에 침입하여 건물 전체로 퍼진, 그때까지는 알려지지 않은 세균이었던 것으로 밝혀졌다.) 지금은 레지오넬라병이라고 알려진 그 질병이 돼지 독감은 아니었지만 이 사건 자체는 의회에 큰 영향을 주었다. 만일 그것이 정말로 돼지 독감이었다면 어떻게 되었을까? 만일 그랬다면 의회의 비판 기류는 언제 그랬냐는 듯이 사라지고 대신에 책임 보험에 대한 논쟁과는 비교도 할 수 없는 엄청난 공황 상태에 빠져들었을 것이었다. 의회에서 백신 제조 업체들에게 법적 안전 장치를 제공하지 않았기 때문에 국민들이 예방 접종을 받지 못했다는 비난이 쏟아질 수도 있었다. 그것은 정치적으로 끔찍한 악몽이 될 것이다. 따라서 의회는 재빨리 행동에 나서서 돼지 독감 백신으로 제기되는 모든 소송을 연방 정부가 떠맡을 것을 요구하는 "손해 배상 법안"을 가결시켰다. 8월 10일, 상원에 올라온 법안은 청문회나 소위원회도 거치지 않고 서둘러 통과되었다. 다음 날, 법안은 하원으로 갔고 상당수의 의원들이 법안을 보지도 못한 상태에서 가결되었다.

뉴저지 주의 해리슨 A. 윌리엄스 2세 상원의원은 이 법이 새로운 지평을 열었다고 말했다. 그는 "어떤 면에서는 선구적이다."라고 말하면서 "하지만 비상 사태에 대한 반응이기도 했다."라고 덧붙였다.

플로리다 주의 폴 G. 로저스 하원의원은 의회가 앞장서서 백신 제조 업체들을 도와야 한다고 촉구했다. "연방 정부는 제약 회사들에게 백신을 생산해 달라고 요청했다. 그들에게 어떻게 생산할 것인지를 말했다. 또한 원하는 양과 원하는 강도 등 세세한 요구사항을 전달했다. 우리가, 즉 미국 정부가 유일한 구매자이기 때문이었다. 이것은 제약 회사의 일반적인 판매 절차와는 다르다. 하지만 누군가가 피해를 입는다면 변상을 해야 하는 것이 아닌가."

8월 12일, 포드 대통령은 돼지 독감 백신의 부작용으로 제기되는 배상 청구에 대하여 연방 정부가 제약 업체들의 보증을 선다는 법안에 서명했다.

8월 31일에 실시된 갤럽 조사에서 미국인의 95퍼센트가 돼지 독감 예방 접종 프로그램에 대해 들어본 적이 있으며 53퍼센트가 예방 주사를 맞을 계획이 있다고 나왔다. 질병 통제 센터 관계자들은 실망했지만 (그들의 목표는 95퍼센트의 참여율이었다.) 그럼에도 불구하고 뜻은 충분히 전달되었음을 알 수 있었다. 1918년 유행성 독감의 재발이 될 수도 있는 치명적인 전염병이 유행할 가능성이 있으며 정부가 국민들을 보호하기 위해 사상 유례가 없는 대대적인 예방 접종 운동을 실시할 예정이라는 것이 국민들에게 널리 홍보가 되었음은 분명했다.

10월 1일, 예방 접종이 시작되었다. 10일 후, 첫 번째 사망자들이 나왔다.

피츠버그에 거주하는 세 명의 노인이었다. 모두 심장에 문제가 생겼고 돼지 독감 주사를 맞은 후에 갑자기 사망했다. 모두 같은 병원에서 예방 접종을 했고 동일한 묶음에 속하는 백신을 맞았다. 《피츠버그 프레스》에서는 동일한 백신 묶음이 앨리게니 카운티 내의 12곳 병원뿐 아니라 인근 20개 도시의 병원에도 전달되었다고 보도했다.

피츠버그의 병원에 기자들이 몰려들었다. 다음 날인 10월 12일, 앨리게니 카운티의 검시관 시릴 라이트는 CBS 방송의 카메라 앞에서 문제의 백신이 "사망 원인일 가능성을 배제할 수 없다."라고 말해 불안감을 증폭시켰다.

앨리게니 카운티는 돼지 독감 예방 접종을 중단했다. 미국 내 9개 주에서도 그렇게 했다. 언론은 전국적인 사망자 수를 집계하기 시작했다.

몇몇 신문들은 한술 더 떴다. 예를 들면, 《뉴욕 포스트》는 10월 14일, "펜실베이니아 죽음의 병원을 가다"라는 제목의 기사를 싣고, 일흔두 살의 노파가 "따끔한 주사를 맞고 나서 비틀거리며 몇 걸음 내딛다가 숨을 거두었다."라고 썼다. 심지어 10월 25일에는 악명 높은 갱인 카를로 갬비노를 살해한 마피아가 돼지 독감 주사를 살인 도구로 이용했다는 추측을 내놓았다.

사망자 보고가 급격히 늘어나자 질병 통제 센터의 데이비드 센서 박사는 높아지는 공포 기류를 가라앉히려고 고심했다. 그는 10월 12일 저녁에 기자 회견을 열고 백신이 죽음의 원인이라는 증거는 어디에도 없다고 주장했다. 사망은 우연의 일치일 가능성이 매우 높으며, 물론 정부에서 조사에 나설 거라고 말했다. "우리는 이 문제가 백신 탓이

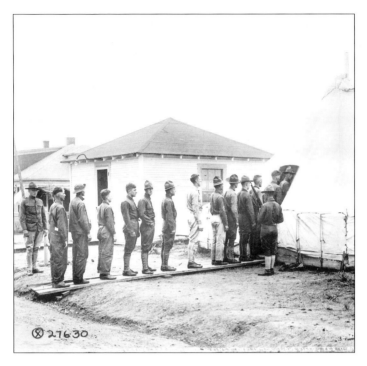

1918년 텍사스 주 러브필드. 군인들이 독감 예방 차원으로 목에 소독약을 뿌리기 위해 줄을 서 있다.

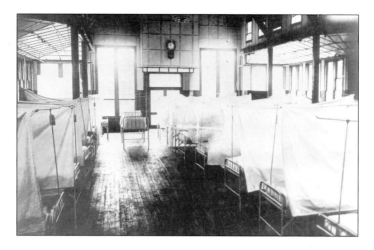

▲ 1918년, 코네티컷 주 뉴해븐 미국 육군 병원의 독감 병동. 독감 바이러스가 퍼지는 것을 막기 위해 침상과 침상 사이에 침대보를 걸어 놓았다.

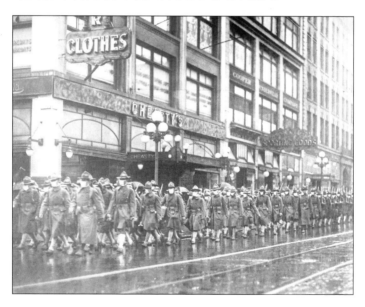

▲ 공중 보건청에서는 독감의 확산을 막기 위해 독감이 대유행하는 기간 동안 마스크를 나누어 주었다. 39연대가 프랑스로 파병되기 전에 워싱턴 주 시애틀의 거리에서 행진을 하는 모습이다. 군인들이 미국 적십자사가 나누어 준 마스크를 착용하고 있다.

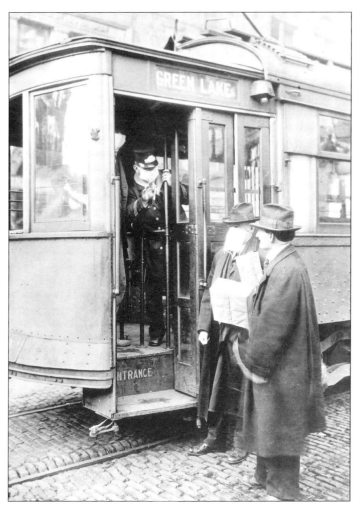

한 남자가 마스크를 쓰지 않았다는 이유로 트롤리 전차의 차장으로부터 승차 거부를 당하고 있다.

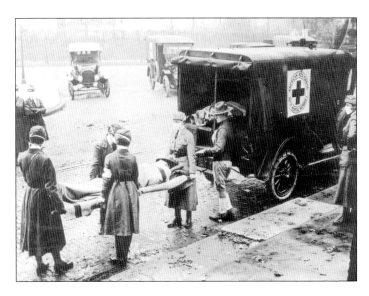

▲ 미주리 주 세인트루이스에서 미국 적십자사 단원들이 독감 환자들을 운반하고 있다.

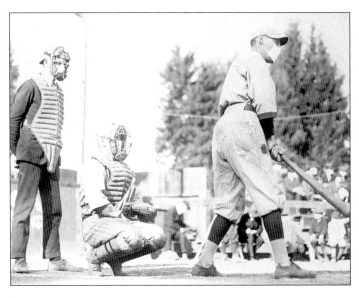

▲ 1918년 마이너리그 야구 경기 선수와 심판 그리고 관람객들이 모두 마스크를 착용하고 있다.

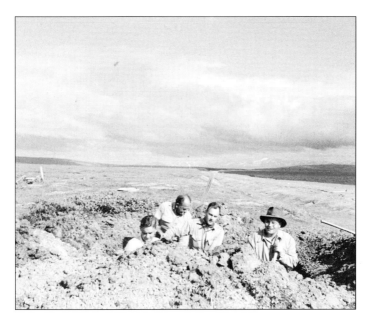

▲ 1951년 7월, 알래스카 브레비그에서 훌틴과 그의 동료들이 1918년 이후로 냉동 상태로 보존되어 온 독감 희생자들의 공동 무덤에 서 있다. 왼쪽부터 요한 훌틴, 오토 가이스트, 잭 레이튼, 앨버트 매키.

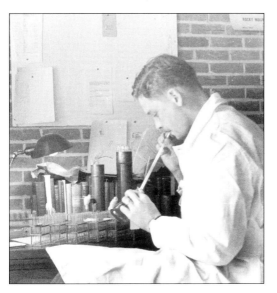

◀ 1951년, 아이오와 대학 미생물 분과에서 일할 당시의 훌틴. 훌틴은 수정란의 양막에서 독감 바이러스를 배양하려고 하였다.

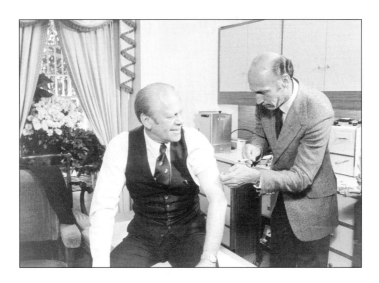

▲ 1918년 독감이 돼지 독감의 형태로 다시 나타난 것을 두려워한 연방 정부는 1976년에 국가적 차원의 예방 접종 캠페인을 마련하였다. 백신 접종을 받은 사람 중 누군가가 사망하자 포드 대통령이 국민들을 안심시키기 위해 직접 백신 접종을 받고 있다. 포드 대통령에게 백신을 접종하고 있는 사람은 윌리엄 루카시 박사이다.

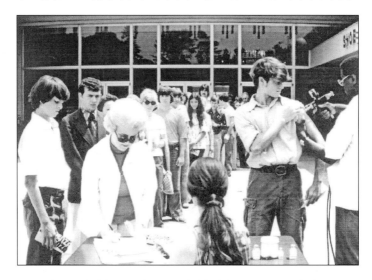

▲ 1976년, 뉴저지에서 독감 예방 접종 캠페인 기간 동안에 사람들이 예방 접종을 받기 위해 줄을 서 있다.

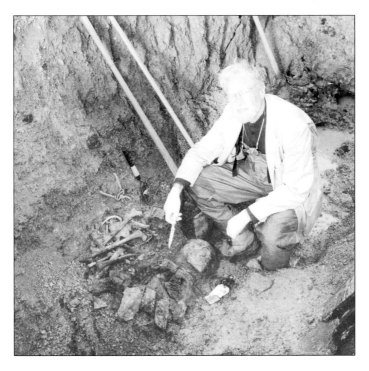

▲ 1997년 8월, 훌틴은 허파 조직을 찾기 위해 알래스카 브레비그에 있는 공동 무덤으로 다시 돌아갔다. 그곳에서 훌틴은 1918년 이후로 허파가 잘 보존된 여인의 시체를 발견하였다. 훌틴이 무덤 안 여인의 시체 옆에서 구부리고 앉아 있다.

▶ 제프리 토벤버거와 앤 레이드가 워싱턴에 있는 미국군 병리학 연구소에서 DNA 분석 결과를 보고 있다. 두 사람은 1918년 독감 희생자로부터 뽑아 낸 조직 표본을 가지고 독감 바이러스를 치명적이게 만든 결정적 무기를 찾으려고 하였다.

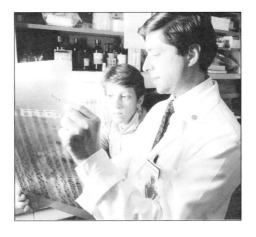

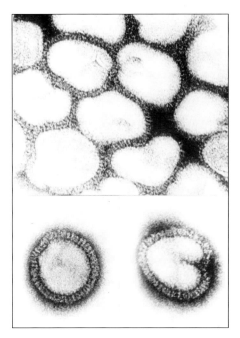

◀ 1934년 푸에르토리코에서 발견된 A/PR/8/34 독감 바이러스의 전자 현미경 사진.

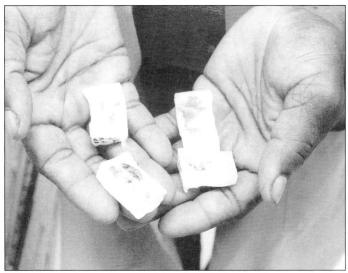

▲ 파라핀 덩이 속에 보관된 1918년 독감 희생자의 허파 조직 표본. 이와 같은 표본이 300만 개 이상 미국군 병리학 연구소의 창고에 보관되어 있다.

아니라, 특히 나이가 많고 지병이 있는 사람들을 대상으로 대규모 예방 접종을 실시하는 데서 발생한 자연스런 현상일 뿐이라는 점을 모두에게 납득시키기 위해 정밀한 조사 체계를 가동할 것입니다."

그것은 질병 통제 센터와 펜실베이니아 검시관 사이에 탁구공처럼 오간 성명전의 시작이었다.

다음 날인 10월 13일, 시릴 라이트 박사는 사망자 셋 중에서 두 사람을 검시한 결과, 사인이 심장 이상이었다고 발표했다. 하지만 백신이 심장 이상을 촉발시켰을 가능성이 있다고 그는 말했다. "동일한 물질을 정맥에 직접 주사하면 신체 지방이나 근육을 통해 주사할 때보다 더 강력하고 빠른 반응이 일어난다는 것은 널리 알려진 사실이다."

질병 통제 센터에서는 일흔 살과 일흔네 살 사이의 노인층에서 매일 10만 명당 10~12명이 사망한다는 통계치를 언급하며 우연의 일치일 가능성이 높다고 반박했다. 따라서 그 연령대의 노인이 예방 주사를 맞은 날 사망할 가능성이 일상적으로 존재하기 때문에 사망의 직접적인 원인이 예방 백신이라고 단정지을 수는 없다고 주장했다.

일부 의학 전문가들은 백신과 죽음 사이의 비논리적이고 불길한 관련성은 극도로 조심하지 않으면 끊임없이 제기될 수 있는 문제임을 민감하게 인식했다. 휴스턴의 베일러 의과 대학 미생물학 및 면역학 교수이자 학과장인 로버트 B. 카우치 교수는 돼지 독감 백신을 접종하려고 동료들과 함께 대학 인근에 있는 대형 양로원을 찾아갔다고 말했다. "우리는 환영받았다. 그들은 문을 열어 주었다." 그는 회상했다. "하지만 곧 우리는 그곳에서 이틀에 평균 한 명꼴로 사망자가 발생한다는 것을 알았다." 양로원 사람들에게 예방 접종을 시킨다면

"우리가 무엇을 하든 간에 상관없이 독감 백신과 사망 사이에는 연관이 생길 것"을 카우치 박사는 깨달았다. 그래도 여전히 예방 주사를 맞혀야 할까? "아니, 우린 그렇게 하지 않았다."라고 카우치는 대답했다. "우리는 그들에게 고맙다고 인사하고, 그곳에는 접종을 실시하지 않기로 결정했다."

하지만 그 사이에 국민들의 불안감은 점점 커져 갔다. 국민들의 두려움을 달래기 위해 10월 14일 포드 대통령은 가족과 함께 독감 주사를 맞았고 텔레비전에 그 장면을 내보냈다. 하지만 신문들은 계속해서 사망자 수를 집계했다. 《뉴욕 포스트》에서는 독감 전문가 에드윈 킬번이 예방 주사를 맞는 사진을 실은 날, 지금까지 16개 주에서 33명이 사망했다는 기사를 내보냈다. 열성적인 보건 관료들이 국민들을 다독이기 위해 갖은 애를 썼지만 피츠버그 사건의 여파는 가라앉을 줄을 몰랐다. 여론 조사 결과, 예방 주사를 맞겠다는 미국인들의 수가 점점 더 줄고 있었다.

그럼에도 불구하고 12월 중순 무렵까지 미국인 4000만 명, 즉 성인 인구의 3분의 1이 돼지 독감 주사를 맞았다. 지금까지 한 철 동안 독감 예방 백신을 접종한 기록을 두 배나 갱신한 수치였다. 역사상 가장 규모가 큰 예방 접종 캠페인이었다. 하지만 그동안 재앙의 기운은 점점 무르익고 있었다.

11월 셋째 주, 미네소타 주의 한 의사가 환자에게 돼지 독감 주사를 맞혔는데 환자에게서 길랭바레 증후군(Guillain-Barre syndrome)*이라는 신경성 질병이 나타났다고 지역 보건국에 보고했다. 길랭바레 증후군은 매우 드문 희귀병으로, 미국에서 매년 4000~5000명이 이

병에 걸린다. 그 원인은 아직까지 정확하게 밝혀져 있지 않다. 이 병에 걸리면 처음에는 손발이 저리다가 마비되기 시작하며 점점 몸의 윗 부분으로 마비가 퍼져 나간다. 심하면 호흡과 음식을 삼키는 근육을 관장하는 신경에 영향을 미친다. 1~2주 내에 증상이 절정에 도달했다가 몇 주 내지 몇 달 안에 점차 가라앉는다. 대부분의 경우 후유증 없이 완치되지만 약 5퍼센트는 호흡 곤란으로 사망하며 약 10퍼센트는 경미한 영구 마비가 남는다.

길랭바레 증후군이 발병한 환자의 주치의인 이 미네소타 의사는 그런 부작용이 있을까 봐 경계하고 있었다고 말했다. 예전에 어떤 의학 강의용 테이프에서 돼지 독감 백신의 부작용 가운데 하나로 길랭바레 증후군이 나타날 수 있다는 경고를 들은 적이 있었다는 것이다.

미네소타 주 보건국의 덴튼 R. 피터슨은 질병 통제 센터에 이 사건을 보고했지만 연방 관리들은 별 관심을 보이지 않았다. 피터슨은 걱정스러웠다. "꼭 시한 폭탄 위에 앉아 있는 기분이었다."라고 그는 노이슈타트와 파인버그에게 말했다. 미네소타에서 독감 주사를 맞은 후에 여러 사람에게 길랭바레 증후군이 나타났고 한 명이 사망했다. 피터슨은 다시 질병 통제 센터에 전화했다. 이 무렵 앨라배마 주에서 세 명의 길랭바레 증후군 환자가 나왔고 다음 날인 11월 20일에는 뉴저지에서도 한 명이 발병했다.

질병 통제 센터에서 센서 박사의 연구진은 독감 백신과 길랭바레 증후군 사이의 관련성을 언급한 논문을 찾아 학술지를 뒤지기 시작했다. 이 희귀한 질병은 모든 독감 백신에 따르는 일반적인 부작용일까? 아니면 돼지 독감 백신에만 해당되는 특별한 부작용일까? 아니면 환자들이 최근에 돼지 독감 예방 주사를 맞은 사실과는 전혀 상관없는 단순한 우연의 일치로 통계적 요행수에 불과한 것일까?

논문 검색 결과는 고무적이었다. 1976년 12월 질병 통제 센터에서는 길랭바레 증후군 사례 1100건을 찾아냈다고 발표했다. 그중 한 명은 발병하기 전에 독감 주사를 맞은 적이 있었다. 네 사람은 발병 전에 번개에 맞았다. 길랭바레 증후군에 대한 보고 중에서 독감 백신과의 연관성을 언급한 경우는 거의 없다고 질병 통제 센터에서는 결론지었다.

하지만 물론 그것은 돼지 독감 백신이 길랭바레 증후군을 유발하는지 여부를 판정하는 근거로는 미흡했다. 이 질문에 대답하기 위해 질병 통제 센터의 전염병학자들은 이 질병의 평균 발생 빈도가 어느 정도인지, 돼지 독감 예방 캠페인을 실시한 후에 갑자기 빈도가 증가했는지를 알아내야 했다. 뉴저지 주의 길랭바레 증후군 환자 발생 보고를 받은 당일인 11월 20일, 질병 통제 센터에서는 메이오 병원의 저명한 신경과 전문의이자 전염병학자인 레너드 컬랜드 박사에게 전화해 백신 주사 유무에 따른 길랭바레 증후군의 발생 건수 정보를 알 수 있겠냐고 문의했다.

컬랜드 박사는 흔쾌히 도움을 주었다. 그는 마침 메이오 병원에서 바로 그 질문에 대한 조사를 마친 참이라고 대답했다. 메이오 병원에는 이 병원이 위치한 미네소타 주 옴스테드 카운티 전체 주민의 진료 기록이 보관되어 있었다. 컬랜드와 메이오 병원의 동료 의사들은 1935년부터 1968년까지의 진료 기록을 조사하여 29건의 길랭바레 증후군 사례를 발견했다. 매년 20만 명 가운데 3명이 걸리는 꼴이었다.

다음 질문은 더 어려운 것이었다. 질병 통제 센터 측은 돼지 독감 주사를 맞고 나서 길랭바레 증후군이 발병한 환자를 최근에 본 적이 있는지 컬랜드 박사에게 물었다. 덴튼 피터슨의 보고에 대해 알지 못하는 컬랜드는 당혹스러웠다. 왜 그런 질문을 하는지 묻자, 질병 통제 센터에서 감시 차원으로 조사하고 있을 뿐이라는 답변이 돌아왔다. 하지만 컬랜드 박사는 그냥 넘어가지 않았다. "당연히 무언가 관련이 있을 것이라는 인상을 받았다."

컬랜드 박사는 질병 통제 센터의 질문이 둘이 관련 있을 것이라는 인상을 명백히 준다고 생각했다. 길랭바레 증후군은 특이한 질병이었다. 아주 희귀했다. 너무 드물어서 그가 속한 연구 그룹에서나 그 질병의 발생 빈도에 대해 신중하게 평가한 적이 있었을 따름이었다. 길랭바레 증후군은 흔한 질병이 아니었고 원인이 밝혀져 있지 않았다. 하지만 돼지 독감 주사를 맞은 후에 이 병에 걸리는 사람들의 수가 증가했다면, 그는 그런 일은 있을 수 없다는 반박을 할 생각이 없었다. 돼지 독감 주사를 맞은 직후에 길랭바레 증후군이 발병한 환자를 컬랜드 박사 자신은 한 명도 보지 못했다. 하지만 다른 사람들은 보았다.

그러나 컬랜드 박사는 돼지 독감 백신과 이 질병 사이에 관련이 있을 것이라는 의심이 퍼질 경우 자료의 객관성에 영향을 줄 수 있음을 걱정했다. 컬랜드는 질병 통제 센터에서 길랭바레 증후군 사례를 감시하는 책임을 맡은 필립 브로트먼 박사에게 이것이 주의를 요하는 대단히 민감한 사안이라고 말했다. "길랭바레 증후군은 진단을 내리기가 아주 어렵다. 반드시 신경과 전문의가 진단을 내려야 하나 당시에는 뚜렷한 진단 기준조차 확립되어 있지 않았다."라고 컬랜드는 설명했다. 진단은 대체로 시각적인 판단에 의존했다. 발에서 시작해 점점 상체로 올라가는 신경증의 진행 과정을 지켜보고, 신경이 적절히 반응하지 못하고 그 신경에 의존하는 근육이 수축하지 않으면 길랭바레 증후군을 의심할 수 있었다.

컬랜드는 길랭바레 증후군과 백신 사이의, 추정에 불과한 관련성을 섣불리 언론에 공개하는 것은 위험하다고 브로트먼 박사에게 충고했다. 길랭바레 증후군은 신경 약화 및 반사 기능 저하를 일으키는 다양한 질병 가운데 하나일 뿐이라고 그는 강조했다. 만일 질병 통제 센터에서 길랭바레 증후군과의 관련성을 조사하고 있다는 사실이 알려지면 의사들은 동일한 증세의 환자라 하더라도 백신 접종을 받은 사람에게는 길랭바레 증후군이라고 즉시 진단을 내리고 독감 백신을 맞지 않은 사람에게는 다른 진단을 내리는 일이 발생할지도 모른다고 걱정했다. 다르게 말하면 질병 통제 센터에서 돼지 독감 백신과 길랭바레 증후군과의 관련성을 조사한다는 바로 그 사실이 진단에 영향을 미쳐서 관련성이 있게 만들 수 있다는 것이었다.

"당신이 신경과 의사인데 특별한 이유 없이 다리에 힘이 없는 환자 두 명이 찾아왔다고 가정해 보라. 다리에 힘이 빠지는 데에는 아주 많은 이유가 있다."라고 컬랜드는 말했다. 하지만 돼지 독감 백신과 관련이 있을지도 모른다는 의심이 퍼져 있으면 신경과 의사는 최근에 돼지 독감 주사를 맞았냐고 환자에게 물어볼 것이다. 한 명은 맞았고 한 명은 맞지 않았다고 가정해 보자. 주사를 맞은 환자의 경우 의사는 당장 길랭바레 증후군을 의심할 것이다. 의사는 길랭바레 증후군이 환자의 증상을 설명해 준다고 단정할 가능성이 크다.

한편 돼지 독감 주사를 맞지 않은 환자는 진단을 내리기가 더 어렵다. 컬랜드의 말을 들어보자. "의사는 환자의 병명이 무엇인지 판단하기 전에 다양한 가능성을 고려할 것이다. 그런 증상을 일으키는 원인은 수백 가지가 있으니까." 따라서 백신을 맞지 않은 환자에게 길랭바레 증후군 진단을 내리는 일은 훨씬 줄어들 것이고 백신을 맞은 환자에게 길랭바레 증후군 진단을 내리는 일은 훨씬 늘어날 것이다.

컬랜드는 자신의 걱정이 타당했다고 믿고 있다. 그가 질병 통제 센터의 전화를 받은 지 며칠 지나지 않아 역시 질병 통제 센터로부터 문의를 받은 메이오 병원의 다른 신경과 의사들도 관련성이 의심된다는 이야기를 하기 시작했다. "이 무렵에는 이미 널리 알려져 있었기 때문에 백신을 접종 받은 사람에게 길랭바레 증후군이라는 진단을 내릴 가능성이 훨씬 높았다."라고 그는 말했다.

11개 주의 신경과 의사들에게 길랭바레 증후군 발병 사례를 보고해 달라고 요청한 후, 질병 통제 센터에서는 곧 두려워하던 보고를 받게 되었다. 전국의 의사들이 최근에 예방 접종을 받은 환자들이 신경성 질환을 일으킨 사례들을 알려오기 시작한 것이었다. 대부분은 독감 주사를 맞은 지 2~3주 후에 발병했다. 접종 후 4주 이상 지나 신경 질환이 생긴 환자는 거의 없었다.

질병 통제 센터의 젊은 전염병학자 로렌스 숀버그 박사에게 자료를 분석하는 책임이 주어졌다. 자료는 점점 늘어났고 사태는 더욱 심각해 보였으며 질병 통제 센터의 과학자들과 행정 관료들은 어떻게 해야 할지 점점 난감해졌다. 결국 이 거대한 예방 접종 캠페인을 시작한 주체는 질병 통제 센터였다. 그런데 지금은 돼지 독감이 유행할 위험이 존재하지 않을 뿐 아니라 오히려 백신 자체가 사람들에게 해를 입히고 있는 것 같았다.

"나는 질병 통제 센터 안에서 점점 더 높은 사람들에게 보고를 하게 되었고 마침내 질병 통제 센터의 원장에게 보고를 했다." 숀버그는 질병 통제 센터의 원장 데이비드 센서 박사의 집무실에서 열린 전화 회의에 참석했다. 센서 박사의 판단을 도와주는 학계의 손꼽히는 전문가들이 회의에 참가했다. 회의 결과, 딱히 관련성이 있다고 보기 어렵다는 결정이 났다. 12월 15일 수요일, 질병 통제 센터는 전국의 의사들에게 돼지 독감 예방 접종을 계속해야 한다고 지시했다.

숀버그는 자신의 뜻이 잘 전달되지 않았음을 느꼈다. "경향성이 눈에 훤히 보였다. 분명히 어떤 경향성이 있다는 것은 알겠는데 그것을 어떻게 설명해야 할지 알 수가 없었다."라고 그는 말했다. 그는 다음 날 새벽 2시에 잠을 자다가 벌떡 일어나 아내에게 소리쳤다. "레이첼! 알아냈어!" 돼지 독감 백신과 길랭바레 증후군이 관련이 있다고 확신하는 이유를 모든 사람에게 납득시키기 위해 어떻게 자료를 분석하고 제시하면 좋을 것인지에 대해 갑자기 아이디어가 떠올랐다. 날이 밝자 연구소로 달려가 다시 분석을 하기 시작했다. 그 무렵 길랭바레 증후군 사례가 2건 더 보고되어 있었기 때문에 관련성은 더욱 커졌다. 이번에는 설득력 있는 논리를 전개했다. 12월 16일 목요일, 센서 박사는 길랭바레 증후군을 유발할 가능성 때문에 돼지 독감 예방 접종 프로그램을 중단해야 한다는 것을 인정했다.

같은 날, 포드 대통령의 승인하에 보건 교육 후생부 보건 담당 차관 시어도어 쿠퍼 박사는 돼지 독감 예방 접종을 중단한다고 발표했다. 돼지 독감 발생 사례가 한 건도 없으며 백신의 부작용으로 인한 위험이 더 컸기 때문이었다.

언론은 호의적이지 않았다. 《뉴욕 타임스》 논설 위원 해리 슈워츠는 돼지 독감 캠페인을 '대실패'라고 규정했다. 12월 21일자 사설에서 그는 다른 무엇보다도 "돼지 독감 유행병의 가능성에서 국민들에게 인기를 얻을 기회를 잡은 정부 보건 관료들의 이기심"을 준엄하게 질타했다.

길랭바레 증후군 발병 사례 보고는 질병 통제 센터로 계속해서 밀려들어왔다. 하지만 사상자 수가 늘어나는 동안에도 일부 신경과 의사들은 컬랜드 박사가 초기에 제기한 우려들을 되풀이했다. 문제는 이 질병에 대한 진단 기준이 명확하지 않기 때문에 '길랭바레 증후군'이라는 주홍 글씨 아래에 오만 가지 증상들을 집어넣을 수 있다고 의사들은 연방 정부 내의 과학자들에게 말했다. 12월 29일에 열린 한 회의에서 국립 신경병 및 의사 소통장애 연구소 신경면역학과 과장인 데일 맥팔린 박사는 "분명한 진단 기준이 있기 전에는 이 자료들이 별 의미가 없다."라고 주장했다.

돼지 독감 백신 캠페인은 갖은 오해와 냉소로 난도질당했다. 하지만 가장 모순적인 것은 길랭바레 증후군과의 연관성이 제기된 과정일지도 모르겠다. 모든 일은 독감 주사를 맞은 환자가 길랭바레 증후군을 나타냈다고 최초로 보고했던 미네소타의 의사가 테이프를 잘못 들었기 때문에 일어났다. 그는 그 테이프에서 독감 예방 주사의 부작용으로 길랭바레 증후군이 나타날 수도 있다는 경고를 들었다고 생각했다. 사실 테이프의 내용은 그 반대였다. 테이프에서는 어떤 사람이 예방 접종을 받은 후에 병에 걸리게 된다면 설사 그 병이 백신과는 아무런 상관이 없더라도 너무나 쉽게 질병과 백신 사이에 연관이 있는 것으로 오인받을 수 있다고 이야기하면서 길랭바레 증후군을 예로 든 것이다.

노이슈타트와 파인버그가 돼지 독감 사건을 조사하는 과정에서 찾아낸 그 테이프는 폴 F. 웰르 박사가 UCLA에서 열린 학회에서 강연한 내용을 녹음한 것이었다. 그는 이렇게 말했다. "앞으로 독감 백신으로 인해 유발되었다고 오해되거나 혼동되기 쉬운 질병들의 문제에 대해 더 많은 시간과 관심을 쏟아야 한다고 생각합니다. 캘리포니아 주에는 언제 어느 때든 신경 마비를 동반하는 질병인 랜드리 길랭바레 스트롤 또는 길랭바레 증후군 환자가 일상적으로 존재합니다. 평상시에는 우리는 이런 일에 별 관심을 기울이지 않습니다. 하지만 만일 누군가가 이 질병이 이미 진행 중인 상태에서 발병으로부터 30시간 이내에 독감 백신을 맞는다면 독감 백신이 이 질병을 일으켰거나 악화시켰다는 비난을 받게 될 것입니다."

전 국민에게 돼지 독감 예방 접종을 실시하겠다는 캠페인이 수포로 돌아가자 소송이 밀물처럼 몰려왔다. 길랭바레 증후군에 걸린 사람들이 보상을 요구했다. 다발성 경화증, 류머티즘성 관절염, 다발성 근염*, 기절 발작 등 오만 가지 질병의 환자들도 마찬가지였다. 어떤 사람들은 독감 백신을 맞은 후에 독감과 유사한 증세가 나타나 며칠 동안 출근을 하지 못했다고 불평했다. 또 어떤 사람들은 심장 마비, 뇌졸중, 심지어 발기 불능까지 생겼다고 주장했다. 모두가 돼지 독감 백신을 맞은 후에 병이 났다고 말했다. 모두가 정부의 보상을 원했다. 결국 정부는 돼지 독감 백신으로 인해 피해를 입은 사람들에게 보상을 할 책임이 있다고 스스로 말하지 않았던가. 이제 피해자들만이 남았다.

소송의 핵심은 길랭바레 증후군 환자들이었다. 질병 통제 센터는 연방 및 지방 관료들이 보고한 1098건의 길랭바레 증후군 사례를 조사해 인정 기준을 결정지었다. 길랭바레 증후군이 나타날 위험이 있는 기간은 돼지 독감 주사를 맞은 이후의 6주간이었고 3주경에 절정을 이루었다. 질병 통제 센터는 백신으로 인해 이 질병에 걸릴 위험이 8배 증가한다고 결론짓고 발병 위험 기간을 백신 접종을 받은 후 10주간으로 확대했다.

또한 질병 통제 센터에서는 안면 신경 마비, 신경염, 뇌염, 손발 신경 손상, 상완 신경염, 시신경 염증 등의 환자들, 신경 세포를 둘러싸는 미엘린이라는 절연막이 손상된 사람들 등 돼지 독감 주사를 맞은 후에 질병에 걸린 기타 다양한 신경성 환자들을 조사했다.

하지만 가장 큰 부분을 차지한 것은 길랭바레 증후군 관련 소송이었고 피해자들은 보상 법률을 시행하라고 연방 정부에 촉구했다. 마침내 누구든 돼지 독감 주사를 맞은 지 10주 내에 이 질병에 걸린 사람은 보상을 받아야 한다는 결정이 내려졌다. 심리는 배심원 없이 지역 연방 법원에서 열렸으므로 소송의 타당성 여부를 판단하는 일은 오직 판사에게 달려 있었다.

법에 따르면 사람들은 피해를 입은 후 2년 안에 소송을 제기할 수 있었다. 그래서 소송은 꾸준히 제기되었다. 1977년 9월, 743건의 소송이 제기되었고 보상 요구액은 총 3억 2567만 1708달러였다. 또한 길랭바레 증후군으로 인한 19건의 사망 사례를 포함해 67건의 억울한 죽음을 보상하라는 소송도 있었다. 이 소송들은 10억 3294만 8179달러를 추가로 요구했다.(여기에는 나중에 취하된 10억 달러짜리 소송도 하나 포함되어 있었다.) 당시 의회에서 소송 관련 회계 보고를 담당했던 법무성의 닐 R. 피터슨 변호사는 일주일에 약 20건의 소송이 접수되고 있으며, 최종 접수 건수는 2500건에 달할 것으로 예상했다. 하지만 1980년 5월, 3917건의 소송이 접수되었고 보상 요구 총액은 30억

5000만 달러에 달했다.

판사들에게 소송은 고역이었다. 명백한 사례는 하나도 없었다. 질병 자체에 대한 정의도 애매했다. 길랭바레 증후군은 뚜렷한 진단 기준이 없는 질병이었고 원인도 불분명했다. 증상은 경미한 다리 저림에서부터 완전 마비까지 다양했다. 실험실에서 확인 가능한 실험 방법은 존재하지 않았다. 물론 공통된 임상 증세는 있었다. 의사들은 환자의 뇌척수액에서 단백질 농도가 증가함을 알아냈다. 단백질 농도는 외부 증상이 나타난 지 며칠 후에 증가하기 시작하여 다음 4~6주 동안 계속 증가한다. 하지만 사람의 뇌척수액에서 단백질 농도가 증가하는 이유는 여러 가지가 있을 수 있었다. 길랭바레 증후군에 걸렸다고 주장하는 모든 사람들이 이 시험을 거친 것도 아니었다. 시험을 거친 사람들 중 일부는 단백질 농도가 증가하지 않은 경우도 있었다.

일부 의학 전문가들은 길랭바레 증후군이 감기, 독감, 설사와 같은 바이러스성 질환이나, 돼지 독감 주사와 같은 예방 접종에 의해 유발될 수 있다고 생각했다. 질병이나 예방 접종에 대한 반응으로 항체가 만들어지는데, 이 항체 중 일부가 신경 세포를 둘러싼 절연막을 공격해서 파괴할 수 있고, 그 결과로 나타나는 것이 길랭바레 증후군일지도 모른다고 했다. 하지만 가설은 가설일 뿐이었다.

어쨌든 이 질병을 둘러싼 의학적 미스터리들은 소송과 무관했다. 보상을 요구하는 사람들은 예방 접종을 한 지 몇 주 내에 이 질병이 발병했다는 것을 증명하기만 하면 되었다.

그러나 수천 명의 원고들 중에서 누가 보상을 받아야 할 것인지 결정하는 일은 생각보다 녹록하지 않았다.

돼지 독감 소송에 관한 일화 가운데 하나로 덴버의 셔먼 파인실버 연방 판사의 예가 있다.

파인실버 판사는 수백 건의 소송이 자신에게 떨어지자, 소송을 처리하기 위해 도움이 필요하다고 결정했다.

파인실버 판사는 젊고 건강한 사람이 돼지 독감 주사를 맞은 직후에 길랭바레 증후군에 걸린 경우를 제외하면 이 사안들이 딱히 명확히 정의될 수 있는 소송들이 아님을 금세 알아차렸다. 자신에게 할당된 원고들 중에 각양각색의 병력을 가진 노부인도 한 명 있었다. 한 남자는 독감 주사를 맞은 지 오랜 시간이 지나 길랭바레 증후군이 발병했기 때문에 돼지 독감 주사 때문에 병이 났다고 보기 어려웠다. 무엇도 간단하지 않았다. 하지만 상충되는 의학 전문가들의 증언 사이에서 누구의 말을 믿어야 할 것인지를 판단하는 것이 파인실버 판사의 임무였다. "나는 일상적인 관련성이 어디에 있는지 찾아내야 했다."라고 파인실버 판사는 말했다.

운이 나쁘게도 그는 평생 회피해 왔던 통계와 의학이라는 두 개의 영역에 의존하여 결정을 내려야 하는 자신을 발견했다. "내가 법관이 된 것은 과학이나 의학을 싫어했기 때문이었다."라고 파인실버는 말했다. 하지만 돼지 독감 사건을 다루게 되자 그는 어쩔 수 없이 공부를 해야 했다.

파인실버 판사는 덴버의 콜로라도 의과 대학에 수강 신청을 하고 신경학 과목들을 들었다. 청바지 차림의 젊은 의과 대학생들 사이에서 양복 차림으로 강의를 듣고 있는 그의 모습은 "외국에서 온 용병"처럼 보였다고 파인실버는 회상했다. "그들은 강의실 뒷줄에 앉아 수업 내용을 받아 적고 있는 나를 빤히 쳐다보곤 했다." 하지만 그는 필요한 의학 지식을 흡수했다. "지금도 신경학 교과서의 신경 장애 증후군 항목의 56번째 단락에 무슨 말이 적혀 있는지 줄줄 읊을 수 있다."라고 그는 자랑한다.

파인실버 판사는 첫 번째 재판부터 골치 아픈 사건을 맡았다. 환자는 콜로라도 주 그릴리 부근의 조그만 농촌에 사는 예순셋의 노부인 제니 앨버레즈였다. 그녀는 1975년에 은퇴할 때까지 여러 가지 직업에 종사했다. 가장 최근의 직업은 공립 병원에서 잡부로 일한 것이었다.

1976년 10월 28일, 제니 앨버레즈는 돼지 독감 주사를 맞았다. 그녀의 주장에 따르면 3주 후 피로감과 더불어 기력이 빠져나가는 것을 느끼기 시작했다고 했다. 양어깨와 팔꿈치, 손목, 무릎에 극심한 통증이 왔다. 돼지 독감 주사를 맞은 지 7개월 후 앨버레즈는 병원에 입원했다. 진단 병명은 길랭바레 증후군이었다. 2년 후 마침내 법정에 나타났을 때 그녀는 다리가 마비되어 휠체어 신세를 지고 있었다.

일견 원인과 결과가 분명한 사건 같았다. 하지만 제니 앨버레즈의 병력이 알려지면서 그녀의 주장은 점점 신빙성이 낮아졌다.

제니 앨버레즈는 대단히 복잡한 병력의 소유자였다. 그녀는 1968년 관절염 진단을 받은 이래 다양한 질병에 시달려 왔다. 관절염이 너무 악화되어 1976년 4월에 입원까지 했으며 그녀의 진료 기록에는 "전신에 관절염이 퍼져 거동이 힘들며 통증 때문에 새우등을 하고 매우 천천히 걷는다."라고 기록되어 있었다.

하지만 관절염이 그녀의 유일한 건강 문제는 아니었다. 그녀는 또한 목과 어깨의 관절염뿐 아니라 위궤양, 위염, 대장염, 게실염* 같은 소화기 질병도 앓았다. 때로는 다리와 둔부의 통증을 호소하기도 했다. 1975년 10월과 1976년 4월, 앨버레즈 부인의 주치의 로버트 포터 박사는 그녀에게 "신경 쇠약"이라는 진단을 내렸다.

하지만 앨버레즈 부인은 독감 주사 때문에 피로감이 점점 커지면서 쇠약해졌고 길랭바레 증후군으로 절정에 도달했다고 주장했다. 그녀는 돼지 독감 주사를 맞은 후에 몇 주일, 몇 달이 지나는 동안 점점 더 몸이 약해졌다고 말했다. 비록 건강에 문제가 있기는 하지만 한때는 자신도 기운차게 살았으며 1976년 봄에는 채소밭을 가꾸었고 그해 여름에는 부엌에 칠을 하고 욕실에 타일을 깔았다고 증언했다.

앨버레즈는 돼지 독감 주사를 맞은 지 3주 후부터 건강이 나빠졌다고 말했다. 너무 기운이 없어서 추수 감사절 음식을 만들지도 못했다. 극심한 피로 때문에 크리스마스 때는 저녁 식사가 끝나자마자 자녀들을 서둘러 집으로 돌려보냈을 정도였다. 돼지 독감 주사를 맞은 후의 몇 달 동안 앨버레즈 부인은 휴식을 취하려고 한낮에도 침대에 누워 지내곤 했다. 교회에 가면 다시 일어나지 못할 것이 두려워 무릎을 꿇고 앉지도 못했다. 피로감뿐 아니라 설상가상으로 어깨와 팔꿈치, 손목, 무릎의 통증이 심해져 고통스러웠다.

앨버레즈 부인의 변호사들은 그녀의 증세가 경미한 형태의 길랭바레 증후군으로 인해 유발되었다고 주장했다. 앨버레즈 부인은 독감 주사를 맞은 이후 7개월 동안 잠재적인 길랭바레 증후군을 앓아 왔는데, 1977년 5월 그녀가 위장염을 앓으면서 잠복하고 있던 길랭바레 증후군이 깨어나 신경을 심하게 공격하고 결과적으로 전형적인 길랭바레 증후군으로 발전하게 되었다는 것이다.

연방 정부의 변호사들은 앨버레즈 부인이 진행성 관절염을 앓을 뿐이며 그로 인하여 기력 저하와 통증이 나타나고 있다고 반박했다. 5월에 길랭바레 증후군 진단을 받은 것은 오로지 그녀가 앓은 위장염의 후유증 때문이라고 그들은 주장했다.

8명의 의사들이 앨버레즈 재판에서 증언했다. 앨버레즈 부인 측을 옹호하는 사람들은 조지타운 대학 신경학 교수이자 학과장인 마틴 루이스 박사, 버몬트 대학 신경학 교수 찰스 포저 박사, 덴버의 신경과 의사 시드니 듀먼 박사, 역시 덴버의 신경과 의사인 피터 퀸테로 박사였다. 연방 정부 측에 손을 들어준 전문가들은 시카고 대학 신경학과 교수이자 학과장인 배리 아네이슨 박사, 콜로라도 의과 대학 신경학과 교수이자 학과장인 제임스 오스틴 박사, 콜로라도 의과 대학 신경학 및 신경병학과 교수 스튜어트 슈넥 박사, 탁월한 자료 분석으로 정부로 하여금 돼지 독감 예방 캠페인을 중단하게 만들었던 질병 통제 센터의 전염병학자 로렌스 숀버그 박사였다.

앨버레즈 부인이 돼지 독감 백신의 피해자라고 믿은 사람들은 '잠복성 질환' 가설에 찬성하면서, 돼지 독감 주사가 면역 체계를 자극하여 그녀가 1977년 5월에 설사와 구토, 메스꺼움을 일으키는 위장염을 앓았을 때 길랭바레 증후군에 반응하게끔 그녀의 몸을 미리 준비시켰다고 주장했다. 전문가들의 이론이 세부 사항까지 모두 일치하지는 않았다. 하지만 파인실버 판사는 의견서에 이렇게 적었다. "우리는 끊임없이 발전하는 불확실한 의학을 다루고 있다. 원고 측 전문가들의 이론이 세부적인 부분에서 차이가 있기는 하지만 그 이론들 사이에는 공통된 흐름이 있다. 예를 들면 돼지 독감 예방 주사가 면역 체계에 이상을 가져와 인체가 위장염에 부적절하게 반응하도록 만들었다는 것이다."

정부 측을 옹호한 전문가들은 돼지 독감 주사가 앨버레즈 부인의 질환과는 아무런 상관이 없다고 주장했다. 그녀의 증세는 신경 질환이 아닌 관절염이 원인이라고 그들은 말했다. 그녀가 예방 접종을 한

지 7개월 후인 1977년 5월에 길랭바레 증후군을 앓은 것은 사실이라는 데 그들도 동의했다. 하지만 길랭바레 증후군은 소화기 질환을 일으키는 바이러스나 세균에 의해 가장 빈번하게 발생하는 질병이라고 덧붙였다. 비록 길랭바레 증후군의 원인이 완전히 밝혀지지는 않았지만 세균 감염이나 백신 주사를 맞은 후에 발병하는 경우가 많은 것은 사실이었다. 그러나 그런 일이 일어날 때에는 항상 질병을 유발시킨 사건이 있은 후 몇 주 안에 증세가 나타나지 7개월이나 지나서 나타나지는 않는다고 그들은 말했다. '잠복성' 길랭바레 증후군 같은 것은 존재하지 않는다는 것이 그들의 주장이었다.

파인실버 판사는 앨버레즈 측 전문가들의 주장이 설득력이 떨어진다고 보았다. 그는 이렇게 썼다. "앨버레즈 부인이 이 수수께끼의 질병으로 고생하는 것은 유감스러운 일이다. 그녀는 평생 동안 가난과 고된 노동, 가족 걱정에 시달리며 살아 왔다. 하지만 백신과 관련이 있다고 명확히 증명된 질병들만이 보상을 받을 수 있다는 사실은 바뀌지 않는다." 결론적으로 "앨버레즈 부인은 그녀가 앓고 있는 길랭바레 증후군이 예방 주사 때문이라는 확고부동한 증거를 제시하는 데 실패했다."라고 파인실버 판사는 썼다.

여섯 개 주에서 들어온 126건의 소송을 마주한 파인실버 판사는 누가 보상을 받고 누가 보상을 받을 필요가 없는지를 결정해야 하는 자신의 일이 조금도 즐겁지가 않았다. 문득 그는 연방 증거법 706조의 규정에 따라 과학 전문가단을 지명하여 원고나 피고 측과 관계없이 독립적으로 활동하면서 진실을 규명하도록 할 수 있음을 깨달았다. 파인실버 판사는 돼지 독감 백신 심리를 도와줄 의학 전문가 세 명을 지명하기로 결정했다. "706조를 활용한 판사는 내가 처음이었다."라고 파인실버 판사는 말했다.

　전문가단 구성원들인 휴스턴 베일러 의과 대학 신경학과 스탠리 에이플 박사, 메이오 병원의 컬랜드 박사, 솔트레이크시티의 유타 의과 대학 신경학과 클라크 밀리컨 박사는 원고들을 진찰하고, 원고와 피고 양쪽 변호사들이 제출한 서류를 검토하며, 원고들의 피해가 돼지 독감 주사로 인한 것인지 판단하는 것을 돕기로 동의했다.

　대성공이었다. 126건의 소송 중에서 4건을 제외하면 모두 법정 밖에서 해결을 본 것이다.

　연방 정부에 소송이 밀려드는 동안, 컬랜드 박사의 머리에서는 돼지 독감 백신 문제가 떠나지 않았다. 조사를 하면 할수록 돼지 독감 백신이 길랭바레 증후군과 관련이 있는 것인지 회의가 들었고 그 모든 연관성이 선입견에 의한 것이라는 생각이 들었다.

　첫 번째 단서는 군대 기록에서 나왔다. 군 복무 중인 군인 200만 명 중 80퍼센트가 예방 접종을 받았다. 총 170만 명이 독감 주사를 맞은 것이다. 사실 그들은 1인당 2명분의 주사를 맞았다고 컬랜드는 말했다. 군은 "뭐든 확실하게 해 두는 습관이 있기 때문"이었다. 컬랜드는 돼지 독감 주사를 맞은 후에 이들에게서 길랭바레 증후군이 발병했는지 궁금했다. 군의관들은 이 질병의 진단에 매우 신중해서 일단은 신경과 전문의가 있는 병원으로 보냈다. 군인들 사이에서는 길랭바레 증후군과 돼지 독감 백신 사이의 관련성이 전혀 발견되지 않았다. "백신을 접종한 직후에 길랭바레 증후군이 발병한 사례는 육·해·공군을 합쳐 13건이었다."라고 컬랜드는 말했다. 다음으로 컬랜드와 그의 동료들은 평균 발생 빈도를 알아보기 위해 이전 해의 발병 사례를 찾아보았다. 몇 건이었을까? 17건이었다.

두 번째로는 네덜란드의 경우가 있었다. 다른 나라들과는 달리 네덜란드는 돼지 독감 캠페인에 곧장 동참한 나라였다. 네덜란드에서 150만 명 이상이 예방 접종을 받았지만 길랭바레 증후군의 발병 사례는 전혀 증가하지 않았다.

컬랜드는 메이오 병원의 자료를 찾아보았다. 메이오 병원에는 옴스테드 카운티 전체 주민의 진료 기록이 보관되어 있었다. 4000명의 주민이 돼지 독감 백신을 맞았다. 독감 주사를 맞은 지 수주 내에 발생한 길랭바레 증후군 사례는 한 건도 없었다. 아니, 한 건이 있기는 했지만 진료 기록이 너무 부실했다. 신경과 전문의라면 인정하기 힘든 진단이었다.

그 여성 환자를 진찰한 의사는 신경과 전문의가 아니라 일반 가정의였다. 진료 기록에는 여든 살의 환자가 다리에 힘이 빠지는 증세를 보였는데 돼지 독감 백신을 맞았으니 길랭바레 증후군일 가능성이 높다고 적혀 있었다. "길랭바레 증후군이라고 진단할 만한 근거가 없었다."라고 컬랜드는 주장했다.

그렇다면 질병 통제 센터에서 돼지 독감 백신과 길랭바레 증후군 사이의 관련성을 찾아낸 이유는 무엇일까? 대답은 뻔하다고 컬랜드는 말했다. 그것은 그가 처음부터 걱정했던 문제였다. 바로 자기 암시에 따른 예언의 실현이었던 것이다.

컬랜드는 길랭바레 증후군을 진단할 구체적인 시험 방법이나 증상 기준이 질병 통제 센터에 전혀 없음을 발견했다. 또한 심사를 위한 임상 기록 사본들도 보관하고 있지 않았다. 심지어, 길랭바레 증후군은 환자의 증상이 진행되는 과정을 기록한 완전한 진료 기록이 있을 때에만 확실하게 진단을 내릴 수 있는 질병임에도 불구하고 발병 사례들에 대한 어떠한 추적 조사도 하지 않았다.

대신 질병 통제 센터는 학생이나 의료 기관을 찾아갈 수 있는 누군가를 그냥 내보내어 사례들을 찾아오게 했다. 그리고 길랭바레라고 언급된 사례가 발견되면 그것이 어떤 사례이든 발병 가능성이 있는 환자로 간주했다. 당시에 의사들은 질병 통제 센터에서 돼지 독감 주사가 길랭바레 증후군을 유발할지도 모른다고 의심한다는 것을 알고 있었다. 따라서 선입견이 끼어들 수밖에 없었다고 컬랜드는 주장했다.

컬랜드는 다리가 약해진 메이오 병원의 여든 살 노파를 회상하며 "그 정도 기준만으로 길랭바레 증후군 진단을 내린다는 것은 충격이었다."라고 말했다. 하지만 질병 통제 센터에서 돼지 독감 예방 접종 후에 길랭바레 증후군이 발병한 환자를 찾아 나섰을 때부터 그는 그런 일이 일어날 것을 우려했다.

베일러 의과 대학의 독감 전문가 로버트 B. 카우치 박사는 컬랜드 박사가 당시에나 지금이나 세계적으로 명성이 높은 전염병학자이자 신경의학자라고 말하면서, 돼지 독감 백신과 길랭바레 증후군 사이의 관련성을 언급한 질병 통제 센터의 초기 보고에 찬성을 하든 반대를 하든 간에 수년 동안 이 관련성에 대한 연구가 5~6건 진행되었으며 그 결과 한 가지는 분명해졌다고 말했다. "돼지 독감 백신과 길랭바레 증후군 사이에 불일치가 있음이 명백하다. 관련성이 없다는 쪽에 심증이 갈 수밖에 없다."

질병 통제 센터의 숀버그는 동의하지 않았다. 초기 진단 사례들은 엄격한 분석을 거쳤으며 컬랜드 자신이 직접 분석에 참여했다고 숀버그는 주장했다. 예를 들면 논쟁이 계속되는 동안 컬랜드를 비롯한 일련의 손꼽히는 과학자들은 이 문제를 해결하기 위해 1976년 10월과 1977년 1월 31일 사이의 기간 동안 미시간 주와 미네소타 주에서 발생한 모든 길랭바레 증후군 환자들의 진료 기록을 살펴보았다. 전문가들은 돼지 독감 주사를 맞은 사람은 주사를 맞지 않은 사람보다 신경성 질환을 앓을 가능성이 7배 높은 것을 발견했다. 컬랜드는 누구든 돼지 독감 주사를 맞은 후에 신경 이상 증세를 보이는 사람은 길랭바레 증후군일 가능성이 높다고 치부해 버리는 의사들의 편견으로 자료가 오염되었다고 말하면서도 어쨌거나 논문에 서명을 했다.

"그것은 컬랜드가 보고한 내용이었다."라고 손버그는 말했다. "그것은 그가 한 연구였다. 내가 한 것이 아니라."

손버그는 군대와 네덜란드의 자료에는 결함이 있었다고 덧붙였다. 네덜란드는 인구가 적기 때문에 길랭바레 증후군의 발병 건수 또한 적을 수밖에 없다. 돼지 독감 백신이 위험하다는 생각에 동의하지 않은 네덜란드 의사들은 실제로 2년 동안 돼지 독감 예방 접종을 실시했다. 첫 번째 해에는 길랭바레 증후군 발병 건수가 약간 증가했다고 손버그는 말했다. 두 번째 해에는 전혀 증가하지 않았다. 하지만 미국의 경험으로는 이전에 독감 백신을 맞은 적이 있는 환자는 돼지 독감 주사 접종 후에 길랭바레 증후군의 발병 확률이 줄어드는 경향이 있었다. 돼지 독감 예방 접종을 실시한 2년 동안의 네덜란드의 자료를 하나로 묶어 다룰 때에만 관련성이 사라지는 듯이 보였다.

군대 자료에도 몇 가지 문제가 있다고 손버그는 말했다. 길랭바레 증후군 사례를 집계한 기간은 백신 접종 후 3~4개월 동안이었다. 반면 이 질병은 백신을 접종한 지 6주 이내에 가장 많이 발병하기 때문에 돼지 독감과 이 신경성 질환 사이의 관련성이 희석될 수밖에 없었다고 그는 말했다. 게다가 군인들은 젊은 편이고 나이가 젊을수록 길랭바레 증후군에 걸릴 위험성은 줄어든다.

전염병학자들은 두 편으로 나뉘었다. 그들은 미국 전염병 학회 주관으로 수차례 비공개 회의를 열고 서로 피 튀기는 논쟁을 벌였다. 소위 별들의 전쟁이었다. 첫 번째 전투는 필라델피아에서 열린 한 학회에서 벌어졌다. 200여 명의 지도적인 전문가들이 지켜보는 앞에서 컬랜드 박사와 육군 예방의학 분야의 거두 제임스 W. 커크패트릭 대령은 하버드 대학의 전설적인 전염병학자 알렉산더 랭뮤어와 질병 통제 센터의 숀버그와 무대 위에서 맞붙었다.

"그들은 그들의 주장을 제기했고 우리는 우리의 주장을 제기했다."라고 컬랜드는 말했다. 뜨거운 논쟁은 거의 한 시간 동안 계속되었다.

거인들 사이에 낀 숀버그는 젊은 기사처럼 용맹스럽게 싸웠다. 그는 꿈에도 상상하지 못한 논쟁에 참여했고 컬랜드와 랭뮤어 간의 불꽃 튀는 설전을 지켜보았다. 두 사람 다 그의 우상이었다고 그는 말했다. "정말 대단한 장면이었다. 이 분야에서 그들은 나의 영웅들이었다. 그런 그들이 내 연구를 가지고 입씨름을 벌였다."

결국 컬랜드는 외로운 싸움을 전개했다. 대부분의 의사들은 돼지 독감 백신이 길랭바레 증후군을 유발한다고 말했다. 독감 전문가들은 비록 드물기는 하지만 일반적으로 독감 백신이 이 질병을 유발하며 돼지 독감 백신이 특히 이 질병을 많이 일으킨다고 말했다. 한편 치명적인 유행성 독감의 발생 위험에 대해 걱정하는 전문가들은 컬랜드의 편이 되어 주어야 했음에도 불구하고 돼지 독감 예방 접종 캠페인의 실패로 인해 앞에 나서는 것을 주저했다.

"오늘날 독감 전문가들의 뇌리 속에는 이 분야에 대한 인상을 결정

짓는 두 개의 큰 사건이 있습니다."라고 질병 통제 센터의 수석 독감 바이러스학자인 게이지 후쿠다 박사는 말했다. "하나는 1918년 유행성 독감입니다. 전염성 질병 중에서 역사상 동일한 기간 내에 가장 많은 사람들의 목숨을 앗아간 사건일 것입니다. 거기에 버금가는 질병으로는 14세기 흑사병 정도가 있지요."

두 번째 사건은 돼지 독감 소동이라고 후쿠다는 말했다. "돼지 독감 소동은 1918년 전염병에 대한 일종의 역작용이었습니다. 4000만 명이 돼지 독감 예방 접종을 받았고 수백 명이 길랭바레 증후군에 걸렸습니다. 하지만 유행병은 나타나지 않았어요. 이 두 가지 사건은 사람들의 뇌리에서 내내 떠나지 않았습니다."

"새로운 바이러스 균주가 확인되거나 다시 나타나더라도 대규모 유행병이 발생할 거라 지레짐작하고 당장 총을 빼 드는 일은 삼가야 한다는 것이 1976년이 남긴 교훈"이라고 후쿠다는 결론지었다.

FLU

존·돌·턴·의·안·구

미국군 병리학 연구소(AFIP)의 화요 정례 회의였다. 회의 장소는 벙커 같은 건물 안의 창문이 하나도 없는 방이었다. 20여 명의 과학자들과 연구원들이 유리가 덮인 회의용 나무 탁자 주위에 각자의 자리를 찾아 앉았고 나머지 사람들은 벽을 따라 줄지어 놓은 의자에 만족해야 했다. 회의 진행 방식은 언제나 똑같았다. 회의 진행을 맡은 사람이 최근에 나온 논문 한 편을 선정해 사람들 앞에서 소개하고 함께 토론하는 방식이었다. 일종의 과학자들 간의 독서 모임 같은 성격이었다. 하지만 그날은 제프리 토벤버거 박사가 토론의 진행을 맡을 차례였고 그는 색다른 회의가 될 것임을 알고 있었다.

어려 보이는 인상의 연구팀장 토벤버거 박사는 학술 논문 사본을 안고 회의실 안으로 경쾌하게 들어왔다. 하나는 눈(眼)의 조직학에 관한 논문이었고 다른 하나는 색각(color vision)의 생화학을 다룬 논문이었으며, 나머지는 그의 흥미를 한껏 불러일으킨 1995년 2월 17일에 발표된 최신 논문이었다. 연구원들이 자리에 앉아 샌드위치를 먹으며 커피나 탄산 음료를 마시는 동안 그가 발표를 시작했다.

토벤버거가 소개할 내용은 《사이언스》의 표지 기사였다. 거기에 존 돌턴의 안구에 대한 논문이 포함되어 있었는데 이를 통해 토벤버거는 돌고 돌아 1918년 독감을 일으킨 바이러스에 도달하게 되었다.

《사이언스》의 표지에 실린, 안경을 쓰고 있으며 여위고 침울해 보이는 얼굴을 한 존 돌턴*은 1766년에 태어난 전설적인 화학자이다. 모든 물질은 원자라고 하는 눈에 보이지 않는 입자로 구성된다는, 물질의 원자론을 주창한 사람이 바로 돌턴이었다. 사실 돌턴은 너무 유명해서 오늘날까지도 그의 업적을 기리기 위해 존 돌턴 협회라는 학술 단체가 존재할 정도이다.

하지만 돌턴은 또 다른 유산을 남겼다. 그는 색맹(色盲)이었다. 처음에는 자기가 다른 사람들과 다르게 색깔을 본다는 것을 깨닫지 못했다. 돌턴이 이런 사실을 발견한 것은 1974년에 퀘이커 교도가 입어야 하는 검은 옷 대신에 실수로 선명한 붉은 옷을 입었을 때였다. 동료 퀘이커 신도들은 그의 실수를 엄중하게 지적했다. 돌턴은 자신의 색각(色覺) 장애를 파고들었다. 왜, 어떻게 자신이 다른 사람들과 다르게 세상을 보는 것인지 궁금했다. 처음으로 돌턴은 선천성 색맹에 대해 다른 사람들과 이야기하기 시작했다. 오직 그의 형만이 자신처럼 세상을 보는 것 같았다.

돌턴은 풀과 피가 같은 색으로 보인다고 종종 말했다. 파란색의 야생화는 다른 사람들이 "분홍"이라고 부르는 것과 같은 색깔이었다. 그는 당혹스러웠다. 다른 사람들은 "빨강", "초록", "분홍", "파랑" 같은 색깔을 구분할 수 있는데 왜 나는 안 되는 것일까? 돌턴은 빨간

색은 "무색 또는 약간 희미한 그림자"처럼 보인다고 적었다. 돌턴이 워낙 유명 인사였기 때문에 사람들은 곧 색맹을 돌턴의 이름을 따 "돌터니즘(Daltonism)"이라고 부르기 시작했다.

결국 돌턴은 세상이 무채색으로 보이는 이유를 설명할 수 있는 논리를 찾아냈다. 안방수(眼房水)*라고 불리는 눈 속의 액체가 투명하지 않고 푸른색을 띠고 있어서 푸른 막을 통해 세상을 보는 것이 틀림없었다. 그래서 적색과 녹색이 똑같이 칙칙한 회색으로 보이는 것이다. 이 가설에는 딱 하나 문제가 있었는데 자기 눈을 빼내 눈 안의 액체를 살펴보지 않고서는 가설이 맞는지를 확인할 방법이 없었다. 궁금하긴 했지만 그런 희생을 할 수는 없었기 때문에 돌턴은 차선책에 만족하기로 했다. 그는 자신이 죽으면 시신에서 눈을 떼어 내 확인해 보라고 조수에게 유언을 남겼다.

돌턴이 1844년 7월 27일 78세를 일기로 사망하자, 그의 조수 조지프 랜섬은 스승의 유언에 따라 부검을 실시했다. 랜섬은 시신에서 안구를 떼어 내 접시 위에 한쪽 눈의 안방수를 따랐다. 눈 안의 액체는 "완벽하게 투명하고 맑았다."라고 랜섬은 기록했다. 따라서 돌턴의 가설은 틀린 것이다. 다음으로 랜섬은 또 하나의 안구를 살짝 절개하고, 안구 안에서 밖으로 내다보면 적색과 녹색 사물이 회색으로 보이는지 알아보았다. 그렇지 않았다. 랜섬은 돌턴이 색맹이 된 원인이 무엇이든 안구 바깥의 눈과 뇌를 연결하는 신경에 문제가 있었을 거라고 결론지었다. 돌턴은 위대한 과학자였고 그의 색맹은 유명한 수수께끼였기 때문에 돌턴의 안구는 유리병 안에 담겨 오늘날까지 영국의 존 돌턴 협회에 보관되어 있다.

돌턴이 세상을 떠난 지 150여 년이 지나 진실의 순간이 왔다고 토벤버거는 동료 연구원들에게 말했다. 과학자들은 분자생물학이라는 강력한 도구를 가지고 존 돌턴의 안구에서 떼어 낸 조그만 조직 파편으로 그가 색맹이었던 원인을 밝혀낼 수 있었다. 다른 사람들이 이미 기초 연구로 저변을 다져 놓았다. 색맹은 유전 정보의 일부가 소실되는 유전자 돌연변이로 인해서 유전자가 제 기능을 하지 못해 발생한다. 문제는 돌턴이 그 돌연변이 유전자를 가지고 있었을까 또는 그는 완전 색맹이었을까 아니면 부분 색맹이었을까 였다.

과학자들은 중합 연쇄 반응, 또는 PCR*이라고 알려진 혁명적인 기술을 사용하여 돌턴의 안구에서 추출한 몇 안 되는 세포를 가지고 그가 돌연변이 유전자를 가지고 있었는지 또는 안 가지고 있었는지를 밝혀낼 수 있었다. 《사이언스》에 실린 「존 돌턴의 색맹에 관한 생화학적 분석」은 그것을 다룬 논문이다. 분석 결과, 돌턴은 지극히 평범하고 전형적인 색맹 유전자를 가지고 있었다고 토벤버거는 동료 연구원들에게 말했다.

토벤버거는 돌턴의 안구에 대한 논문을 생각하면 할수록 자신도 비슷한 일을 할 수 있을 것이라는 생각이 들었다. 그날 아침 6시경에 연구실에 출근했을 때 그는 실험 조수인 앤 레이드에게 그 이야기를 했다. 그는 《사이언스》의 표지를 장식하고 전 세계의 과학자들을 즐겁게 해 줄 만한 실험을 하고 싶었다. 그는 자신의 연구가 수백, 수천 개의 연구소에서 논문 평론 회의의 주제가 될지도 모른다고, 수십 년 동안 의문에 싸여 있던 물음의 답을 찾아낼지도 모른다고 생각했다. 사실 토벤버거는 별로 알려지지 않은 작은 실험실에서 몇몇 연구원들과 함께 일하고 있었다. 그는 학계의 유명 인사들에게 알려진 존재가 아니었다. 하지만 토벤버거는 분자생물학의 보물 상자 위에 앉아 있었다. 그는 오래전에 세상을 떠난 사람들의 보존된 조직을 구할 수 있었다. 아니, 인체 조직으로 가득한 거대한 창고가 그의 것이나 마찬가지였다. 그 창고는 링컨 대통령의 지시로 만들어졌는데 미국군 병리학 연구소의 일부였다. 링컨 대통령은 암이나 기타 다른 질병으로 사망한 사람들의 조직을 군의관들이 떼어 낸 다음 미국군 병리학 연구소의 보관소로 보내 조사하도록 지시했었다.

이후 군대 및 민간 의료계 모두 조직을 보내왔다. "다른 전문가의 의견을 구하기 위해 매년 수만 개의 조직 표본이 병리학 연구소에 들어온다."라고 토벤버거는 말했다. 주로 대학 부설 병원의 의사들이 표본을 보냈다. 최근까지는 무료로 조직을 분석해 주었지만 이제 민간 의사들에게는 분석 비용을 받고 있다. 그러나 여전히 군의관들에게는 무료로 분석을 해 주었는데 거기에는 부수입이 있었다. "그들이 의견을 구하기 위해 표본을 보내면 우리는 그것을 보관소에 보관한다. 우리는 모든 것을 보관한다. 임상 기록, 유리 슬라이드, 파라핀 덩이 등등." 게다가 수십 년 전에 보존 처리해 둔 조직 표본이 바로 오늘 보존 처리해서 보관한 표본만큼이나 생생했다. 19세기 이후로 의학이 몰라보게 발전했지만 100여 년 전에 개발된 조직 표본 보존 기술은 거의 변하지 않았다. 소위 파라핀 덩이라고 불리는 것도 여전히 사용되었다. 일견 원시적으로 보일 수도 있지만 포름알데히드 속에 조직 파편을 담갔다가 파라핀 왁스 속에 심는 이 방법은 여전히 표본을 영구히 보존하는 데 쓰인다.

병리학 연구소 부설 보관소에는 표본들이 주체할 수 없을 만큼 늘어나 있었다. 엄지손톱만 한 파라핀 왁스 덩이나 포름알데히드 병,

또는 현미경 슬라이드에 도말시킨 표본들은 모두 토벤버거의 연구실에서 겨우 몇 마일 떨어진 낡은 창고 안에 보관되어 있었다. 그곳은 죽은 자들의 의회 도서관이나 다름이 없었다. 문제는 분석할 대상과 질문을 생각해 내는 것이었다.

토벤버거는 누구의 조직을 분석하는 것이 좋을지 골똘히 생각하며 실험실 안을 거닐었다. 어떤 것이 좋을까? "유명한 사람의 표본을 분석해야지."라고 그는 생각했다. "가필드 대통령이나 누구 유명한 사람의 종양이 분명히 보관되어 있을 거야."

그날 토벤버거는 상관이자 세포병리학과 과장인 티모시 오리리 박사와 미국군 병리학 연구소 부설 국립 보건 의학 박물관 관장인 마크 미코치 박사를 만났다. 토벤버거는 그들에게 자신의 아이디어를 설명하고 돌턴 프로젝트와 같은 것으로 무엇이 있을까 함께 생각해 보자고 청했다. 그들은 황열병 같은 것, 이를테면 20세기 초반의 위대한 의사이며 황열병이 모기에 의해 전염되는 바이러스성 질병이라는 것을 밝혀낸 월터 리드와 관련된 것이면 좋겠다고 생각했다. 더욱이 미국군 병리학 연구소는 육군이 운영하는 월터 리드 육군 병원의 캠퍼스에 자리하고 있었다. 하지만 황열병이나 월터 리드에 관해 어떤 연구를 하면 좋을지 생각이 나지 않았다. 다음으로 남북 전쟁 당시의 "참호열(trench fever)"을 떠올렸다. 군인들은 그 병에 걸려 파리 죽듯 죽었다. 어쩌면 참호열 희생자들의 조직을 찾아내 의사학자들이 추측하듯이 정말 그 질병이 티푸스였는지를 알아볼 수도 있을 것이다.

그러다 갑자기 아이디어가 떠올랐다. "다같이 둘러앉아 있는데 문득 누군가가 1918년 독감을 생각해 냈다."라고 토벤버거는 회상했다.

모두가 완벽한 아이디어라는 것을 깨달았다. "바로 그거였다. 바로 우리가 찾던 프로젝트였다."라고 토벤버거는 말했다. 그들은 1918년 에 사망한 군인들의 조직 표본을 보관하고 있었다. 전쟁터에서 전사 한 병사보다 독감으로 죽은 병사가 더 많았다. 어쩌면 1918년 독감 에 걸려 사망한 젊은 군인들의 허파 조직 속에서 치명적인 바이러스 의 파편을 찾아낼 수 있을지도 몰랐다. 그리고 PCR 기법을 사용하면 바이러스 파편을 통해 1918년 독감 바이러스의 유전 암호를 재구성해 낼 수도 있으리라. 어쩌면 바이러스의 정체를 밝혀낼 수도 있다. 한 술 더 떠서 그 독감이 왜 그렇게 치명적이었는지를 밝혀낼지도 모른 다. 그들은 살인 사건의 미스터리를 풀게 되는 것이다.

물론 그것은 섣부른 기대였다. 1918년 독감에 걸려 사망한 사람을 찾아낸다고 하더라도 허파 조직을 보존하기도 전에 이미 바이러스가 죽어서 사라져 버렸을 것이다. 그리고 바이러스가 아직 허파 속에 살 아 있다 하더라도 조직 보존 이후에 남아 있는 양이 너무 적은 나머 지 어떤 강력한 분자생물학 기법으로도 다시 살려낼 수 없을 가능성 이 컸다.

그들은 현실적으로 생각하자고 다짐했다. "처음에는 큰 기대를 하 지 않고 시작했다. 성공 가능성은 아주 낮다고 생각했다."라고 토벤 버거는 말했다. 하지만 일단 연구 계획을 짜기 시작하자 열정을 주체 하기가 어려웠다. "우리는 푹 빠져버렸다. 생각하면 할수록 흥미로웠 다."라고 토벤버거는 회고했다.

실험 계획을 짜며 기다리는 동안 토벤버거 박사와 레이드 연구원은 1918년 독감에 대한 자료를 읽으면서 두어 달을 보냈다. 둘 다 앨프 리드 크로스비의 『미국의 잊혀진 전염병』을 읽었다. 토벤버거는 1918년 독감에 대해 의과 대학 시절에 언뜻 들은 정도로 희미하게만 알고 있었고 레이드는 들어본 적조차 없었다. 둘 다 이 바이러스가 얼마나 맹위를 떨쳤는지 알게 되자 놀라움을 금치 못했다.

"나는 1918년 독감에 대해 전혀 알지 못했다."라고 레이드는 말했다. "하지만 관련 자료를 읽으면 읽을수록 해답을 찾을 때까지 끈덕지게 매달려야 한다는 결의가 생겼다. 게다가 실험실 밖 사람들과 이야기를 나누고는 더욱 놀랐다. 예순이 넘은 사람들은 누구나 이 독감에 대해 한 가지쯤 사연을 가지고 있는 것 같았다. 이웃집 남자는 한 살 때 어머니가 독감으로 돌아가셨다고 했다. 이렇게 엄청난 일이 일어났는데 왜 아무도 이야기를 하지 않은 것일까?"

토벤버거는 연구가 시작된 후에도 프로젝트에 대하여 입을 다물고 병리학 연구소 밖으로는 아무런 이야기도 하지 않았다. 천성적으로 신중해서 열정이나 자신감을 요란하게 표현하는 성격이 아니었다. 그는 꼼꼼하게 준비하며 때를 기다리는 사람이었다.

레이드의 행동도 비슷했다. 어쩌면 경쟁이 심하고 도전적인 생물공학의 세계에서 멀리 떨어져, 느리고 지루하고 정밀한 분석 작업을 수행하는 사람들에게는 당연한 행동 양식인지도 몰랐다. 분자생물학계의 유명 인사들은 선전을 갈망했고 입심이 좋았다. 다른 과학자들이나 투자자들에게 자신이 하고 있는 연구를 홍보하는 것이 그들의 주된 일인 경우가 많았다. 반면에 토벤버거와 레이드 같은 사람들은 반대쪽 끝에 있었다. 그들은 대중의 주목을 받지 않았으며 자신에게 할당된 업무를 수행하는 것이 주된 일이었다. 토벤버거는 독립적인 연구를 수행할 수는 있었지만 군대를 위해 분자병리학 실험실을 운영하는 것이 그의 본업이었다.

몇 년이 지나 프로젝트의 결과가 서서히 윤곽이 잡힐 무렵에도 토벤버거와 레이드는 감정을 드러내는 것을 수줍어했고 과학적인 세부 사항에 집중하며 신중에 신중을 기하기 위해 노력할 따름이었다.

연구팀장 토벤버거는 자신이 1918년 독감을 추적할 법한 사람으로는 보이지 않는다는 것을 알고 있었다. 그는 언제나 과학자로서의 명성이나 부에 이르는 뻔한 길을 피해 자신만의 길을 걸어왔다. 그는 어려 보였다. 30대 후반의 나이에 연구팀을 이끄는 팀장인데도 젊은 연구생으로 오인 받곤 했다. 얼굴과 갈색 눈은 둥글고 머리카락은 갈색의 직모였다. 갈색 코르덴 바지 차림에 학생처럼 옷을 입고 신분증을 목에 걸고 다녔다. 실험 가운도, 양복도, 넥타이도 그와는 상관없는 물건들이었다. 그는 1995년에 구입한 중고 벤츠를 몰았다. 첫아이가 태어나자 아들을 위해 크고 안전한 차를 구입한 정도가 고작이었다. 그는 1918년 독감 연구를 주도해 온 독감 전문가들의 배타적 그룹에는 전혀 알려지지 않은 존재였다.

심지어 토벤버거의 주변 환경마저 외부 세계와의 접촉을 어렵게 했다. 미국군 병리학 연구소는 워싱턴의 변두리에 위치했다. 오래된 벽돌 건물들이 옹기종기 모여 있는 월터 리드 캠퍼스는 식민지 풍의 집들이 늘어서 있는 조그만 주택가에 자리했다. 과학계의 권력 중심부에서 한참 떨어진 곳이었다. 메릴랜드 주 베데스다의 낮은 구릉 위에 자리한 국립 보건원의 빽빽한 캠퍼스나 국립 보건원 건너편에 있는, 대통령들이 건강 검진을 받는다는 높고 하얀 해군 병원으로부터 몇 마일이나 떨어져 있었다.

토벤버거의 실험실은 캠퍼스 안에서도 가장 특이한 건물에 있었다.

벙커 같은 그 건물은 냉전 시대인 1950년대에 지어진 5층짜리 회색 콘크리트 구조물이었다. 창문이 하나도 없었고 벽의 두께는 1미터나 되었다. 원자 폭탄이 날아오면 대통령과 각료들이 피신할 목적으로 세워졌다. 사실 이 건물을 짓자고 한 군사 전문가들은 모든 정부 청사를 이런 식으로, 두꺼운 콘크리트 벽에 창문이 없는 건물로 지어야 한다고 주장했다. 연방 정부가 미적 기준에서의 혹평을 모면할 수 있었던 것은, 토벤버거의 실험실이 있는 건물이 완성된 직후에 건물 구조가 수소 폭탄에 견디지 못한다는 것이 발견되었기 때문이었다. 따라서 토벤버거의 실험실 건물은 이 형태로는 유일하게 남은 냉전 시대의 유물이 되었고 나중에 실험 및 사무용 건물로 용도가 바뀌었다.

병리학 연구소는 병리학 박물관과 인접해 있었다. 병리학 박물관은 사람들의 관심을 끌기 위한 흥미로운 전시나 진열을 시도하지 않는 구식 박물관의 마지막 남은 전형으로 최근까지 버려져 있었다. 그곳에는 아주 어렸을 때부터 자기 머리카락을 삼켰던 11세 소녀의 위에서 꺼낸 머리카락 덩어리가 든 더러운 유리병과 끔찍하게 뒤틀린 모습의 태아가 담긴 유리병, 상피병*(象皮病) 환자의 한쪽 다리가 들어 있는 커다란 병 등이 있었고, 소아마비 시대의 철폐*도 있었다. 하지만 거기에 방문객은 없었다. 이 박물관은 한때는 다른 중요한 국립 박물관들과 함께 중심가에 자리했었지만 허시혼 현대 미술관을 지을 공간을 확보하기 위해 20여 년 전에 철거당했다. 수풀이 우거진 산책로 주변에 늘어선 국립 박물관들을 방문하는 대부분의 관광객들은 국립 보건 의학 박물관에 대해서는 한번도 들어본 적이 없었으며, 혹시 들어본 적이 있다고 하더라도 박물관을 구경하기 위해 그렇게 멀리까지 가볼 엄두를 내지 못했다. 비록 병리학 박물관이 에이즈와 관련된 전시물을 내놓고 관람객 참여 행사를 선보이는 등 새단장을 했지만 박물관의 고립된 위치가 이미 운명을 결정지어 버렸다.

토벤버거를 만나려는 사람은 누구든지 음산한 건물 입구에서 회색 금속 탁자 뒤에 앉아 있는 경비원과 대면해야 했다. 그러면 토벤버거 자신이 직접 (그에게는 비서가 없었다.) 내려와 방문객을 3층에 있는 조그만 연구실로 안내한다. 그의 사무실에는 낡고 더러워진 파란색 깔개가 바닥에 깔려 있으며 버리는 책상이나 탁자 및 의자들을 쌓아 놓은 곳에서 토벤버거가 주워 온 낡은 집기가 놓여 있다. 연구실 안은 구석구석 논문과 학술 잡지가 발 디딜 곳 없이 빼곡히 쌓여 있다. 그리고 토벤버거가 메모를 갈겨쓴 노란 포스트잇과 가족이나 친구들의 사진이 빈틈없이 벽면을 메우고 있다.

토벤버거가 교육을 받아온 과정은 그의 지위만큼이나 독특했다. 일반적으로 대부분의 젊은 과학도들은 정신을 차릴 틈도 없이 경쟁 가도에 진입하게 된다. 그들은 먼저 입학을 허가해 주는 제일 좋은 대학에 진학하고 그런 다음에는 제일 좋은 대학원으로 이동한다. 학위를 따고 나면, 물론 여건이 허락해야 하겠지만, 권위 있는 연구소나 실험실에서 박사 후 과정을 밟는다. 그리고 어디선가 조교수 자리를 얻어 다시 이동한다. 그런 다음에는 대단한 업적을 내기 위해 미친 듯이 일한다. 종신 재직권을 보장받을 만큼 혹은 더 좋은 대학에서 자리를 얻을 만큼 대단한 일이어야 한다. 그 사이 학술지에 논문을 싣고, 싣고, 또 실어야 한다. 틈틈이 학회에 참석해서 자신의 연구 분야를 알리고 과학계의 유명 인사들에게 주목받기 위해 안간힘을 쓴다. 이것은 성공에 대한 보장이 없는 보따리 인생이었다. 그런데 토벤버거에게는 이러한 삶이 전혀 생소했다. 그는 다른 경로로 여행을 했다.

토벤버거는 1961년 독일에서 육군 장교의 세 번째 아들로 태어났다. 부친은 최초의 트랜지스터 컴퓨터를 만드는 데 참여한 사람이었다. 그것은 작은 트레일러 다섯 대 분량의 '이동형' 컴퓨터였는데 1956년 무렵에는 아주 혁명적인 기계였다. "진공관 시대에 아버지는 이미 컴퓨터 세대였다."라고 토벤버거는 자랑했다.

토벤버거의 가족은 유럽과 미국 캘리포니아에서 살았고 토벤버거의 아버지가 미국 국방부에 발령이 나자 워싱턴 교외 북부 버지니아 주의 페어팩스 카운티에 마침내 정착했다. 토벤버거는 네다섯 살 때부터 과학자가 되리라고 생각했다. 문제는 어느 분야를 선택하는가였다. 그는 핵물리학에 관심을 가졌고 다음에는 화학, 마침내 생물학에 관심을 두었다. "생명은 매우 복잡하고 근사하다." 그는 이렇게 가볍고 단순하게 자신의 선택을 설명했다.

하지만 페어팩스 공립 고등학교는 어려 보이는 얼굴의 과학자 지망생인 토벤버거의 꿈을 북돋아 주지 못했다. 그가 좋아하는 또 다른 분야인 클래식 음악 감상과 작곡 또한 고등학교의 문화와는 동떨어져 있었다. 진도는 너무 느렸고 과제는 너무 쉬웠다. "학교가 너무 공부를 등한시한다."라는 토벤버그의 불평에 풋볼 팀을 응원하는 데 열을 올리는 학생들은 물론이고 교사들까지 눈 하나 깜짝하지 않았다.

하지만 한 가지 방법이 있었다. 토벤버거는 남은 학년을 월반한 후 페어팩스에 있는 조지 메이슨 대학에서 강의를 들으면 된다는 것을 알아냈다. 조지 메이슨 대학은 집에서 가까웠기 때문에 집을 떠나거나 기숙사 비용을 걱정할 필요가 없었다. 게다가 드디어 도전 욕구를 불러일으킬 수업을 들을 기회를 부여받은 것이다. 그리하여 토벤버거는 15세의 나이에 대학에서 강의를 듣기 시작했다. 그해 여름, 그는 국립 보건원에서 아르바이트를 하며 생쥐에게 유방암을 일으키는 바이러스인 생쥐 유방암 바이러스(MMTV)를 다루는 일을 했다. 때는 1977년이었고, 당시의 학자들은 바이러스가 인간의 암을 정복하는 데 핵심적인 열쇠를 쥐고 있을지도 모른다고 생각했다. (후에 바이러스가 자궁 경부암이나 카포시 육종 같은 갖가지 종양을 일으키기는 하지만 유방암 같은 일반적인 암에는 눈에 띄는 역할을 하지 않는 것으로 드러났다.) 당시에는 가장 명석한 생물학자들이 종양 바이러스를 연구하였으므로 토벤버거는 생물학에서 가장 촉망받는 최신 분야를 맛본 것이었다. 매력을 느낀 그는 가을에 학기가 시작된 후에도 계속 실험실에서 아르바이트를 했다.

"멋진 경험이었다."라고 토벤버거는 말했다. 한때는 조지 메이슨에서 하버드나 프린스턴 같은 명문 대학으로 전학할 생각을 하기도 했었지만 종양 바이러스를 다루기 위해 계속 그곳에 남기로 결정했다. 그 경험이 최소한 더 좋은 대학에서 강의를 듣고 교육을 받는 것 만큼의 가치가 있다고 판단했기 때문이었다. "나는 집에 머물면서 국립 보건원에서 계속 일하기로 결정했다."라고 그는 담담하게 회고했다. 그에게는 직업에 대한 계획이 세워져 있었다. 그의 목표는 생물학 박사 학위를 따고 나서 어느 실험실의 연구팀장이 되는 것이었다. 국립 보건원에서 그가 일하는 실험실의 팀장인 윌리엄 드로한 박사처럼 말이다. 드로한 박사는 이 바닥에서는 학위증이 중요하며 의학 박사 학위증은 많은 기회를 준다고 가르쳐 주었다. 이학 박사 학위와 의학 박사 학위를 다 가지고 있는 생물학자는 더 깊은 인상을 심어 주어 연구비를 따내기가 더 쉽고 더 좋은 일자리를 제공받는다는 것이었다. "의사가 되는 것은 한번도 생각해 본 적이 없었다. 하지만 드로한 박사의 이야기는 설득력이 있었다."라고 토벤버거는 말했다.

대학을 졸업하자마자 토벤버거는 리치몬드의 버지니아 의과 대학에 진학했다. 주립 대학이었기 때문에 유명한 사립 대학들보다 수업료가 훨씬 쌌다. 검소한 젊은이에게 그것은 큰 장점이었다. 그는 이학 박사와 의학 박사 학위를 동시에 딸 수 있는 복수 학위 과정을 밟았다. 많은 의과 대학생들이 힘든 수업 때문에 불평했지만 항상 학구열이 넘치는 토벤버거는 물을 만난 고기처럼 즐거워했다. "의학에 홀딱 반했다. 대단한 지적 자극을 주는 분야이다. 재미있다."라고 그는 말했다.

이학 박사 학위 과정에는 나름의 요구가 있었다. 다른 모든 과학 분야의 박사 학위 과정이 그렇듯이 학위를 따려면 뭔가 새로운 것을 발견해 내야 했다. 강도 높은 지적 노동을 통하여 연구 프로젝트를 수행하고 예전에 누구도 발견하지 못한 새롭고 귀중한 정보를 찾아내야 하는 것이다. 모든 박사 과정 학생에게는 지도 교수가 있어야 했다. 지도 교수는 학생들을 인도하는 조언자 역할을 한다. 그들은 학생들이 창조적인 연구를 수행할 수 있도록 도와주고 학위 심사 위원회에서 학위를 주어도 좋다고 판단할 만큼 훌륭하게 연구를 끝마치도록 이끌어 주는 사람이었다. 토벤버거는 완벽한 조언자를 찾아 나섰다. 의과 대학 교수이면서 흥미로운 연구를 수행하는 사람이어야 하고, 그가 해답을 찾는 것이 가능한 의문을 설정하도록 도와주고 그 의문에 대한 해답을 찾는 데 필요한 기술을 가르쳐 줄 수 있는 사람이어야 했다.

"의과 대학에 입학한 뒤 첫 6개월 동안 주위를 돌아다니며 모든 사람과 이야기를 나누었다."라고 토벤버거는 말했다. 그는 해부학과의 잭 하르 교수로 낙착을 보았다. 하르 교수는 림프구의 일종인 T 세포가 흉선(가슴샘) 속에서 어떻게 분화하는지에 관심을 가지고 있었다. "나는 정말로 그를 좋아했다."라고 토벤버거는 하르 박사에 대해 말했다. "나는 여름 방학 동안 그의 실험실 한쪽 구석에서 실험을 했다."

복수 학위 과정을 밟는 학생들의 일반적인 경로는 첫 2년 동안 의과 대학생들과 함께 수업을 들은 다음 박사 학위 과정을 밟고 마지막으로 임상 훈련을 받아 의과 대학을 졸업하는 것이었다. 토벤버거는 이 경로를 조정해서 2년 동안 의과 대학 수업을 들은 후에 곧장 임상 훈련을 받고 그런 다음 실험실에서 이학 박사 학위 연구를 하는 데 모든 시간을 쏟아 부었다. 그는 1986년에 의학 박사 학위를 받았고, 1987년에 골수의 간세포(幹細胞)가 흉선으로 이동해 T 세포로 분화하는 과정에 대한 연구로 이학 박사 학위를 받았다. 단지 학위만 받은 것이 아니라 그 과정에서 여러 가지 상과 장학금도 받았다. 거기에는 가장 뛰어난 의학 연구에 대하여 학교에서 주는 일등상과 뛰어난 세포 생물학 학생에게 수여하는 상도 포함되어 있었다.

국립 보건원 실험 조수 아르바이트 시절의 스승인 드로한 박사의 제안에 따라 두 개 학위를 손에 넣은 토벤버거는 어떤 직업을 선택할 것인지 고심했다. "무엇을 하면 좋을지 감이 잡히지 않았다. 나는 소아과에 크게 흥미를 갖고 있었기 때문에 소아혈액학 쪽으로 나가볼까 생각했다. 하지만 실험실의 연구가 너무 잘 되고 있어서 1988년까지

일 년 더 머무르기로 했다."라고 토벤버거는 말했다.

1988년이 되자 그는 의사가 되는 것에 대해 다시 고민하기 시작했다. "소아과에서 전문의 과정을 밟는 것을 생각했다. 하지만 4년 동안 실험실에만 틀어박혀 있느라 환자는 단 한 명도 본 적이 없었다." 자신의 오진이나 실수로 환자가 고통을 받게 되는 최악의 상황이 그의 머리에서 떠나지 않았다. "신생아 집중 치료실에서 인턴으로 일할 생각을 하니 끔찍하게 겁이 났다." 그가 병리학을 선택한 것은 어찌 보면 당연한 귀결일 것이다. 병리학이라면 최소한 살아 있는 환자를 다루면서 생사를 가르는 결정을 할 필요는 없을 것이기 때문이었다. "병리학은 여전히 의학과 관련이 있으면서 연구에 집중할 수 있는 중간 단계 같은 것이었다."라고 그는 말했다. 그는 병리학 수련의 과정을 밟을 만한 곳을 찾아보기 시작했다. 그리고 국립 보건원 산하의 국립 암 연구소에 병리학 프로그램이 있는 것을 발견했다. 거기서는 일 년에 딱 세 명밖에 받지 않았다. 토벤버거는 지원했다.

가능성은 낮았지만 그는 간절히 합격을 기원했다. 국립 보건원은 그가 처음 실험에 맛을 들인 곳이 아닌가. "그곳은 연구 환경이 아주 훌륭했다. 그곳은 고향이었다."

면접을 받은 지 얼마 지나지 않아 토벤버거에게 좋은 소식이 날아왔다. 합격한 것이다. 그는 1988년에 국립 암 연구소에서 레지던트를 시작하여 1991년에 마쳤다. 그런 다음에 그곳에서 계속 박사 후 과정을 밟았다. 박사 후 과정을 마치고 나자 지도 교수이자 네덜란드 출신의 유명한 면역학자인 아다 크루이스빅 박사가 토벤버거에게 과학계에서 전형적인 출세 가도에 오를 수 있는 기회를 제안했다. 그녀는 네덜란드에 아주 좋은 자리가 나서 돌아가려고 하였고, 토벤버거에게 박사 후 과정 연구원으로 함께 가자고 했다. 그 제안을 생각해 본 토벤버거는 그것이 분자생물학 분야의 치열한 경쟁 대열에서 노심초사하는 인생의 시작이 될 수 있음을 깨달았다.

"막 결혼한 참이었다. 내 가족은 여기 있었고 아내의 가족도 여기 있었다."라고 토벤버거는 말했다. 그는 계속 머무르기로 결정했다. 그는 국립 보건원에서 다른 임시 연구원 자리를 얻어 냈다. 그리고 마침내 1993년, 워싱턴에 계속 머무를 수 있는 영구적인 자리를 제안 받았다. 토벤버거와, 역시 국립 보건원에서 일하던 잭 리치 박사는 미국군 병리학 연구소 내의 분자병리학 실험실을 새로 만드는 일을 제안 받았다. 병리학자들을 위해 분자생물학 기법을 이용해서 진단을 해 주는 실험실이었다. 6개월 후 그들은 실험실을 만들어 가동에 들어갔다. 동시에 토벤버거는 기초 과학 분야를 연구하는 실험실을 만들었다.

시작한 지 1년 후인 1994년 초, 토벤버거는 분자병리학과의 과장으로 승진했다. 직함은 거창했지만 실제로는 연구원 20명을 감독하는 일이었다. "아주 작은 가게였다."라고 토벤버거는 말했다. 그는 혼자 힘으로 만족스러운 인생을 꾸려 나갔다.

토벤버거는 매일 아침 5시 55분에 집을 나섰다. 워싱턴의 짜증스런 교통 체증을 피해 버지니아의 집에서 실험실까지 차를 몰고 출근하기 위해서였다. 토벤버거는 아내와 어린 자녀들과 여가 시간을 보냈다. 그는 아내와 아이들의 사진을 컴퓨터 바탕 화면으로 사용하였다. 가족은 언제나 그의 마음속에 있었다. 여가 시간에는 틈틈이 작곡을 했다. 그는 대학을 다닐 때 오페라를 하나 썼다. "서곡이 공연되었다." 라고 그는 수줍게 말했다. 의과 대학 재학 중에는 교향곡을 하나 썼다. 리치몬드 커뮤니티 오케스트라가 이 작품을 공연했고 토벤버거는 오케스트라에서 오보에를 불었다. 그는 목관 사중주곡을 하나 써서 아내에게 선물로 주었다. 현악 사중주곡은 결혼식에서 연주되었다. 지금은 아들의 탄생을 기념하기 위해 또 다른 현악 사중주곡을 쓰는 중이다. 하지만 그가 작곡을 하는 것은 오로지 자기만족을 위한 일이었다. "내 작품들은 여전히 공연과는 거리가 멀다."라고 토벤버거는 말한다.

1993년 후반의 어느 날, 동물병리학자인 육군 중령 토머스 립스콤 박사가 찾아왔다. 그의 설명에 따르면 지난 십여 년 동안 해양 포유류 사이에 정체를 알 수 없는 전염병이 돌고 있다는 것이었다. 1987년에 뉴저지 해안을 따라 살고 있는 병코돌고래들이 죽었다. 그 질병은 남쪽으로 이동하기 시작했고 1988년 3월에는 플로리다 주의 세인트피터버그 해안의 돌고래들이 죽어 갔다. 미국 대서양 연안의 돌고래 절반이 죽었고 수치로 따지면 약 1만 마리가량이었다.

환경 보호국(EPA)에서 조사에 들어갔고 죽음의 원인이 적조라는 내부 보고서를 작성했다. 적조란 조그만 플랑크톤들이 필요 이상으로 많아져 바닷물이 붉게 변하고 독소를 배출하는 현상이다. 적조는 수질 오염의 지표인데 결국 플랑크톤의 먹이가 되는 중금속과 폐수가 궁극적으로 돌고래들을 죽이고 있다는 것이었다.

립스콤은 그런 설명이 마음에 들지 않았다. 그는 환경 보호국의 가설이 틀렸다고 생각하는 두 가지 이유를 토벤버거에게 말했다. 첫째, 적조란 수많은 수중 생물들에게 한꺼번에 영향을 미친다. 그런데 이 전염병은 오직 돌고래만 죽이고 있었다. 둘째, 적조가 생기면 주로 몸집이 작은 생물들이 피해를 입는다. 적조가 발생한 바다의 독소가 돌고래처럼 몸집이 큰 동물을 죽인다는 것은 한번도 알려진 바가 없었다.

립스콤은 돌고래들이 죽는 것은 적조가 아니라 바이러스 때문이라고 생각했다. 죽어 가고 있거나 이미 죽은 돌고래 수백 마리를 부검한 결과, 한 가지 뚜렷한 경향성이 발견되었다. 돌고래의 뇌, 허파, 림프 조직이 모빌리 바이러스(morbillivirus)에 감염된 것으로 보인다는 것이다. 모빌리 바이러스는 사람에게는 홍역을, 개에게는 디스템퍼를 일으키는 바이러스의 일종이다.

자신의 가설에 무게를 얹기 위해 립스콤은 바이러스로 인한 질병으로 해양 포유류들이 죽은 다른 사례들을 제시했다. 1988년, 시베리아의 한 호수에서 바다표범들이 병에 걸려 전멸했다. 1990년에는 북유럽 해안에 서식하는 점박이바다표범이 몰살당했다. 1991년에는 지중해 연안의 바위 해변을 따라 번창하던 줄무늬바다표범이 반 이상 줄어들었고 유럽의 과학자들은 죽은 바다표범의 조직에서 디스템퍼 바이러스와 유사한 바이러스를 분리해 냈다. 1993년에는 멕시코 걸프만의 돌고래들이 죽었다.

이제 립스콤은 분자생물학적인 증거를 얻기 위해 토벤버거를 찾아온 것이었다. 립스콤은 부패한 돌고래 조직을 가지고 왔다. 어떤 것은 부패가 너무 심해서 현미경으로 관찰하는 것조차 불가능했다. "정말이지 구역질나는 조직이었다."라고 토벤버거는 말했다. 토벤버거의 분자병리학과에서 PCR 기법을 사용해 모빌리 바이러스를, 만일 그게 존재한다면, 분리해 달라는 것이 립스콤의 요청이었다.

"그렇게 부패한 조직에서 바이러스의 RNA를 찾아낼 가능성은 거의 0에 가깝다고 보았다."라고 토벤버거는 말했다. 하지만 그는 립스콤의 부탁을 거절하지 않았다. 대신에 연구팀에 갓 합류한 신참 연구원 에이미 크래프트 박사에게 돌고래 프로젝트를 맡겼다. 부패한 돌고래 조직에서 바이러스 RNA를 분리하기 위해서는 아주 정교한 실험 기법이 필요했기 때문에 그녀는 먼저 기술을 최대한 연마해야 했다. 그녀는 바이러스 RNA를 분리하는 것을 도와줄 생화학 실험들의 복잡한 단계들을 하나씩 밟아갔다. 매 단계마다 완벽하고 효과적인 결과가 나올 때까지 실험 체계를 최적화시켰다. 그런 다음 그녀는 그 불가능한 일을 해냈다. 그녀는 바이러스의 RNA를 분리해 립스콤의 생각이 옳았음을 보여 주었다. 결국 그녀는 모빌리 바이러스의 새로운 종을 찾아냈고 적조가 아니라 그 바이러스가 돌고래를 죽였음을 밝혀낸 것이다.

1918년 독감을 찾아 나서는 토벤버거의 마음속에는 그 기억이 여전히 생생했다. 그것은 아주 비슷한 작업이 될 것이었다. 모빌리 바이러스처럼 독감 바이러스 역시 RNA를 유전 물질로 사용했다. 독감 바이러스는 1만 5000개가량의 염기로 구성되어 있어서 모빌리 바이러스와 크기도 비슷했다.(염기란 RNA를 이루는 분자인 아데닌, 구아신, 시토신, 우라실을 말한다.) 그리고 모빌리 바이러스는 독감 바이러스와 많은 특성을 공유하고 있었다. 따라서 에이미 크래프트가 심하게 부패한 돌고래 조직에서 바이러스를 분리해 낼 수 있었다면 사람의 호흡 기관에서 떼어 낸 조그만 허파 조직으로부터 독감 바이러스를 분리해 낼 수도 있다는 이야기였다. 이제 그들이 할 일은 1918년 독감으로 사망한 사람들의 조직이 어느 창고에 보관되어 있는지 알아보는 것이다.

1917년 이후에 보관된 조직 표본들의 기록은 전부 전산화되어 있었다. 표본의 숫자는 총 300만 개에 달했다. 하지만 1918년에 독감으로 죽은 병사들의 허파 조직이 하나도 보관되어 있지 않을 가능성도 무시할 수 없었다. 전염병은 전시에 돌았다. 언제나 신중한 사람답게 "검시를 위해 불려 들어간 군의관들 중에는 병리학 수련을 받지 않은 사람들도 많았다."라고 토벤버거는 말했다. 눈코 뜰 새 없는 혼란의 와중에 군의관들이 굳이 시간을 내어 죽은 사람의 허파에서 조심스럽게 조직을 떼어 내 보관소로 보낼 이유가 있었을까?

어쨌거나 그래도 한번 찾아볼 가치는 있었다. 연구팀은 독감 바이러스가 남아 있을 가능성이 가장 높은 독감 희생자를 어떻게 찾아낼 것인지를 궁리했다. 토벤버거는 발병한 지 며칠 안에 사망한 사람들을 찾아보기로 결정했다. 독감으로 인한 사망자의 허파만을 찾는다면 처음에 독감으로 시작했다가 세균성 폐렴으로 발전하여 목숨을 잃은 사람들의 허파를 얻게 될 가능성이 높았다. 독감 바이러스에 감염된 지 일주일 또는 그 이상이 지나 독감 환자들이 사망할 무렵이면 바이러스는 환자의 허파에서 이미 소멸되고 세균만 남아 있을 것이었다.

토벤버거는 검색 신청을 냈다. 이틀 후, 창고 안에 1918년 독감으로 사망한 사람들의 표본이 17점 있다는 내용의 인쇄물이 손에 들어왔다. 표본들은 포름알데히드에 담갔다가 조그만 파라핀 왁스 속에 심어 놓은 조그만 허파 조각이었다. 표본들과 함께 언제 발병했는지, 왜, 어떻게 사망했는지를 설명한 진료 기록이 첨부되어 있었다. 토벤버거는 서류를 열심히 분석했다. 그의 조건을 만족시키는 희생자는 여섯 명이었다. 병에 걸린 지 이틀 안에 사망한 사람들이었다. 과학자들은 뛸 듯이 기뻤다.

"잃어버린 성궤를 찾은 인디애너 존스 같았다."라고 토벤버거는 스티븐 스필버그의 영화를 빗대어 말했다. "우리는 그 성스러운 상자를 찾아냈다."

자, 여기에 창고가 하나 있다. 창고 안의 마분지 상자들 속에는 차곡차곡 정리된 후에 사람들의 기억에서 잊혀진 수백만 점의 표본이 있었다. 오래전에 세상을 떠난 환자들의 표본이 가득한 이 거대한 보관소의 어딘가에는 1918년 독감 바이러스가 엄지손톱만 한 허파 조직 속에 숨어 있을 것이다. 거의 80년 동안 그것을 찾아보려는 생각을 한 사람은 아무도 없었다. 아니, 찾아보려고 생각했더라도 조그만 허파 조직 속에 바이러스가 꽁꽁 숨어 있어서 아무도 찾아내지 못했으리라. 하지만 지금, 돌턴의 안구에 대한 논문에서 영감을 받은 과학자들이 이 바이러스를 찾아낼 최초의 확실한 단서를 찾아냈다. 과거에 한번도 독감 연구를 해 본 일이 없는 이 과학자들은 1989년 이후로 분자병리학과에서 발전시키고, 죽은 돌고래의 부패한 조직에서 바이러스를 추출하기 위해 에이미 크래프트가 개량한 기법을 사용하여 1918년의 살인마를 잡아낼 것이었다.

바이러스를 찾아낼 가능성이 존재한다는 것을 알게 되자 (최소한 1918년 독감으로 인해 사망한 사람의 허파 조직이 있었다.) 어서 시작하고 싶은 마음에 견딜 수가 없었다. 하지만 "먼저 정부의 허가를 받아야 했다. 마음대로 할 수 있는 일이 아니었다."라고 토벤버거는 우울하게 말했다. 그는 연구 제안서를 작성해야 했다. 또한 인간의 조직을 사용할 것이기 때문에 인간의 세포 조직 사용 여부를 판단하는 위원회의 특별 승인을 받아야 했다. 거기에 두 달이 걸렸다. 그동안 토벤버거와 앤 레이드는 1918년 독감에 대해 최대한 많이 공부했다. 연구 허가가 떨어지자마자 그들은 조직 표본을 주문했다. 직접 그 소중한 물건을 보기 위해 창고를 방문하지 않은 것은 참으로 이상한 일이었다.

보관소는 병리학 연구소에서 몇 마일 거리에 있었다. 메릴랜드 주와 콜롬비아 시를 나누는 경계선 바로 너머였다. 그것은 골판 모양의 철제로 지어진 나지막한 건물이었고 안에는 금속 보관대가 길게 늘어서 있었다. 물론 내화성이었다. 끝없이 긴 보관대 위에는 셀 수 없이 많은 마분지 상자들이 줄줄이 자리했고 상자마다 안에 조직을 심은 파라핀 덩이, 장기가 든 포름알데히드 유리병, 인공적으로 염색한 세포가 도말되어 있는 현미경 슬라이드가 들어 있었다. 보관소 운영자는 알 리딕이었다. 방문객들에게 자기가 어떻게 표본들을 관리하는지 친절하게 보여 주는 근육질의 온화한 남자였다. 1918년 희생자의 허파 조직을 찾는 병리학 연구소의 전화를 받자 리딕은 묵묵히 사다리를 타고 올라가 금속 보관대 위에서 마분지 상자들을 내렸다. 각 상자 안에는 손톱만 한 면적에 두께가 7밀리미터 정도인 파라핀 왁스 덩어리가 있었다. 그리고 파라핀 덩어리 안에는 1918년 독감으로 사망한 어느 병사에게서 떼어 낸 조그만 허파 조직이 자리했다.

레이드 연구원은 자신이 파라핀에 싸인 조직을 다루는 법을 잘 알고 있어서 참으로 다행이라고 생각했다. 파라핀에 싸인 조직을 다루는 일은 아주 정교한 기술이 필요했다. 따라서 그녀는 독감 프로젝트에서 중요한 역할을 수행할 수 있었다. 분석할 대상이 극히 소량이었기 때문에, 그리고 그 안에서 뭔가를 찾아낼 가능성 또한 아주 낮았기 때문에 단 한 번의 실수도 재앙이 될 수 있었다. 많은 사람들이 경험이 일천한 그녀에게 그런 중책을 맡기는 것에 대해 불안해 하는 것을 레이드도 알고 있었다.

1989년에 분자병리학 실험실에 처음 왔을 때 레이드는 겨우 1년 반 정도의 경력밖에 없는 실험 조수에 불과했다. "나는 독립적으로 실험을 해 본 적이 한번도 없었다. 늘 위에서 시키는 일을 하는 것 외에 다른 생각은 하지 않았다."라고 그녀는 회상했다. 하지만 파라핀에 싸인 조직을 다루는 전문가가 되어 가면서 점점 더 많은 책임을 지게 되었다. 예를 들어 그녀는 림프절 종양인 림프종 환자의 조직에서 엡스타인바 바이러스*(Epstein-Barr virus)를 추출해 달라는 부탁을 받곤 했다. 또는 다른 유형의 종양에서 떼어 낸 조직이 들어 있는 파라핀 덩이에서 세포를 추출하여 유전자 분석을 통해 일부 암의 원인 가운데 하나인, 종양 세포의 염색체가 깨졌다가 다시 결합했는지 여부를 알아봐 달라는 부탁을 받기도 했다. 1995년 무렵 레이드는 파라핀 안에서 추출한 조직 세포에 PCR 기법을 사용하는 일에 관한 한 전 세계에서 누구보다 경험이 많았을 것이다. 그녀의 경험은 이 프로젝트에는 안성맞춤이었다. 최소한 그녀는 1918년 독감 바이러스를 찾는 과정을 시작할 수는 있었다. 하지만 그녀도 잘 알고 있다시피 그녀든 다른 누구든 이 과정을 끝낼 수 있을 것인지는 확실하지 않았다. 그들이 찾는 것은 말 그대로 독감 바이러스의 분자 한 개일 수도 있었다. 이것은 분자생물학의 한계를 시험하는 것이었다.

일단 1918년 독감 희생자들의 조직을 연구해도 좋다는 허락이 떨어지자 그들은 다소 떨리는 마음으로 작업을 시작했다. 레이드는 날짜를 기록해 놓았다. 1995년 3월 9일이었다.

연구팀은 먼저 파라핀 덩이를 최대한 얇게 썰었다. 그들은 세포 하나의 두께로 썬다는 기분으로 예리한 면도날을 사용해 손으로 직접 썰었는데 그 두께가 종이보다 훨씬 얇았다. 얇은 조각들의 전체 세포 수는 2000개가 넘지 않았다. 아마도 그 세포들 속에 독감 바이러스의 잔해가 있을 것이었다.

레이드는 얇은 조각에서 제일 먼저 왁스를 녹여야 했다. 조각을 조그만 시험관에 넣고 크실렌(xylene) 용제를 첨가하면 왁스가 녹아 조직이 자유롭게 떠다니게 된다.

다음으로 크실렌과 허파 세포들을 분리하기 위해 시험관을 원심 분리기에 넣고 돌렸다. 시험관 아래에 세포가 가라앉으면 시험관에서 유기 용매를 따라 냈다. 그런 후에 알코올로 세포를 씻어 남아 있는 크실렌을 제거했다.

다음 단계는 세포막과 단백질 등의 세포 파편을 유전자 및 유전자 조각들과 분리하는 것이었다. 대부분의 유전자는 죽은 환자의 유전자일 것이다. 하지만 운이 좋으면 환자를 죽음에 이르게 한 바이러스의 유전자도 있을 것이었다. 레이드는 유전자를 분리하기 위해 시험관 속에 허파 세포 덩어리를 담고 완충 용액을 넣은 뒤 단백질 분해 효소를 첨가했다. 여기에 지질 세포막을 녹이기 위해 소량의 계면 활성제를 추가했다. 이대로 약 4시간 동안 방치한 뒤 유기 추출법을 시행했다. 샐러드의 양념 소스를 만드는 과정과 비슷하다고 생각하면 된다.

화학 성분의 차이 탓에 유전자는 물에 녹고 단백질 조각과 세포막의 지질 파편은 기름에 녹는다. 레이드는 유전자를 세포막과 단백질로부터 분리하기 위해 혼합 용액 속에 유기 용매인 클로로포름과 페놀을 넣었다. 그럼 다음 열심히 흔들어 단백질 파편과 지질은 유기 용매층에 녹이고 유전자 조각은 수용액층에 녹였다. 다음으로 혼합액을 가만히 놓아두어 두 층이 분리되게 하였다. 그녀는 위에 뜬 유기 용매층을 따라 냈다. 이제 남은 혼합액을 원심 분리하여 위에 뜬 맑은 물을 따라 내고 허파 조직과 혹시 허파 속에 있었을지 모르는 세균과 1918년 독감 바이러스 (그런 것이 있다면) 유전자 조각이 녹은 얇은 수용액층만 남겼다.

레이드는 수용액층에 녹아 있는 유전자를 분리하기 위해 용액에 알코올을 첨가했다. 그런 다음에 시험관을 원심 분리기에 넣고 적절한 회전 속도와 시간을 설정해 유전자 파편이 시험관 바닥에 가라앉아 얇은 층을 형성하도록 했다. 그녀는 시험관에서 액체를 따라 내고 완충 용액을 넣어 바닥에 생긴 덩어리를 녹였다. 이제 시험관 속에는 분석을 기다리는 유전자만 남은 것이다.

며칠간의 작업 끝에 레이드는 어떤 종류의 유전자가 허파 조직 속에 있을지 알아볼 준비를 마쳤다. "분자생물학이란 맑은 액체 몇 방울을 조그만 시험관에서 다른 시험관으로 온종일 옮기는 일이라고 말하는 사람도 있다. 자기가 하고 있는 일이 눈에 보이지 않기 때문에 굳은 신념이 필요하다."라고 토벤버거는 고충을 토로했다.

이제 PCR 기법을 사용할 시간이었다. PCR은 용액 속에 떠다니는 유전자 한 조각을 수백만 배로 증폭시키는 기적의 방법이었다. 토벤버거와 레이드는 기질 유전자(matrix gene)라고 불리는 독감 바이러스 유전자 조각을 찾아보기로 결정했다. 바이러스의 다른 유전자는 돌연변이에 의해 끊임없이 변하는 반면 이 유전자는 거의 변하지 않기 때문이었다. 기질 유전자는 세포로 하여금 바이러스가 골조로 사용하는 단백질, 그러니까 바이러스의 부드러운 지질막 외피를 지탱하는 단단한 구조물을 만드는 유전자이다.

조그만 기질 유전자 조각을 일종의 낚싯바늘로 사용하여 1918년 독감 바이러스를 낚아 올리자는 것이 그들의 생각이었다. 그러면 PCR을 통해 기질 유전자가 붙은 바이러스 유전자 조각을 통째로 복제할 수 있을 것이다. 하지만 기질 유전자의 조각이 1918년 바이러스를 낚아 올릴 낚싯바늘이 되려면 독감 바이러스의 균주들 사이에 거의 변이가 없는 부분으로 골라야 했다. 그런 유전자 조각을 찾아내기 위해 토벤버거와 레이드는 논문으로 출판된 다양한 독감 바이러스들의 기질 유전자 염기 서열을 비교하여 공통된 부분을 골라냈다. 그들은 그 변하지 않는 부분을 가지고 낚싯바늘 또는 프라이머(primer)를 만들어 낼 것이었다.

분자생물학자들에게 PCR은 필요 불가결한 기법이 되었기 때문에 생명공학 회사들은 과학자들을 위해 프라이머를 주문 생산해 주고 있었다. 레이드와 토벤버거는 아이오와 주 코럴빌의 인티그레이티드 DNA 테크놀로지 사에 원하는 프라이머의 정확한 염기 서열을 팩스로 보냈다. 며칠 안에 특급 우편을 통해 프라이머가 배달되었다. 조그만 시험관 속에 들어 있는 하얀 가루였다. 레이드는 거기에 증류수를 붓기만 하면 되었다. 그러면 독감 바이러스 유전자를 낚아 올릴 낚싯바늘이 생기는 셈이었다.

레이드는 1918년 독감 희생자 여섯 명으로부터 분리한 유전 물질에 주문 제작한 프라이머를 넣어 PCR 과정을 시작했다. 프라이머가 허파 조직 속에서 일치하는 유전자 조각을 찾아내 상보적으로 결합하면, 중합 효소가 그 유전자 조각에서 수백만 개의 복사본을 만들어 낼 것이었다. 이 복사본들이 만들어지는 동안 방사성 동위 원소로 딱지를 붙이면 복사본을 찾아낼 수 있었다. 너무 작아서 현미경으로도 볼 수 없는 이 조그만 유전자 조각들은 엑스선 필름 위에 까만 흔적을 남길 것이다. 질문은 다음과 같았다. 시험관 속에 방사성 동위 원소로 표시된 유전자 조각이 있을까? 프라이머가 1918년 독감 바이러스의 유전자 파편을 찾아낼 것인가?

끝날 무렵, 레이드는 유전자 조각들에 15×17인치 엑스선 필름을 대놓고 유전자 조각이 필름 위에 검은 줄을 만들도록 기다렸다. 다음 날, 그녀는 너무 기대하지 않으려고 애쓰면서 조그만 암실로 들어가 필름을 꺼냈다. 그녀는 필름을 실험실로 가지고 돌아와 형광 불빛에 비춰 보았다.

실험은 실패였다. 1918년 독감 바이러스의 유전자 조각이 나타나야 할 위치에 아무것도 없었다. 필름은 하얀 공백이었다. 레이드는 실험 기술상의 문제가 아니라는 것을 알았다. 왜냐하면 PR34라고 불리는 바이러스의 유전자를 실험 대조군으로 사용했기 때문이었다. 이 바이러스가 최초로 발견된 장소인 푸에르토리코와 연도 1934년을 따서 PR34라는 이름이 붙은 이 바이러스는 염기 서열이 알려진 독감 바이러스 중에서 가장 오래된 균주였다. 레이드와 토벤버거는 1918년 독감 바이러스와 염기 서열이 비슷할 것이라는 희망으로 그 바이러스를 대조군으로 사용했었다. 프라이머가 PR34 바이러스의 기질 유전자 조각을 찾아낸다면 1918년 독감 바이러스의 유전자 조각도 찾아낼 수 있어야 했다. PR34의 경우에는 성공했다. 1934년 바이러스의 기질 유전자는 엑스선 필름에 나타났던 것이다.

레이드는 지루한 실험 과정을 다시 반복했다. 그리고 또다시 반복했다. 그녀는 보관소에서 가져온 12개의 조직 표본을 전부 다 분석했다. 다시는 되돌릴 수 없는 소중한 허파 세포들을 파라핀 덩이에서 긁어 내면서 말이다. 하지만 1918년 독감 바이러스의 흔적은 없었다. 대체 뭐가 잘못되었는지 알 수가 없었다. 어쩌면 조직 속에는 독감 바이러스가 없는지도 몰랐다. 아니면 그녀의 기술이 좋지 않았을 수도 있다.

"너무나 낙담했다. 얼마나 기도를 많이 했는지 모른다. 어느 시점에 이르러서는 갖은 방법을 다 시도해 버린 나머지 더 이상 아무런 생각도 떠오르지 않았다."라고 레이드는 말했다.

1996년 6월, 엑스선 필름에 아무런 흔적도 발견하지 못하는 좌절에 찬 나날이 일 년 이상 계속된 끝에 레이드와 토벤버거는 다른 방법을 시도해야겠다고 결심했다. 처음으로 다시 돌아가 더 단순한 실험을 시도해 볼 차례였다. 또한 애초에 이 프로젝트가 가능한 것인지부터 확인하는 단계가 필요했다. 그들은 창고에 보관된 표본들 중 보다 최근의 독감 희생자들에게서 떼어 낸 허파 조직에서 독감 바이러스를 추출할 수 있을지 알아보기로 했다. 우선 유전자 서열이 알려진 독감 균주를 골라야 했다. 그래야 그 허파 조직에서 뭔가를 찾아낼 경우 그것이 독감 바이러스인지, 그들이 알아낸 유전자 서열이 정확한지 확인할 수 있을 것이었다. 1918년 독감 바이러스를 찾아내기 위해 먼 길을 돌아가는 셈이 되겠지만 어쨌든 지금은 그 절차가 꼭 필요했다.

다음으로 어느 독감 바이러스가 좋을지 정해야 했다. 그들은 1957년 아시아 독감 바이러스로 결정했다. 비록 1918년 독감의 위력에는 비할 바가 못 되지만 1957년 전 세계적으로 유행하며 미국인 6만여 명의 목숨을 앗아 간 독감이었다. 이 바이러스는 유전자 서열이 전부 알려져 있으므로 훌륭한 시험 본보기가 되어 줄 터였다. 게다가 미국군 병리학 연구소 보관소에는 이 독감 희생자의 허파 조직이 보관되어 있을 것이 분명했다. 또한 40년이 지난 표본이므로 바이러스 유전자가 수십 년의 보관 기간을 견디는지 알아보기 위한 척도로도 유용했다. 레이드와 토벤버거가 이 표본에서 1957년 독감 바이러스의 유전자를 낚아 올릴 수 있다면, 더 오래된 표본 속에서 1918년 독감 바이러스의 유전자 또한 찾아낼 수 있으리라는 희망을 다시 품을 수 있었다.

보관소에서는 1957년 독감 희생자들의 허파 조직이 든 파라핀 덩이를 충실하게 배달해 주었다. 우선 토벤버거와 레이드는 부패한 돌고래 조직에서 유전 물질을 추출해 냈던 에이미 크래프트를 불러들였다. 크래프트는 그녀가 익힌 모든 방법을 사용하여 1957년 독감 희생자의 조직에서 유전자를 추출하는 작업에 착수했다. 동시에 1918년 독감 희생자 여섯 명의 표본으로부터 유전자 용액을 준비했다. 그리고 그 모든 용액들을 레이드에게 넘겨 주었다.

다음은 레이드의 차례였다. 그녀는 기질 유전자를 낚싯바늘로 사용해 PCR을 시도했다. 다음 날 아침 6시 30분, 레이드는 암실로 들어가 엑스선 필름을 꺼냈다. 그리고 실험실로 필름을 가지고 돌아와 불빛에 비춰 보았다. 이번에는 뭔가가 보였다. 에이미 크래프트가 준비해 준 표본 중의 하나에서 방사성 동위 원소로 표지된 기질 유전자의 짙은 줄이 생겨나 있었다. 15개월 동안 매일 아침 텅 빈 필름만 발견했던 터라 처음에는 믿기지가 않았다. 그녀는 자기가 보고 있는 것이 진짜라고 믿기가 두려웠다.

레이드는 엑스선 필름을 손에 들고 토벤버거의 연구실로 달려갔다. "우리는 미친 사람처럼 흥분했다. 드디어 해낸 거라고 생각했다."라고 그녀가 말했다. 그들은 흥분하지 말자고, 이건 진짜가 아닐 수도 있다고 서로를 다독였다. 어쩌면 실수로 끼여든 유전자일 수도 있었다. PCR은 워낙 감도가 높기 때문에 이론상 단 하나의 DNA 분자를 증폭하는 것도 가능하지만 이는 미량의 오염 물질에 대한 감도도 동시에 높다는 것을 의미했다. 어제의 실험에서 분자 하나가 남아 오늘의 시험관 속에 들어가기만 해도 문제가 발생할 수 있었다. 하지만 그들은 자신들이 찾아낸 것이 무엇이든, 그것은 PR34 바이러스의 기질 유전자 조각과는 다르다는 것을 알 수 있었다.

레이드는 수수께끼의 유전자 조각의 염기 서열을 알아내는 작업에 착수했다. 유전자 조각은 겨우 염기 70개 길이로 독감 유전자 전체 길이의 20분의 1 정도였다. 이제 레이드는 또 다른 실험을 해야 했다. 이번에는 바이러스 같은 둥근 유전자 고리인 플라스미드*(plasmid) 속에 그 조그만 유전자 조각을 끼워 넣었다. 플라스미드는 세균 안으로 들어갈 수 있었다. 세균은 매번 분열할 때마다 플라스미드를 복제할 것이다. 그러면 레이드는 플라스미드를 분리하고 분자 가위 같은 역할을 하는 제한 효소(restriction enzyme)를 사용해 관심을 가진 유전자 부위를 잘라내어 유전자 염기 서열을 해독할 것이다.

염기 서열을 알아내면 그 유전자가 어느 독감 바이러스의 것인지도 알아낼 준비가 되는 셈이었다. 염기 서열의 해독을 마친 레이드는 국립 의학 도서관의 홈페이지에 들어가 '블라스트(BLAST)'를 실행했다. 블라스트는 기존에 알려져 있는 모든 유전자 염기 서열과 비교하여 가장 일치하는 유전자를 알려 주는 유전자 서열의 상동성 검색 엔진이었다. 레이드는 유전자 조각의 염기 서열을 입력했다. 대답은 즉시 나왔다. 1957년 독감 바이러스의 기질 유전자와 염기 서열이 정확히 일치했다.

"처음에는 정말로 실망했다. 1918년 독감 바이러스 유전자의 염기 서열을 분석했다고 생각했는데 1957년 독감 바이러스로 드러난 것이다."라고 레이드는 말했다. 하지만 그녀와 토벤버거는 곧 자신들이 무슨 일을 해낸 것인지를 깨닫고 전율을 느꼈다.

"정말 근사했다."라고 레이드는 말했다. "어떤 면에서 1918년 독감 바이러스를 찾아낸 것보다 더 멋진 일이었다. 왜냐하면 이제 우리는 1918년 독감 바이러스를 찾는 일이 가능하다는 것을 알았기 때문이었다. 유전자가 40년을 견딜 수 있다면 80년을 견디지 못할 이유가 없었다."

이제 작업은 빠르게 진행되었다. 레이드와 크래프트, 토벤버거는 1918년 독감 희생자들의 허파 조직 파라핀 덩이로 다시 돌아갔다. 이번에는 로스코 본의 허파 조직에 집중했다.

로스코 본은 1918년 9월 사우스캐롤라이나 주의 잭슨 기지에서 사망한 21세의 군인이었다. "진료 기록을 보자 그가 독감에 걸렸음이 확연했다. 고열과 가슴 통증, 기침 등의 증세를 보였고 병의 진행이 빨랐다."라고 토벤버거는 말했다. 그리고 가장 중요한 것은 그가 급사했다는 점이었다.

본 이등병은 병이 나서 9월 19일 병가 신고를 냈다. 그는 9월 26일 아침 6시 30분에 사망했다. 그리고 같은 날 오후 2시, K. P. 헤지포스 대위가 부검을 실시하여 본 이등병의 흉강(胸腔) 속에 1.25컵 분량의 맑은 액체가 고여 있고 왼쪽 허파 표면으로 피가 스며 나오고 있다고 기록했다. 양쪽 허파의 허파 꽈리 안에는 액체가 가득 차 있었다. 본

이병은 말 그대로 자신의 체액으로 익사한 것이었다. 마지막으로 헤지포스 대령은 본 이병의 허파에서 조직을 미량 떼어 내 포름알데히드 용액 속에 담갔다가 파라핀 속에 심었다. 그런 다음 워싱턴의 보관소로 보냈다. 그리하여 본 이병의 허파 조직은 80년 후에 토벤버거가 전화를 할 때까지 그곳에 잠자고 있었던 것이다.

토벤버거는 본 이등병의 양쪽 허파에서 각각 떼어 낸 조직 표본들을 자세히 들여다보았다. "내가 보기에 그것은 1918년 독감 바이러스가 나올 가능성이 있는 몇 안 되는 표본 중의 하나였다."라고 그는 말했다. "병의 진행이 빨라 사망에 이르기까지 일주일을 넘지 않은 환자를 찾고 있었다. 세균성 폐렴으로 사망한 환자들의 허파는 많았다. 하지만 그런 허파에 여전히 바이러스가 남아 있을지는 의문이었다. 이 표본의 경우에는 흔치 않은 병리학적 특성이 있었다. 오른쪽 허파와 왼쪽 허파가 아주 달랐던 것이다. 그것은 진료 기록에도 지적되어 있었고 부검 결과에서도 지적되어 있었다." 본 이병은 왼쪽 허파의 급성 폐렴으로 사망했다고 토벤버거는 설명했다. 사람은 한쪽 허파가 갑자기, 치명적으로 기능을 상실하면 호흡 장애를 일으켜 질식사할 수 있다. 반면 점진적으로 기능이 떨어지는 경우에는 신체가 적응하는 것이 가능했다. 본 이병의 오른쪽 허파는 아주 달랐다. "거기에는 아주, 아주 희미한 변화가 국소적으로 있었다. 독감의 일차 감염이 있다는 증거였다."라고 토벤버거는 말했다.

레이드와 크래프트는 본 이병의 오른쪽 허파 조직을 사용해 조심스럽게 실험을 시작했다. 다시 한번 크래프트는 허파 조직에서 유전자를 분리했다. 그런 다음 레이드가 기질 유전자를 낚싯바늘로 사용하여 독감 바이러스의 유전자를 찾았다.

마침내 운명의 순간이 다가왔다. 독감 바이러스 유전자 조각에는 방사성 동위 원소 표지가 붙어 있어서 만일 플라스미드 유전자 용액 속에 존재한다면 그것을 볼 수 있어야 했다. 레이드는 겔을 사용한 전기 영동법으로 얇은 겔 위에서 유전자 조각들을 분리했다. 유전자 조각들은 분자량의 크기와 화학적 성분에 따라 겔 위에 퍼지게 된다. 레이드는 겔 위에 자기 방사 필름을 붙였다. 방사성 동위 원소 표지가 붙은 유전자 조각이 필름 위에 검은 흔적을 만들 것이었다.

레이드는 불빛에서 필름을 유심히 살펴보았다. 그리고 발견했다. 1918년 독감 바이러스의 기질 유전자가 있음을 보여 주는 검은 흔적이 생겨나 있었다. 등줄기를 따라 전율이 흘러내렸다. 이제 레이드는 자신의 낚싯바늘이 오랫동안 추적해 온 1918년 독감 바이러스를 낚아 올릴 수 있음을 알았다. "실험을 하면서 그런 순간을 경험하는 것은 흔치 않다."라고 그녀는 말했다.

레이드는 낚싯바늘인 기질 유전자 프라이머를 사용하여 바이러스 유전자 조각들을 하나씩 찾아나가기 시작했다. 그녀는 본이병의 허파 조직 속에 1918년 살인마의 다른 유전적 발자국이 숨어 있는지 차례로 알아보았다. 모든 시도가 성공적이었다. 그녀는 바이러스 유전자의 흔적들을 모조리 다 잡아내기 시작했다. 뉴라미니데이즈, 핵 단백질, 기질 유전자 M1과 M2 등등. 곧 8월이 되었고 레이드는 오랫동안 미뤄온 휴가를 떠나야 겠다고 생각했다. 그녀는 가족과 함께 버몬트 주의 조그만 오두막에서 한 달 동안 휴가를 보냈다. 그녀는 1년 6개월이 넘게 이 프로젝트에 매달려 왔었다. 최소한 이제는 자신의 방법이 효과가 있다는 것과 바이러스가 낚인다는 것을 알고 떠나게 되어서 홀가분했다.

1966년 8월, 토벤버거가 프로젝트를 넘겨받아 많은 사람들이 핵심적인 유전자라고 여기는 헤마글루티닌(HA) 유전자를 찾기 시작했다. 레이드가 휴가를 즐기고 있는 오두막에는 전화가 없었다. 그러나 결과가 나오자 토벤버거는 오두막 근처에 살고 있는 레이드의 시부모에게 전화를 하여 며느리에게 소식을 전해 달라고 부탁했다.

레이드는 프로젝트의 성공에 뛸 듯이 기뻐했다. 그녀는 미국군 분자병리학 실험실 밖에서는 대부분의 과학자들이 그녀를 동료로도 여기지 않을 것임을 알고 있었다. 하지만 여기 실험실에서 그녀는 잡힐 듯 잡히지 않은 살인 바이러스의 흔적을 추적하는 연구팀의 핵심적인 구성원이었다. 사실 그녀는 일개 연구원에 불과했다. 박사 학위도 없었다. "이곳은 매우 위계 질서가 강한 세계예요."라고 그녀는 말했다. "이 일이 있기 전에 사람들은 나에게 '박사 후 과정은 어디서 밟았죠?'라고 묻고는 박사 후 과정을 밟지 않았다고 대답하면 돌아서서 가버리곤 했어요."

하지만 허파 조직에서 독감 바이러스 유전자 조각을 건져 낼 수 있었던 것은 파라핀에 싸인 시료를 다루는 작업에 완벽하게 능통했던 레이드 때문이었다. 연구팀의 다른 구성원들도 그런 식으로 우연히 준비되어 있었던 것으로 보였다. 이를테면 돌고래의 조직을 분석했던 에이미 크래프트가 있었다. 그리고 또 다른 팀원인 토머스 패닝 박사는 마침 이종(異種) 간의 유전적 관련성에 관한 연구의 전문가였다. 그것은 1918년 독감의 병원성 인자 및 독감 바이러스가 감염되는 경로와 방법을 알아내기 위해서는 꼭 필요한 부분이었다. 그리고 그들의 상관인 티모시 오리리 박사는 미국군 병리학 보관소에 보관된 조직 표본을 활용한다는 아이디어에 홀딱 반했다. 그리고 마지막으로 돌턴에 관한 논문에서 영감을 받아 끈기 있게 1918년 바이러스를 뒤쫓은 분자병리학자 토벤버거가 있었다.

"그 일을 성공시키는 데 꼭 필요한 사람들이 모두 여기에 있었다는 것은 정말이지 놀라운 일이에요. 돌이켜보면 마치 처음부터 그 일을 하도록 운명지어져 있었던 것 같아요."라고 레이드는 말했다.

1996년 10월, 연구팀은 로스코 본의 허파 조직 표본에서 1918년 독감 바이러스의 유전자 흔적을 찾아냈다고 전 세계에 발표할 준비가 되었다. 아직 바이러스의 유전자 서열을 전부 밝혀내지는 못했지만 바이러스 유전자를 낚아 올릴 수 있다는 것을 보여 주는 학술 논문을 썼다. 그것은 결국에는 이 바이러스에 대해 모든 세세한 부분까지 알아내게 되리라는 것을 의미했다. 그들은 살인마의 가면을 벗기는 방법을 알아냈고 심지어 살인마가 사용한 살인 무기를 하나 찾아내기까지 했다.

연구팀은 《네이처》에 논문을 보내기로 결정했다. 자신들의 발견이 학계를 흥분시키리라고 확신했기 때문에 논문을 보내기 전에 《네이처》의 편집진에게 그 사실을 미리 알렸다. "《네이처》의 워싱턴 지국에 이메일을 보냈더니 1시간 30분 후에 《네이처》의 런던 편집실에서 전화가 왔다. '정말 대단합니다. 당장 논문을 보내세요.'라고 그들은 말했다."토벤버거는 논문을 보냈고 이 논문이 즉시 통과되어 실리게 되리라고 기대했다. 하지만 어이없게도 《네이처》는 논문을 다시 돌려보냈다. 심지어 전문가들에게 검토조차 의뢰하지 않고 거절한 것이었다. 반송 편지에는 전형적인 거절의 문구가 적혀 있었고 그들이 보낸 논문이 검토를 요청할 만큼 흥미롭지 않다고 설명했다.

당황한 토벤버거는 이번에는 《네이처》의 경쟁 잡지이자, 막상막하의 권위를 가진 《사이언스》에 보냈다.

하지만 《사이언스》역시 똑같이 쌀쌀맞았다. "《사이언스》에 논문을 보냈지만 출판을 거절당했다."라고 토벤버거는 말했다. 이유가 뭘까? 논문을 검토한 과학자들에게 미국군 병리학 연구소의 연구팀이 너무 생소했던 것 같았다. "독감의 비전문가들이 이런 프로젝트를 수행한 것이 독감 전문가들에게는 충격이었을 것이다."라고 토벤버거는 짐작했다. "독감 전문가들 사이에서 우리는 전혀 알려지지 않은 사람들이었다." 결국 몇몇 중견 과학자들이 토벤버거를 대신해 중재에 나선 후에야 그의 논문은 검토를 받을 수 있었다. 논문을 검토한 과학자들은 흥분했고 당장 출판이 결정되었다. 하지만 토벤버거는 충격이 가시지 않았다. "우리는 죽을 만큼 겁이 났다."라고 그가 말했다. "나는 논문이 결코 출판되지 않을 거라고 생각했다." 결국 그는 과학계의 고차원적인 정치 역학에 대해서는 아무것도 몰랐고 단지 뭔가 중요한 일을 해내면 권위 있는 학술지에서 앞을 다투어 출판해 줄 것이라고만 생각했던 것이었다.

"그것은 매우 기이한 경험이었다."라고 토벤버거는 말했다. "논문이야 늘 써왔다. 항상 고만고만하고 평범한 논문이었다. 탁월하거나 혁신적인 논문은 한 편도 없었다. 내가 눈이 번쩍 뜨일만한 논문을 쓴 것은 이번이 처음이었다."

토벤버거는 소위 주요 학술지들의 어이없는 습성을 체험한 것이었다. 원래 그들은 평범하고 고리타분한 논문을 출판하기 위해 혁명적인 논문을 거절하는 것으로 유명했다. 하와이 대학의 류조 야나기마치 박사도 1998년 여름에 똑같은 일을 당했다. 그는 생쥐를 체세포 복제하고 그렇게 복제한 클론에서 다시 복제를 하는 것에 성공했다. 당시에는 일부 지도적인 과학자들이 어미 양의 체세포에서 복제한 최초의 동물인 돌리에 대해 시끄럽게 불평하던 시절이었다. 비판론자들은 돌리가 진짜 클론이지 어떻게 아느냐고 의문을 제기했다. 어쩌면 실험실에서 세포가 섞였을 수도 있다는 것이었다. 다음번 클론은 언제 나올 거냐고 채근하기도 했고 단 한 번의 예는 지나가는 일화일 뿐 성공한 실험이 아니라고 타박하기도 했다.

야나기마치 박사는 그 불가능한 일을 해냈다. 그는 십여 개의 클론을 만들어 체세포 복제라는 것 자체를 별것 아닌 일로 만들어 버렸다. 그는 《사이언스》에 논문을 보냈다. 최고의 권위를 자랑하는 두 학술 잡지인 《사이언스》나 《네이처》에 보내야 겠는데, 자신은 미국인이므로 미국 잡지인 《사이언스》에 보내자고 결정했던 것이다. 토벤버거와 마찬가지로 그는 《사이언스》의 편집진이 즉시 논문을 출판해 줄 것이라고 기대했다. 역시 토벤버거와 마찬가지로 야나기마치 박사는 《사이언스》의 거절에 충격을 받았다. 《사이언스》는 그의 논문을 검토조차 하지 않고 반송했다. 야나기마치는 이번에는 《네이처》에 보냈다. 《네이처》에서 그의 논문은 몇 달 동안이나 검토자들 사이에서 빙빙 돌아다니다가 마침내 출판이 되었고 세계적인 찬사를 받았다.

하지만 토벤버거는 주요 학술지들과 검토자들이 벌이는 게임의 속성에 대해 알지 못했다. 검토자들은 때로는 무지하고 때로는 질투심이 강하며 때로는 관련 주제에 대하여 은밀한 반감을 갖고 있기도 했다. 어찌되었든 자신의 논문이 푸대접을 받자 토벤버거는 상처를 받았다.

언제나 신중한 토벤버거는 논문이 마침내 통과되어 출판에 들어갈 때까지 기다렸다가 앨프리드 크로스비에게 연락했다. 크로스비는 토벤버거가 1년 반 이상 외롭게 프로젝트를 진행하는 동안 레이드와 그에게 영감을 주었던 책을 쓴 역사가였다. 토벤버거는 텍사스 주립 대학의 홈페이지로 들어가 이 역사학과 교수의 이메일 주소를 찾아내 편지를 보냈다. 토벤버거는 크로스비가 그의 저서에서 어딘가에 타임 캡슐이 묻혀져 있지 않은 한 1918년 독감 바이러스는 영원히 사라진 것이라고 한 구절을 떠올렸다. 토벤버거는 그 타임 캡슐을 찾아냈으며 그것은 미국군 병리학 보관소에 있던 1918년 독감 희생자의 허파 세포 조각이라고 말했다.

1918년 독감에 관한 토벤버거의 논문이 1997년 3월 마침내 《사이언스》에 실렸다. 그러자 평생 초야에 묻혀 살아온 수줍은 과학자에게 언론의 관심이 집중되었다. "전화통에 불이 났다. 갑자기 80명이나 되는 사람들이 나를 인터뷰하고 싶어 했다. 나는 전국 텔레비전에 생방송으로 출연했고 「내셔널 퍼블릭 라디오」에도 나갔다. 모든 일이 너무 빨리 일어났다. 정말 이상했다. 정신이 하나도 없었다."

하지만 그것은 이상한 일의 시작에 불과했다. 2달 후, 홍콩에서 발생한 미스터리의 죽음은 과학자들을 두려움에 전율하게 만들 것이었다. 갑자기 또 다른 치명적인 유행성 독감이 등장하고 있는 것처럼 보였다.

FLU

홍·콩·독·감

애틀랜타의 실험실로부터 전화를 받았을 때 낸시 콕스 박사는 와이오밍에서 휴가 중이었다. 실험실의 바이러스학자들이 지난 5월에 사망한 어떤 환자에게서 분리한 독감 바이러스 균주의 분석을 마쳤다고 했다. 처음에는 다들 평범한 분석일 거라고 생각했었다. 그 표본은 분석할 차례를 기다리며 약 한 달 동안 실험실 냉동실에 보관되어 있었다. 하지만 분석 결과를 듣자, 질병 통제 센터의 독감 분과 과장인 콕스 박사는 심장이 두근거리고 아드레날린이 솟구치는 것을 느꼈다. 그 바이러스는 한번도 사람을 감염시킨 적이 없는 H5N1 독감 균주였다. 그뿐 아니라 그 바이러스에 감염된 환자는 홍콩의 세 살배기 어린아이로 이미 사망했다는 것이었다.

때는 1997년 8월이었다. 제프리 토벤버거가 본 이등병의 허파 조직에서 추출한 1918년 독감 바이러스 유전자의 초기 분석 결과를 논문으로 내놓은 지 얼마 지나지 않은 때였다. 하지만 1918년 독감 바이러스가 왜 그렇게 병원성이 강했는지를 이야기하기에는 너무 이른 시점이었다. 콕스 박사 연구팀의 독감 바이러스 학자들은 홍콩에서 어린아이를 사망에 이르게 한 바이러스가 1918년 독감 바이러스와 치명적인 특성을 공유하고 있는지, 1918년 독감 바이러스와 닮았는지, 이 홍콩 바이러스가 세계적으로 유행하여 수많은 사상자를 낼 것인지 전혀 알 수 없었다. 콕스의 머릿속에 당장 의문 하나가 떠올랐다. "이것이 치명적인 세계적 유행병을 알리는 첫 신호탄인 것일까?" 다른 한편으로 그녀는 이것이 1976년 돼지 독감 바이러스로 사망한 군인 소동의 반복이 될 수도 있으리라 생각했다.

콕스는 실험실 연구원들을 비롯해 다른 과학자들과 어떻게 할 것인지를 논의하며 오후 내내 긴 전화 회의를 가졌다. 그녀는 걱정을 이기지 못해 침대 위에서 이리저리 뒤척이며 잠 못 이루는 긴 밤을 보냈다. 전 세계 독감 바이러스학자들은 더 이상 실수를 할 형편이 못되었다.

그 순간에 전 세계적으로 바이러스성 전염병이 유행할 것을 두려워하며 겁에 질릴 이유는 거의 없었다. 어린아이가 병에 걸린 것은 가슴 아픈 일이었지만 의사들은 아이가 바이러스 때문에 사망한 것인지조차 확신하지 못했다.

아이는 인공 호흡 장치에 의존하다가 5월 9일에 병원에서 세상을 떠났다. 원래는 건강하고 정상적인 아이었다. 활달하게 보육원에 다녔고 친구들과 잘 놀았으며 유아에서 흔한 콧물이나 귀앓이를 제외하면 특별한 질병도 없었다. 그러다가 5월 초의 어느 날 호흡기 질병에 감염되었고 바이러스성 폐렴으로 급속히 발전했다. 곧 호흡 곤란으로 병원에 입원했다. 의사들은 바이러스성 폐렴에 라이 증후군*(Reye's syndrome)이 겹쳤다고 진단했다. 라이 증후군은 독감이나 수두 같은 바이러스성 질환에 감염된 아이들에서 발병하는 질병이다. 그것은 소아 및 십대 초반의 연령층만 공격하는 드문 병으로서 병을 앓다가 목숨을 잃을 수도 있다. 환자의 뇌에 액체가 가득 차서 뇌압이 높아지면 호흡과 심장 박동을 관장하는 뇌간이 압박을 받기 시작한다. 뇌간이 손상되면 라이 증후군 환자는 사망하는 것이다.

따라서 아이가 병에 걸린 지 며칠 안에 사망하기는 했지만 사망 원인이 바이러스 때문인지 라이 증후군 때문인지는 분명하지 않았다. 그럼에도 불구하고 병원 의료진은 겁에 질렸고 슬퍼했으며 대답을 원했다. 죽음을 재촉한 것은 어떤 종류의 바이러스일까? 건강하고 튼튼한 아이가 왜 이렇게 빨리 병으로 사망한 것일까? 의사들은 정부가 운영하는 바이러스 연구소로 아이의 목구멍 세척 표본을 보내 분석을 의뢰했다. 분석 결과, 시료 안에서 딱 한 종류의 바이러스만이 발견되었다. 독감 바이러스였다. 그 다음이 문제였다. 연구소 과학자들은 갖은 방법을 동원했지만 이 독감 바이러스의 균주를 밝혀낼 수가 없었다.

세 살배기 아이의 목구멍 세척 표본을 분석한 홍콩의 연구소를 포함하여 세계의 많은 연구소들은 가장 흔한 바이러스 유형들의 표면 단백질인 헤마글루티닌과 뉴라미니데이즈를 인식할 수 있는 항체들을 보유하고 있었다. 항체들은 형광 색소로 표지가 되어 있어서, 항원이 들어 있는 시료에 여러 가지 항체들을 차례로 반응시키면 특정 항체가 항원과 결합할 것이고 형광 현미경으로 관찰했을 때에 항원과 결합한 항체가 형광을 발하게 되어 그 항원의 존재를 알 수 있었다.*
즉 독감 바이러스가 자라고 있는 접시에 항체 용액을 부어 반응을 시켰을 때 항체가 독감 바이러스와 결합하면 접시의 내용물은 형광을 띠게 될 것이었다.

아이의 바이러스는 형광을 이끌어 내지 못했다. 연구소에 있는 모든 항체로 아이의 바이러스를 실험했지만 허사였다. 맞는 항체가 하나도 없었다.

홍콩의 과학자들은 별로 놀라지 않았다. 결국 그들은 가장 일반적인 독감 바이러스 균주들에 대한 항체만을 보유하고 있었다. 알려진 모든 독감 바이러스 항체들을 가지고 있을 수는 없었다. 그들은 로테르담의 전문 연구소에 표본을 보내 추가 분석을 의뢰하기로 했다.

홍콩의 과학자들이 다급한 기색을 전하지 않았기 때문에 로테르담의 과학자들은 분석할 목록에 표본을 올려놓았다. 7월에 표본들 중 일부를 미국 애틀랜타 질병 통제 센터의 콕스 박사 실험실로 보냈다.

"그들은 이 표본의 특이 사항을 표시한 어떤 문서도 우리에게 보내지 않았다. 그들이 아는 한, 이것은 그저 또 하나의 독감 바이러스였을 뿐이었다."라고 콕스는 말했다. 콕스 박사의 연구팀도 그 시료를 분석 대기 목록에 올려놓았다. "그것은 다른 바이러스들과 함께 분석되었다."라고 콕스는 덧붙였다.

콕스 박사의 연구팀은 한 달가량이 지나서야 그 바이러스의 분석에 들어갔다. 애틀랜타 실험실은 새로 등장하는 독감 균주들을 꾸준히 감시할 수 있는, 세계에서 네 군데밖에 없는 실험실 가운데 하나였다. 독감 표본이 넘쳐 났고 일 년에 수천 개의 시료가 새로이 들어왔다. 그곳은 바이러스학자들이 새로운 독감 균주의 출현을 예리하게 감시하고 다음 해에 유행할 독감 균주의 첫 신호를 분간해 내어 제시간 안에 독감 백신을 생산하게 하는 전 세계적인 독감 경보망의 일부였다.

경보망은 오랜 세월을 거치는 동안 점점 더 진화해서 이제 미국에서는 약 110개 지역의 독감 센터가 각자의 지역에서 독감 바이러스를 수집하여 그 유형을 분석했다. 약 84개국이 국제적인 망으로 연결되어 있었다. 질병 통제 센터의 연구팀은 그 모든 지역과 국가에서 들어오는 독감 바이러스들을 분석했다. 어떤 곳에서는 바이러스들의 대표적인 표본만을 보내왔고 또 어떤 곳에서는 입수되는 것은 무엇이든 보내왔다.

"독감철의 초기 또는 후기에 바이러스들을 분리해야 했다. 그렇게 하면 다가오는 철이나 다음 철에 무슨 일이 일어날 것인지에 대한 단서를 얻을 수 있기 때문이다. 우리는 독감의 활동이 가장 왕성할 때 독감 바이러스를 분리해야 했고 전형적인 균주들뿐만 아니라 특이한 균주들까지 모두 분리해야 했다."라고 콕스는 말했다.

홍콩 바이러스는 그런 경보망을 통해 들어왔다.

독감의 기준 실험실로서 콕스의 실험실은, 그리고 로테르담의 실험실은 누구도 인간의 몸속에서 발견되리라 기대하지 않는 각종 독감 균주들의 항체들까지 모두 보유하고 있었다. 거기에는 조류를 감염시키는 독감 바이러스들의 균주도 포함되어 있었다. 조류 독감은 간혹 돌연변이를 일으켜 새들을 죽이기도 하지만 대부분은 병원성이 낮았다. 이 바이러스는 사람이나 다른 동물의 허파 세포에 침입해 폐렴을 일으키는 바이러스들과 달리 새의 내장 세포 속에서 평화롭게 살며 아무런 증상을 일으키지 않았다. 이론적으로 조류 독감은 인간을 감염시킬 수 없었다. 인간의 허파에는 조류의 내장 세포에 있는 효소가 존재하지 않기 때문이었다. 하지만 비록 가능성은 낮지만 조류 독감 바이러스가 사람을 감염시킨다면 그 바이러스는 인간이 이전에 한번 도 본 적이 없는 헤마글루티닌과 뉴라미니데이즈 단백질을 가지고 있 을 것이었다. 어떤 인간도 그런 바이러스에 면역이 되어 있지 않았 다. 전 인류가 위험에 처하는 것이다.

더구나 조류 독감이 인간을 감염시킨다면, 게다가 그 사건이 아시 아에서 일어난다면, 그 시나리오는 두 명의 손꼽히는 독감 바이러스 학자인, 멤피스 세인트쥬드 아동 병원의 로버트 웹스터 박사와 홍콩 대학의 케네디 쇼트리지 박사가 제기한 소름끼치는 시나리오와 너무 나 딱 맞아떨어졌다.

웹스터 박사는 사상 최악의 유행성 독감인 1918년 독감이 조류독 감에서 시작되었다고 주장했다. 하지만 조류 독감이 사람을 감염시키 기 위해서는 먼저 인간화되어야 했다. 말하자면 전염성이 강한 조류 독감의 특성을 유지하면서도 인간의 허파 세포에서 증식할 수 있는 형질을 획득해야 하는 것이다. 웹스터는 바로 그 핵심적인 단계가 주 로 돼지의 몸속에서 일어난다고 말한다. 돼지는 새와 인간을 이어 주 는 가교 역할을 하는데 조류 독감 균주와 인간 독감 균주는 둘 다 돼 지의 체내에서 증식할 수 있기 때문이다.

우연히 인간 독감과 조류 독감에 동시에 감염된 불운한 돼지는 일 종의 배양기 역할을 한다. 돼지의 몸속에서 두 가지 유형의 독감 바 이러스 유전자가 재조합 되어 새로운 혼성 바이러스를 만들면 이 바 이러스는 조류 독감의 유전자를 일부 가지고 있으면서도 인간을 감염 시킬 수 있다. 이렇게 해서 새로 등장한 바이러스는 이전에 존재한 어떤 바이러스보다 위험할 수밖에 없다. 세계적인 유행병이 등장할 무대가 마련되는 것이다.

이 가설에 대한 증거로써 웹스터는 1918년 바이러스가 조류에서 시작해 돼지로 이동하고 그 다음에 인간을 감염시켰기 때문에 1918년 독감이 발생했던 시기를 거쳤던 사람들은 돼지 독감에 대한 항체를 가지고 있는 것이라고 주장했다. 게다가 독감 바이러스로는 유일하게 분리된 바 있는 1957년의 아시아 독감과 1968년의 홍콩 독감의 바이러스가 조류에서 간접적으로 온 것으로 보인다는 점이 있었다.(그 이전의 유행병들은 바이러스학자들이 독감 균주를 분석하는 방법을 모를 때에 일어났고 그 이후로는 아직 대규모 유행병이 발생하지 않았다.)

케네디 쇼트리지는 거기서 한발 더 나아갔다. 그의 말에 따르면 아시아는 독감의 진원지라는 것이다. 독감 바이러스는 특히 오리의 몸 속에 많이 산다. 오리는 남아시아에 편재한다. 오리는 위험한 바이러스 균주들의 저장소 역할을 하며 오리 몸속의 독감 바이러스는 중국 농부들이 고안한 영리한 농사법에 의해 인간 독감으로 전환된다. 이 농사법이 독감 균주들로 하여금 오리에서 돼지로, 그리고 사람에게로 이동할 수많은 기회를 제공하는 것이다.

17세기 초, 중국 남부 지방의 농부들은 벼농사를 지으면서 논에서 잡초와 해충을 제거하는 동시에 오리에게 먹이를 주는 방법을 발견했다. 벼가 자라는 동안 농부들은 물이 찬 논에 오리를 풀어놓는다. 오리들은 벌레를 잡아먹고 잡초도 뜯어먹는다. 그러나 벼는 건드리지 않는다. 벼가 익기 시작하면 농부들은 오리를 논에서 몰아내 수로나 연못으로 가게 한다. 벼를 수확하면 농부들은 마른 논에 오리들을 다시 풀어놓는다. 그곳에서 오리들은 땅에 떨어진 낟알을 주워 먹는다. 이제 오리는 잡아먹힐 준비가 된다.

문제는 농부들이 오리와 함께 돼지도 기른다는 것이다. 따라서 "오리를 키우면 부지불식 간에 독감 바이러스가 인간에게로 옮겨 가게 된다."라고 쇼트리지는 말했다.

쇼트리지는 대규모 유행성 독감이 언제나 아시아에서 시작하는 것으로 보인다는 점에 주목한다. 특히 벼농사와 오리 그리고 돼지가 공존하는 남부 아시아에서 말이다. "역사적 기록들은 언제나 이 지역에 대해 언급하고 있다."라고 그는 말했다.

이제 홍콩에서 사망한 어린아이의 표본 분석 기록을 보면서 콕스 박사는 유례 없이 두려운 가능성을 담은 사건을 보고 있음을 깨달았다. 여기에 독감 바이러스가 하나 있다. 이 바이러스는 홍콩에서 왔다. 이것은 조류 독감이다. 하지만 그때까지 알려진 다른 조류 독감과는 달리 이 바이러스는 돼지 단계를 훌쩍 건너뛴 것처럼 보였다. 헤마글루티닌과 뉴라미니데이즈 단백질이 돼지 독감이 아니라 조류 독감 특유의 단백질이었기 때문이었다. 세 살배기 어린아이가 이 바이러스에 감염되었다. 그리고 사망했다.

"**실**험실 종사자들을 보호해야 해."라고 콕스는 생각했다. 이 바이러스가 1918년 독감처럼 치명적일 가능성이 존재한다면 더 이상 다른 독감 바이러스처럼 다루어서는 안 되었다. 일반적으로 독감 바이러스는 "생물 안전성 수준 2" 인자로 취급된다. 실험실 종사자들은 공기를 위로 빨아들이는 후드 아래에서 실험을 수행해야 한다는 의미이다. 이렇게 하면 공기가 과학자들의 얼굴로 쏟아지지 않는다. 이런 종류의 보호 장치면 바이러스 감염을 대부분 차단할 수 있다.

"물론 건물에 대한 출입 통제는 항상 실시해 왔다."라고 콕스는 말했다. "또한 독감 바이러스를 다루는 실험실 종사자들은 장갑과 실험 가운을 착용하고 일한다." 하지만 독감 바이러스는 어디에나 존재하고 끊임없이 사람들 사이에서 전달되고 있기 때문에 질병 통제 센터에서는 커다란 위험을 안고 일한다고 여기지 않았다. "실험실 안보다 밖에서 독감 바이러스에 감염될 가능성이 훨씬 더 높은 것은 분명하다."라고 콕스는 말했다.

하지만 만일 홍콩 바이러스가 또 다른 1918년 독감이 될 가능성이 있다면 과학자들은 방어 수준을 높여야 했다. "즉시 '생물 안전성 수준 3+'의 봉쇄 시설로 상향 조정했다."라고 콕스는 말했다. 그것은 추가 보호복을 비롯하여 바이러스가 외부로 유출되는 것을 방지하는 거름 장치가 장착된 후드가 있어야 한다는 것을 의미했다. 실험실 종사자들은 치명적인 병균을 다루는 것처럼 복장을 착용했다. 이 바이러스가 바로 그러한 치명적인 전염병균이 아닐까 하고 콕스가 두려워했기 때문이다.

다른 한편으로 이것은 그저 오류일 수도 있었다. 어쩌면 중간에 어디에선가 실수가 있었을지도 몰랐다. 어쩌면 어린아이는 조류 독감으로 죽지 않았을 수도 있었다. 일반적으로 흔치 않은 일이 일어나면 뭔가 실수가 있었을 가능성이 가장 높았다.

"우리는 바이러스가 실제로 사람에게서 나온 것이며 오염에 의한 것이 아니라는 점을 확인하고 싶었다."라고 콕스는 말했다. "회의론자들이 아주 많았다."

제일 먼저 할 일은 콕스의 실험실에서 모든 분석을 반복하는 것이었다. 다행히도 홍콩의 연구소에는 여전히 어린아이의 목구멍 세척 표본이 보관되어 있어서 다시 분석할 수 있었다. 결과는 같았다.

H5N1, 조류 독감이었다.

추가 확인 작업으로 로테르담의 바이러스 연구소에서도 애틀랜타 질병 통제 센터에서 분석을 실시한 것과 거의 동시에 어린아이의 바이러스를 분석했고 같은 결론에 도달했다. 역시 H5N1 바이러스였다.

하지만 최초의 표본이 조류 독감 바이러스에 오염되었기 때문에 어린아이가 조류 독감에 감염되었다는 분석 결과가 나왔을 가능성은 여전히 존재했다. 바이러스를 다루는 과학자들은 누구나 오염의 가능성을 의심하게 된다. 오염은 너무나 쉽게 일어날 수 있었다. 바이러스 하나가 우연히 세포 표본 속으로 흘러 들어와서 과학자들이 실험하고 있는 바이러스를 밀어내고 그 자리를 대신 차지하는 경우는 아주 흔했다. 사실 어린아이가 H5N1 균주에 감염되는 것보다는 표본이 오염되었을 가능성이 더 커 보였다. 결국 콕스의 동료인 게이지 후쿠다 박사의 말처럼 인간이 조류 독감에 감염되는 경우는 "한번도 보고된 적이 없었던" 것이다.

물론 그들의 발견이 사실일 가능성도 있었다. 그런 경우에는 후쿠다의 말을 빌리면 "이것이 이 한 사람에게만 해당되는 특별한 경우인가? 아니면 새로운 세계적 유행병의 전조인가?"라는 의문을 불러일으키게 된다. 이 일이 1918년 독감처럼 무서운 전염병의 시작일 수도 있을까? 그것은 마음속에서 떨쳐내기 어려운 의문이었다.

표본이 오염되었는지 아니면 아이가 정말로 조류 독감에 감염되었는지를 확인하기 위한 유일한 방법은 조사팀을 홍콩으로 파견하는 것이었다. 조사팀은 질병 통제 센터의 후쿠다 박사와 로버트 웹스터 같은 지도적인 과학자들, 세계 보건 기구의 과학자들로 구성되었다. 콕스 박사의 실험실에서 아이의 목구멍 세척액 분석에 대한 두려운 결과가 나온 지 얼마 지나지 않은 시점인 1997년 8월, 조사팀은 홍콩에 도착했다.

그들은 대단히 상세하고 꼼꼼한 질문 목록을 가지고 왔다. 그들의 임무는 모든 가능성을 조사하여 실수의 여지를 한 치도 남기지 않는 것이었다. 조사할 내용이 지나치게 까다로워 보였지만 선택의 여지가 없었다. 사망한 어린아이의 목구멍 세척액에서 조류 독감 바이러스가 발견된 데 대한 다른 이유가 있다면 그들은 반드시 그것을 알아내야 했다.

조사팀은 의문을 조사하기 위해 시간을 거슬러 올라갔다. 먼저 다음과 같은 질문으로 시작했다. 조류 바이러스가 실험실에서 오염되었다는 증거가 있는가? 없다면 어린아이의 질병이 실제로 이 바이러스에 의한 것이라는 증거가 있는가? 바꿔 말하자면 아이는 다른 질병을 앓았지만 조류 독감 바이러스가 우연히 동시에 존재했을 가능성은 없는가? 만일 정말로 조류 독감에 걸렸다면 그 바이러스는 어디서 온 것일까? 어떻게 감염되었을까? 그리고 가장 두려운 질문이 있었다. 다른 사람들에게 동일한 조류 독감 바이러스가 퍼지고 있다는 증거가 있는가?

"우리는 이와 같은 방법이 '대규모 전염병의 전조인가?'라는 진정한 질문에 도달하는 최선의 길이라고 느꼈다."라고 후쿠다는 말했다.

조사팀은 차례대로 하나씩 질문을 제기하며 답을 찾아내려 애썼다.

조류 바이러스가 오염에 의한 것인지 알아보기 위해 조사팀은 아이가 호흡기에 의존해 숨을 쉬었던 병원의 집중 치료실을 비롯하여 오염이 발생했을 만한 모든 장소를 방문했다. 그들은 병원의 의료진과 면담하여 의료진 중에 당시에 아팠던 사람이 있는지 물었다. 조사팀은 아이의 기도에 삽입한 호흡용 관이 오염되었을 가능성을 조사했다. 또한 아이가 입원해서 치료를 받았던 시기에 기관 내에 관을 삽입했던 다른 환자들 중에 비슷한 질병에 걸린 사람이 있는가 물었다. 조사팀은 의료진 중에서 가금류 사육 농장 근처에 사는 사람이 있는지 조사했다. 아이의 기도에 관을 삽입할 때 관이 혹시 바닥에 떨어진 적은 없는가? 목구멍 세척 표본이 병원 실험실의 냉동실로 옮겨지고 거기서 다시 1차 분석이 이루어졌던 정부 운영 바이러스 연구소로 옮겨진 경로도 조사했다. 실험실에 새로 들어온 사람이 있었는지, 실험실 안에 조류 독감 바이러스의 오염을 일으킬 만한 시료는 없었는지 알아보았다. 그들은 아이의 목구멍 세척 표본을 분석했던 정부 연구소에서 분석 당시에 동물 바이러스를 다루고 있었는지도 조사했다.

조사팀은 아무런 문제도 발견하지 못했다.

"우리는 기술상의 오점을 전혀 찾아내지 못했다. 집중 치료실에는 호흡기 질환을 앓은 환자가 아무도 없었고 의료 종사자 중에 특이한 사유로 결근하거나 질병에 걸린 사람도 전혀 없었다. 정부 연구소는 아주 깨끗했고 훌륭하게 운영되었으며 아주 잘 조직되어 있었다."라고 후쿠다는 말했다. 조사팀은 홍콩 의료진과 과학자들이 처음부터 끝까지 모든 과정을 올바르게 수행했고 표본이 오염될 가능성을 최소화하는 절차들을 빠짐없이 밟았다고 결론지었다.

또한 조사팀은 표본이 조류 독감 바이러스에 오염되지 않았음을 거의 확실하게 하는 다른 증거도 찾아냈다. 홍콩 연구소에서 아이의 목구멍 세척액에서 추출한 바이러스를 분석하기 시작한 날과 같은 날에 다른 환자들에게서 입수한 85개의 표본도 분석 작업을 진행하고 있었다. 4개의 표본에서 독감 바이러스가 검출되었다. 하지만 4개 모두 인간 독감 균주였다. 실험실에서 바이러스가 표본들을 오염시킨다면 하나 이상의 표본을 오염시키는 것이 일반적이었다. 따라서 오직 어린아이의 표본에서만 H5N1 균주가 검출되었다면, 아마도 그 표본이 홍콩의 연구소 안에서 오염되었을 가능성은 매우 낮다는 것을 의미했다.

하지만 더욱 확실하게 하기 위해 조사팀은 표본 내에 바이러스가 존재하는 장소를 알아보기로 했다. H5 단백질에 대한 형광 표지 항체들을 목구멍 세척액에 첨가하여 항체들이 허파 표면에서 나온 호흡기 내피 세포에만 달라붙는 것을 발견했다. 오염 때문이라면 조류 독감 바이러스가 허파 세포 안에 들어 있지 않고 표본 속에 자유롭게 떠다녀야 하는 것이다.

"이 모든 사실을 종합한 결과, 약 일주일 뒤 우리는 오염의 가능성은 아주 희박하다는 결론에 도달했다."라고 후쿠다 박사는 말했다.

조사팀은 다음 질문으로 이동했다. 조류 독감 바이러스가 어린아이의 질병과 관련되었는가, 아니면 단순한 방관자인가 하는 것이었다. 이 질문에 답하기 위해서는 아이의 진료 기록을 검토하고 아이를 담당했던 의사와 면담하는 방법밖에는 없었다. 그 결과 조사팀은 아이가 다른 어떤 질병도 앓지 않은 것을 금세 알아낼 수 있었다. "아주 정상적이고 건강한 아이였다."라고 후쿠다는 말했다.

따라서 만일 아이의 목구멍 세척 표본에 조류 바이러스가 오염되어 증식한 것이 아니라면, 또 만일 아이가 독감 바이러스에 감염되었고 바이러스가 아이를 아프게 만들었다는 모든 정황을 받아들인다면 조사팀에게는 다음 질문이 남게 되었다. 이 바이러스가 어디서 온 것일까? 어떻게 세 살배기 아이가 이 바이러스에 감염되었을까? 새와 직접 접촉을 통해서일까, 아니면 그 바이러스에 감염된 다른 사람과 접촉을 통해서일까?

H5N1 균주를 상세히 살펴보는 것이 해답을 얻기 위한 한 가지 방법이었다. 이 작업은 애틀랜타의 질병 통제 센터 과학자들이 수행했다. 일단 두 가지 가능성이 존재했다. 하나는 바이러스가 순수한 조류 독감 바이러스인 경우이고 다른 하나는 인간 독감과 조류 독감 바이러스의 혼합인 경우였다. 후자의 경우는 조류 독감 바이러스가 인간의 몸속에서 증식하며 스스로 적응했음을 의미했다.

항체 시험으로는 이 질문에 답을 하기 어려웠다. 항체 시험은 헤마글루티닌과 뉴라미니데이즈 단백질만을 대상으로 하기 때문에 바이러스가 H5N1 균주라는 것만 밝혀낼 수 있었다. 바이러스의 기원을 알아내기 위해서는 다른 유전자들까지 더 자세하게 조사해야 했다. 조사 결과, H5N1 균주는 순수한 조류 바이러스인 것으로 나왔다. 바이러스의 유전자 서열이 이전에 조류에서 발견된 바이러스들의 유전자와 유사했다. 이들은 인간을 감염시킨 적이 없는 바이러스들이었다.

한편 나름대로 조사를 계속하던 홍콩 파견 조사팀은 심증이 가는 바이러스의 출처를 하나 찾아냈다. 닭들 사이에 치명적인 독감이 유행했던 것이다. 아이가 감염되기 몇 달 전에 홍콩 농수산성에서는 닭들 사이에 독감처럼 보이는 치명적인 질병이 도는 것을 확인한 적이 있었다. 이 질병은 홍콩의 양계장 3곳에 발생해서 한 곳은 닭들이 전멸하고 다른 두 곳은 닭의 3분의 2가량이 폐사했다. 약 5000마리의 닭이 떼죽음을 당했다. 조사팀은 바이러스의 유형을 알고는 더욱 놀랐다. 그것은 H5N1 타입의 독감 균주였다. 어쩌면 아이는 병아리를 키웠거나, 양계장에 갔다가 독감 바이러스가 우글거리는 닭의 배설물을 만지거나 그곳의 공기를 들이마셨기 때문에 감염이 되었을지도 몰랐다.

하지만 미스터리는 계속되었다. 조사팀은 비탄에 잠긴 아이의 부모에게 아이가 조류 독감이 발생한 양계장에 간 일이 있는지 물었다. 하지만 아이의 부모는 그런 적이 없다고 대답했다. 아이의 이웃에 닭을 잡아서 파는 곳이 있는지 물었다. 그런 곳이 없다고 했다. 조사팀이 주변 지역을 샅샅이 조사했지만 역시 그런 곳은 없었다. 아이의 가족 중에 독감에 걸린 사람이 또 있었는가? 어쩌면 어머니나 아버지가 양계장을 방문했다가 감염되었고 병균을 아이에게 옮긴 것은 아닌가? 대답은 "아니오."였다.

다른 가능성이 하나 더 있었다. 아이는 보육원에 다녔다. 아이가 병에 걸리기 직전, 보육원에서는 병아리와 새끼 오리를 몇 마리 구입했다. 병아리와 새끼 오리들은 아이들의 교재로 쓰이지 못했다. 병아리 한 마리와 새끼 오리 두 마리가 이틀 만에 죽었고 다른 병아리들은 사라졌기 때문이었다. 보육원 바닥에 H5N1 바이러스의 흔적이 남아 있을까? 애완용 병아리와 오리를 추적하면 바이러스가 나올 것인가? 조사팀은 조심스럽게 보육원의 교실 바닥과 병아리와 새끼 오리가 살았던 앞뜰의 땅에서 먼지와 흙을 채취하여 H5N1 균주가 있는지 알아보기 위해 실험실로 가져갔다. 석 달 후 결과가 나왔다. 보육원에는 바이러스가 없었다.

보육원의 다른 아이들도 병에 걸렸을까? 보육원에 다니는 다른 아이가 조류 독감이 돌았던 양계장에 갔다가 바이러스에 감염되어 친구들에게 옮긴 것이 아닐까? 파견 팀은 조사해 보았다. 하지만 "아이가 병에 걸렸던 시기에 다른 아이들이나 교사들 중에 특별히 눈에 띄는 질병을 앓은 사례를 전혀 발견하지 못했다."라고 후쿠다는 말했다.

조사팀은 아이가 H5N1 독감 균주에 감염된 경로를 전혀 알아낼 수 없다는 결론에 도달할 수밖에 없었다. 결국 그들은 다음 번 질문, 그리고 가장 중요한 질문으로 이동해야 했다. "다른 사람들이 조류 독감에 감염되고 있다는 증거가 있는가? 대규모 유행병이 시작되고 있는가?"

"우리는 치명적인 유행병이 돌고 있지나 않은지 정말로 걱정스러웠다."라고 후쿠다는 말했다. 과학자들은 홍콩 보건성에 홍콩 내 9개 외래 병원에 내원한 환자들 중에서 호흡기 질환의 발생 사례를 추적하고 질병의 기록을 조사해 달라고 의뢰했다. 어느 정도 안도감을 주는 결과가 나왔다. 보건성은 독감이나 호흡기 질병의 발생 상황에서 특이한 양상을 전혀 발견하지 못했다. 호흡기 바이러스를 찾아 4000점의 표본을 분석했지만 오로지 사망한 아이의 목구멍 세척 표본 속에서만 H5N1 바이러스가 검출되었다.

이 질병이 이웃 나라에서 전파된 것은 아닐까? 후쿠다는 중국으로 가서 그곳의 공중 보건 관리들에게 문의하며 일주일을 보냈다. 이번에도 호흡기 질병의 특이한 발생 징후는 전혀 발견하지 못했다.

그럼에도 불구하고 이 바이러스가 아무런 걱정거리가 아니라는 결론을 내리기에는 아직 일렀다. 아이가 조류 독감 바이러스를 다른 사람들에게 전염시켰다면? 그렇다면 전염될 가능성이 있는 사람들에 누가 있을까 조사팀은 생각해 보았다. 대답은 뻔했다. 의료 종사자와 가족, 그리고 보육원 친구들이었다. 또한 아이의 목구멍 세척액 표본을 다루었던 연구원들도 바이러스에 감염될 가능성이 있었다. 이 바이러스가 양계장을 공격했었으니 양계장 직원들도 감염되었을 가능성이 있었다. 과거에 바이러스에 감염된 사람은 피 속에 뚜렷한 흔적이 남아 있기 마련이었다. 면역 체계가 바이러스의 공격을 물리치면서 항체가 형성되기 때문이다. 이것은 사람들에게 항체 검사를 시작해야 한다는 것을 의미했다.

"우리는 수백 명으로부터 혈액을 수집했다."라고 후쿠다는 말했다. 그리고 감염 가능성이 있는 사람들 전체 중에서 4명이 H5N1 균주에 감염된 적이 있음을 발견했다. 실험실 연구원 1명, 양계장 직원 1명과 아이의 보육원 친구 1명, 다른 친구의 부모 1명이었다. 아이의 가족 중에 감염된 사람은 아무도 없었다. 반면 감염될 이유가 없는 사람들, 즉 건강한 헌혈자들이나 이 사례와 관련이 없는 다른 백신 연구에 참여했기 때문에 혈액이 보관되어 있었던 아이들이 감염이 된 경우는 하나도 없었다.

조사팀은 마침내 만족했다. 그들은 9월에 연구를 마무리 짓고, 사망한 아이는 실제로 H5N1 조류 바이러스에 감염된 것으로 보이지만 이 바이러스가 사람들 사이에 전파되고 있는 것 같지는 않으며, 소수의 사람들이 H5N1 균주에 감염이 되기는 했지만 이것을 대규모 유행병의 초기 징후로 보기는 어렵다고 보고했다.

조사팀은 홍콩 보건 당국에 감시를 강화할 것을 권고하고는 철저하게 조사를 수행한 것에 만족하며 고향으로 돌아갔다.

한편 애틀랜타 질병 통제 센터의 낸시 콕스 박사는 걱정을 완전히 떨쳐 내지는 못했다. 결국 홍콩에서 아이가 사망한 것은 두려운 사건이었던 것이다. 그녀는 걱정하지 말자고 자신에게 말했다. "계속 돌이켜보며 생각했다. '좋아, 이 사건은 5월에 발생했잖아. 지금은 9월이고 추가 발생 사례는 더 이상 없었어. 이건 좋은 징조야.' 라고. 우리는 그것이 유일한 사례일 것이라고 생각하고 있었다."

그러다 낸시 콕스는 추수 감사절 직후에 홍콩에서 전화를 받았다. "추가 사례가 발생했다는 소식을 들었다."라고 그녀는 말했다. 콕스 박사는 충격을 받았다. "그때부터 사태는 걷잡을 수 없이 커졌다." 바이러스가 다시 등장했기 때문에 소름끼치는 공포가 돌아왔다. 1918년 독감 같은 질병이 다시 돌아온 것일까?

"우리는 빙산의 일각만 보고 있는 것이 아닌가 하는 걱정이 정말로 들었다."라고 콕스는 말했다. "진단이 내려지지 않은 사례가 아주 많이 있을 수 있었다. 독감이라는 것은 일종의 피라미드와 같다. 피라미드의 꼭대기에 사망자가 있지만 그것은 입원한 환자 수에 비하면 아무것도 아니다. 입원한 환자 수는 자각 증상이 덜한 감염자의 수에 비하면 또한 아무것도 아닌 것이다." 얼마나 많은 사람들의 몸속에 H5N1 독감 균주가 잠복해 있을까? "'이 바이러스가 사람에서 사람으로 전염될 수 있는가?' 하는 것이 가장 시급한 의문이었다."라고 콕스는 덧붙였다.

당시에 국립 알레르기 및 전염병 연구소의 존 라몽타뉴 박사는 미국 보건 후생 장관의 수행원으로 인도를 공식 방문 중이었다. 그는 이메일을 확인하다가 질병 통제 센터의 당직자로부터 H5N1 바이러스가 다시 등장했다는 편지를 받고 깜짝 놀랐다.

"무척 걱정이 되었다."라고 라몽타뉴 박사는 말했다. "5월에 사망자가 있었던 것을 기억하고 있었다. 하지만 그 사이에 6개월이라는 간격이 존재했고 6개월 후에 다시 돌아왔다는 사실이 내게는 더욱 꺼

림칙하게 느껴졌다. 그것은 바이러스가 어디선가 인간이나 동물의 몸 속에서 돌아다녔음을 암시했다. 따라서 훨씬 더 심각한 상황이 발생할 가능성이 높았다."

라몽타뉴 박사는 낭비할 시간이 없다고 생각했다. 그의 연구진은 서둘러 백신 생산에 착수해야 했다. 첫 번째 백신 묶음은 실험실 연구원들에게 보내 그들을 보호해야 할 것이다. 하지만 막대한 양의 백신을 생산하기 위한 기초 작업도 실시해야 했다. 필요하다면 전 인류에게 접종할 양이 될 수도 있을 것이다. 제약 업체와 긴밀하게 협력하여 최악의 상황에 대비해야 했다.

그 사이에 전염병학자들은 홍콩에서 조사를 재개했고 이번에는 훨씬 더 정밀하게 조사할 작정이었다. 그해 가을에는 훨씬 규모가 커진 다국적 조사팀이 홍콩에 파견되었다. 애틀랜타 질병 통제 센터에서만 7명이 갔고 홍콩에서는 말 그대로 전문가들이 대거 동원되었다.

발병 사례는 점점 더 증가해서 11월부터 12월 말까지 18명이 입원했고 8명이 인공 호흡기에 의존했으며 6명이 사망했다.

"우리가 접한 환자들은 정말이지 중증의 환자들이었다."라고 후쿠다는 말했다. "어린아이들이 입원하는 것을 보았다. 또한 젊은 성인들이 입원하여 호흡기에 의존하다가 사망하는 것도 보았다. 다들 건강하던 사람들이었다."

독감 환자들은 대부분 아이들이었다. 하지만 "충격적인 것은 심각한 증세로 발전해서 호흡기에 의존하거나 사망하는 환자들의 대부분이 18세 이상의 성인이라는 사실이었다. 무서운 일이었다."라고 후쿠다는 말했다. 사실 그것은 흔치 않은 양상이었고 1918년 이후로 처음 보는 것이었다.

"우리는 젊은 성인들이 독감에 걸릴 뿐 아니라 가장 많이 죽는 상황을 목도하고 있었던 것이다. 소름끼치는 일이었다."

그해 늦가을 과학자들과 공중 보건 관리들은 두 가지 조사를 동시에 실시하였다. 첫 번째 팀은 조류 독감이 홍콩의 가금류 사이에서 유행하고 있는지, 만일 그렇다면 얼마나 빨리, 얼마나 넓게 퍼지고 있는지를 조사했다. 두 번째 팀은 사람들에서 일어나는 일을 조사했다. 그들은 사람들을 H5N1 바이러스에 감염되기 쉽게 만드는 위험 요소들을 알아내야 했다. 여전히 바이러스는 가금류와의 접촉을 통해 전염되는 것으로 보였지만 다른 전파 방법이 있는지 알아내고 싶었다. 즉 바이러스가 사람 대 사람으로 전파되고 있음을 보여 주는 증거가 있는지 알아내야 했다. 바이러스가 사람 대 사람으로 더 쉽게 옮겨가도록 스스로 변이를 일으키고 있다는 증거가 있을까?

그리고 가장 두려우면서도 궁극적인 질문이 있었다. "우리가 대규모 유행병의 시발점에 서 있을 가능성은 얼마인가? 무엇인가가 태동하고 있을 가능성은 어느 정도인가?" 후쿠다는 궁금했다.

이 새로운 조류 바이러스가 1918년 독감과 주요한 특징을 공유하고 있는지는 여전히 알려지지 않은 상태였다. 토벤버거 박사가 1918년 독감 바이러스의 단편들을 가지고 계속 연구 중이었지만 1918년 바이러스가 그토록 치명적인 맹독성을 가졌던 이유를 시간 내에 밝혀낼 희망은 거의 없었다. H5N1 바이러스가 너무 빨리 찾아온 것이다.

질병 통제 센터와 국립 보건원에서는 백신 생산을 위한 작업에 서둘러 돌입했다. 홍콩에서의 조사가 완료되기를 기다릴 시간이 없었다. H5N1 바이러스가 사람 대 사람으로 전파된다면, 그리고 그것이 살인 독감 바이러스라면, 그들은 백신을 준비해 놓아야 했다. 1월 말경, 그들은 실험실 종사자들에게 접종할 만큼의 백신을 확보했다.

그 사이에 과학자들은 표면에 H5와 N1 단백질을 지니고 있으면서 다른 유전자의 변화 때문에 닭의 배아에서 자랄 수 있는 바이러스를 찾기 시작했다. 라몽타뉴 박사는 H5N1 백신을 생산할 제약 회사를 물색했다. 하지만 제약 회사들은 이 바이러스가 독감 백신 제조 공장 안에서 퍼져 독감 바이러스 배양액들이 오염될까 봐 꺼려했다고 그는 말했다. "그들은 기존 백신 생산 능력이 떨어지게 될 것을 두려워 했다. 물론 대규모 유행병이 발생한다면 그건 다른 문제가 될 것이었다."라고 라몽타뉴 박사는 말했다. 아직 대규모 유행병으로 확산되지 않은 상황이라 백신 제조 업체들은 망설였다. 하지만 과학자들은 백신 제조 업체들이 바로 그 순간에 생산을 시작하더라도 미국 국민들을 보호할 만큼 백신을 확보하려면 9개월 내지 12개월이 걸릴 것임을 알고 있었다. 그리고 그때는 너무 늦을 터였다. "그것은 대단히 전략적인 문제였다."라고 라몽타뉴는 말했다.

실험실 연구원들이 H5N1 바이러스로 작업을 하는 동안에 쇼트리지 박사는 홍콩에서 가금류 조사를 지휘했다. 조류 독감 바이러스와 인간 독감 바이러스가 어떤 환자의 몸속에서 혼합되어서 전혀 예상치 못한 잠재력을 지닌 새로운 바이러스로 등장할까 봐 그는 못내 걱정스러웠다.

"우리는 잠재력이 대단히 큰 바이러스를 상대하고 있었기 때문에 정말로 우려가 되었다. 만일 이 바이러스가 인간의 몸속에서 당시에 유행하는 평범한 인간 바이러스와 재조합을 일으킨다면 재앙이 발생할 수 있었다."라고 쇼트리지는 말했다.

금세 쇼트리지는 홍콩에서 가금류가 판매되는 "재래 시장"을 떠올렸다. 홍콩에서는 매일같이 수백만 마리의 닭들이 시골로부터 상자에 담겨 들어왔다. 살아 있는 닭들은 전략적으로 배치된 가판에서 손님이 보는 가운데 도살된다. 이런 판매는 종종 호텔이나 사무 지역에서도 이루어진다. 여기에서 바이러스에 감염된 사람들이 관광객들에게 바이러스를 옮긴다면 바이러스는 전 세계로 퍼져 나갈 수 있었다.

"이곳 사람들은 싱싱한 닭고기를 좋아한다."라고 쇼트리지는 말했다. 위생 처리란 '닭을 잡고 난 뒤 나온 폐기물을 찬물을 끼얹어 씻어 내는 정도'였다. 독감 바이러스는 닭의 내장 속에서 증식하기 때문에 재래 시장에서 닭을 잡는 것은 H5N1 바이러스가 사람들에게 전파될 완벽한 기회를 제공할 것으로 보였다.

그해 가을 내내 닭들은 건강해 보였다. 하지만 크리스마스 직후에 홍콩 시장의 일부 닭들이 이상한 행동을 보이며 죽어 가기 시작했다. 증세는 노란 설사 같은 것으로 시작되었고 그러다가 닭 볏이 늘어졌다. 이틀 안에 닭들은 광범위한 장기 손상으로 인한 출혈로 죽었다. 원인은 독감 바이러스 H5N1 균주였다. 하지만 이 바이러스가 얼마나 널리 퍼져 있는 것일까? 얼마나 많은 닭들이 바이러스에 감염된 채 팔리고 있는 것일까?

그것을 알아내기 위해 쇼트리지 일행은 홍콩의 재래 시장에서 닭의 배설물을 모아 실험실로 가져 왔다. 그리고 수정란의 배아에 주입하여 바이러스가 자라는지 알아보았다. 이것은 요한 훌틴이 알래스카의 냉동 시체에서 채취한 조직으로부터 1918년 독감 바이러스를 배양하기 위해 1950년대에 사용했던 방법과 동일한, 확실한 바이러스 배양 방법이었다. 그러나 훌틴은 그가 채취한 조직에서 독감 바이러스를 배양하는 데 실패했지만 쇼트리지는 대단히 성공적으로 바이러스를 배양해 냈다. 다섯 마리 중 한 마리는 H5N1 바이러스에 감염되어 있는 것으로 보였다. "따라서 이것은 홍콩에서 사람들이 걸리는 바이러스의 주요 출처가 닭이라는 것을 직접적으로 시사했다."라고 그는 말했다.

한편 쇼트리지는 바이러스에 감염된 닭들이 중국에서 유입되었음을 깨달았다. 중국 닭은 홍콩 양계 시장의 80퍼센트를 차지하며 중국에서 매일 8만에서 10만 마리의 닭이 홍콩으로 반입된다. 닭들은 재래 시장의 가판에서 손님들이 보는 앞에서 도살되기 전 며칠 동안 갇혀 지내게 된다. 독감 바이러스가 닭들 사이에 퍼진 다음, 인간을 감염시키기에 완벽한 기회를 제공하는 셈이었다.

게다가 닭들은 광둥성에서 오고 있었다. 광둥성은 1968년 홍콩 독감이 시작되었던 바로 그 장소였다. 쇼트리지는 또 하나의 1918년 독감이 시작되고 있을지도 모르며 자신을 비롯한 다른 과학자들이 내리는 결정에 따라 세계가 질병과 죽음으로 황폐화되거나 재앙이 중간에서 차단되리라는 생각이 머리에서 떠나지 않았다.

"정말 무서웠다. 세계의 무게가 어깨를 누르는 기분이었다."라고 쇼트리지는 말했다.

쇼트리지 일행이 닭들을 조사하는 동안 후쿠다의 조사팀은 사람들 사이의 바이러스 확산에 대해 조사하고 있었다. 그들은 몇 개월 전 세 살배기 어린아이의 바이러스성 감염에 의한 사망 사건을 조사했을 때 취했던 단계들을 되풀이해서 밟아 나갔다.

이번에는 병원의 의료 종사자들에 대한 조사에 특히 집중했다. 독감 환자들을 보살피는 사람들이 H5N1 바이러스에 대한 항체를 지니고 있다면 그들이 감염이 된 적이 있음을 의미했다. 후쿠다의 조사팀은 비교를 위해 병원 건물의 다른 구역에서 일하기 때문에 독감 환자들 근처에 가지 않았던 사람들과 H5N1 독감 환자를 받은 적이 없는 다른 병원의 직원들에게서 혈액을 채취했다. "바이러스 확산이 효과적으로 일어나고 있다면 그들 중에서 많은 이들이 감염되었을 것이라는 점을 염두에 두었다."라고 콕스는 말했다. "물론 공동체 내에서 일반적인 독감이 유행하는 중이라면 문제는 더욱 복잡해진다. 당시에 홍콩에서는 다른 독감이 유행 중이었다. 많은 환자들이 들어오고 있었기 때문에 우리는 그들을 선별하는 작업을 해야 했다. 사람들은 대단히 불안해 하고 있었다. 호흡기 질병을 앓는 사람들은 혹시 조류 독감에 걸린 것이 아닐까 하고 다들 걱정했다." 홍콩 내부에 만연한 공황 상태에 가까운 두려움을 반영하듯, 일부 병원들은 24시간 독감 검진을 실시하여 환자들을 선별했다.

동시에 조사팀은 독감 환자들의 친구와 가족들을 면담했다. 그들의 표본을 채취하여 H5N1 바이러스에 대한 항체가 있는지 시험했다. 그리고 거기에 좀 더 세련된 조사 기법을 추가했다.

후쿠다는 다음과 같이 설명했다. "우리는 수많은 분석 조사를 실시했다. 먼저 중증 환자들과 경미한 환자들을 비교하여 환자들 사이에 어떤 차이점이 있는지 알아내려고 시도했다. 또 병에 걸린 환자들을 조사하여 병에 걸리지 않은 사람들과 비교했으며 병에 걸린 환자들과 접촉한 사람들과 접촉하지 않은 사람들을 비교하기도 했다."

그것은 대규모 작업이었다고 후쿠다는 말했다. 분석은 처음 생각했던 것보다 더 어려웠다. 문제는 사람들이 H5N1에 감염된 환자와 직접적인 접촉을 통해 감염이 될 수도 있고, 병에 걸린 환자가 다른 사람에게 바이러스를 전달하고 이 전달받은 사람이 다시 바이러스를 전하는 식으로 간접적으로 감염이 될 수도 있다는 것이었다. 사례를 신중하게 추적한 어떤 논문에 따르면 독감 바이러스에 감염되는 사람 중에서 최소한 7퍼센트가 증상을 보이지 않는다고 되어 있었다. 그들은 감염이 되고 다른 사람을 감염시킬 수도 있지만 외부적으로는 전혀 증상을 나타내지 않기 때문에 본인들도 독감 바이러스에 감염된 것을 자각하지 못한다. 마지막으로 사람들이 가금류와 접촉을 통해 감염이 되었을 수도 있다는 점이다. "우리의 조사는 그러한 가능성들을 면밀히 살피는 것이었다."라고 후쿠다는 말했다.

사람들의 두려움이 점점 커져 갔기 때문에 과학자들은 최대한 빨리 조사를 진행했다. "모두가 겁에 질렸었다."라고 쇼트리지는 회상했다.

"홍콩에서는 믿을 수 없을 정도로 강력한 불안감이 감돌았다. 전세계에서 촉각을 곤두세우고 홍콩의 상황을 지켜보았다."라고 후쿠다는 말했다.

조사를 완료하는 데에는 오랜 시간이 걸렸다. 사실 1년가량 걸렸다. 증거가 속속 들어오면서 일관된 그림이 그려졌다. 홍콩을 여행하거나 가금류를 먹거나, 혹은 가금류 사육장을 방문하거나 다른 종류의 애완 동물을 키우는 것이 H5N1 독감에 걸릴 위험성을 높인다는 증거는 전혀 나오지 않았다. "유일하게 드러난 강력한 증거는, 병에 걸린 사람들의 경우, 살아 있는 가금류와 접촉한 지 일주일 안에 발병한다는 것이었다."라고 후쿠다는 말했다.

두 방향에서 진행된 조사가 재래 시장 쪽으로 모이자 결론은 단 하나밖에 남지 않았다. 닭들을 도살해야 했다. 한 마리도 남기지 않고 전부 다.

어느 날 쇼트리지는 한 재래 시장 안을 거닐다가 끔찍한 광경을 목격했다. "닭 한 마리가 서 있는 것을 보았다. 녀석은 모이를 쪼아 먹고 있었다. 그러다가 아주 천천히 몸이 기울면서 꼬꾸라지더니 그대로 죽어 버렸다. 녀석의 배설강에서 피가 뚝뚝 흘러나왔다. 그것은 대단히 초현실적이고 기괴한 광경이었다. 평생 그런 장면은 단 한번도 본 적이 없었다." 곧 이어서 그는 닭들이 똑같은 모습으로 죽어 가는 것을 보았다. "우리는 닭 에볼라를 보고 있었다." 인간에게 가장 치명적인 전염병 중 하나인 바이러스성 출혈열을 언급하며 쇼트리지는 말했다.

"그렇게 죽어 가는 닭들을 보면서 1918년 독감이 유행했을 때 벌어졌을 법한 상황이 눈앞에 선하게 떠올랐다."라고 쇼트리지는 말했다. "나는 생각했다. 맙소사, 이 바이러스가 이 시장 밖으로 나가 전 세계에 퍼진다면 어떻게 될까. 그것은 너무나 소름끼치는 상상이었다. 마음이 조급해져서 견딜 수가 없었다."

도살은 1997년 12월 29일, 재경부 장관 스티븐 입의 선언으로 시작되었다. "홍콩 섬과 주룽 반도, 신계지를 비롯한 모든 지역에서 닭을 전량 도살할 것이다."라고 입 장관은 발표했다.

그것은 양계장 160곳과 1000곳 이상의 소매 상점으로부터 120만 마리 이상의 닭을 죽인다는 의미였다. 일부 닭들은 주인들이 도살할 것이고 다른 닭들은 정부에서 가스 도살장으로 실어 나를 예정이었다. 그런 다음 닭들의 사체는 소독을 거쳐 쓰레기 매립지에 묻힐 것이었다.

그것은 잊을 수 없는 광경이었다. '화이 차이 람 청 카이'라는 한 재래 시장에서는 인부들이 아침 8시부터 닭과 오리, 비둘기, 메추라기를 우리에서 끌어내기 시작했다. 그들은 예리한 칼을 사용해 목을 따고 사체를 플라스틱 쓰레기통에 버렸다. 백 마리를 잡는 데 10분이면 족했다.

만 하루 동안 77만 마리가 도살되었다. 나머지는 이튿날 저녁까지 다 죽었다. 그럼에도 불구하고 홍콩 관리들은 도살 과정이 생각보다 오래 걸릴 수 있다고 말했다. 게다가 닭의 대량 도살에 필요한 가스가 부족했으며 농수산성에서 1300명의 도살 인력을 고용했지만 대부분은 개 포획인이나 공원 관리인이었다. "대부분의 인부들은 살아 있는 닭을 접해 본 일이 한번도 없었다."라고 농수산성 감독관인 레시웨이는 말했다. "배우는 과정이 필요했다. 이제 그들은 닭 잡는 전문가가 되었다."

홍콩의 양계 시장은 한 달 동안 영업을 중지했고 홍콩 정부는 중국에서 홍콩으로 들어오는 닭들이 H5N1 바이러스에 감염되어 있는지 확인하기 위해 격리 검역을 실시하기 시작했다. 정부는 더 이상 닭을 나무 닭장에 가두는 것을 금지했다. 닭들은 이제 소독이 보다 용이한 플라스틱 닭장 속에 가두어야 했다. 상황은 정리되는 것으로 보였다. 20만 마리 이상의 닭을 검사했지만 H5N1 바이러스는 발견되지 않았다.

그동안 쇼트리지와 웹스터는 홍콩의 가금류와 돼지에 대한 독감 바이러스 감시 체제를 구축하고 있었다. 지금까지는 "홍콩에 H5N1 바이러스가 존재한다는 증거는 전혀 없다."라고 웹스터는 말했다.

한편 영국에서는 바이러스학자 존 옥스퍼드가 병원들이 "세계적 유행병에 관한 대비책"을 세워야 한다고 주장했다. 홍콩에서 히스로 공항으로 들어오는 사람들 중에 호흡기 질환을 가진 사람은 누구든 격리 검역을 받아야 한다는 것이었다. H5N1 소동은 "무대 연습일 뿐" 이라고 그는 말했다.

낸시 콕스는 안도했지만 여전히 경계 태세를 늦추지 않았다. 이 사건이 전염병학의 승리로 끝날 수 있었던 것은 치명적인 유행병이 될 수도 있었던 일을 중간에서 차단했기 때문이었다.

"홍콩에서는 일반적으로 2월에 독감 활동이 가장 왕성하다."라고 콕스는 말했다. "우리는 어떤 사람이 H5N1 바이러스와 인간 독감 균주에 동시에 감염되는 것이 가장 두려웠다. 만약 그렇게 된다면 혼합 균주가 만들어질 가능성이 있다. 유전자 재조합을 통해 인간의 몸속에서 효율적으로 자기 복제를 하면서 사람에서 사람으로 전염되고 조류 독감만큼이나 위험할 수도 있는 바이러스가 등장할 수도 있다는 것이 바로 우리가 두려워한 점이다."

조류 독감 사건은 "독감이 얼마나 무서울 수 있는지를 잊어버린 수많은 사람들에게 경각심을 일깨운 종소리였다."라고 콕스는 말했다. "나는 우리 모두가 방심하지 않고 대규모 유행병 감시 체계를 개편하는 것이 중요하다고 생각한다."

FLU

알.래.스.카.에.서.노.르.웨.이.까.지

토 벤버거와 앤 레이드가 로스코 본의 허파 세포에서 바이러스 유전자를 낚으려는 시도에 실패를 거듭하고 있고, 홍콩에서 어린아이가 독감에 걸려 사망하기 1년 전인 1996년 봄 무렵, 또 하나의 드라마가 전개되고 있었다. 거기에는 커스티 던컨이라는 결연한 의지의 젊은 여성이 관련되어 있었다. 커스티 던컨은 세계 유수의 독감 전문가들에게 전혀 알려지지 않은 존재였고 바이러스학이나 전염병학에 대해 특별히 교육을 받은 바도 없었다. 대신에 그녀는 1918년 독감의 미스터리를 풀겠다는 열정으로 똘똘 뭉쳐 있었다. 1996년 5월, 던컨은 어느 외딴 묘지를 찾기 위해 북극점에서 800마일(약 1300킬로미터)도 채 떨어지지 않은 스피츠베르겐 섬의 산등성이를 따라 자갈길을 터벅터벅 걷고 있었다. 낮이 길어 봄이라는 것을 알 수 있었지만 지면은 눈으로 덮여 있고 공기는 겨울처럼 차가웠다. 나무가 전혀 없었기 때문에 던컨은 산허리를 따라 하얀 십자가들이 줄지어 있는 묘지를 멀리서도 또렷이 볼 수 있었다.

"계곡의 가파른 경사면을 따라 천천히 올라갔습니다. 그들이 십자가 열의 마지막 줄에 있다는 것을 알고 있었어요."라고 던컨은 말했다. 그녀는 여섯 개의 십자가와 한 개의 묘석 앞에 당도했다. 이 조그만 섬의 얼어붙은 땅 속에는 일곱 명의 젊은이가 묻혀 있었다. 그들은 1918년 9월, 광부로 일하기 위해 노르웨이 본토에서 차가운 노르웨이 해를 건너왔다. 하지만 그들은 여행 중에 병에 걸렸고, 광산에 발을 들여 놓을 기회조차 없이 독감으로 사망했다.

던컨은 엄숙하고 경건한 심정으로 무덤가에 서 있었다. 광부들은 젊음의 절정기에 쓰러졌다. 가장 어린 광부는 열여덟 살이었고 가장 나이가 많은 광부는 던컨과 같은 나이인 스물여덟 살이었다. 던컨은 오랜 세월이 흐른 후에 그들의 무덤을 찾아냈다. 그녀는 얼어붙은 땅 위에 서서 광부들의 시체가 여전히 치명적인 독감 바이러스를 포함한 채로 얼어붙어 있으리라고 생각했다. 1918년 독감 바이러스를 발견할 수 있는 희망이 존재한다면 그것은 오랜 세월 동안 평화롭게 누워 있던 이 젊은 광부들의 몸속일 것이었다.

던컨은 그들의 무덤에 손을 대는 것에 대해 윤리적인 갈등을 느꼈다. "묘지는 신성한 장소예요. 누군가의 마지막 안식처를 건드려서는 안 되는 거죠."라고 던컨은 다소 감정에 겨운 어조로 말했다. 하지만 만약 1918년 독감 바이러스를 찾아낼 수 있다면 백신을 만들고 항바이러스 약제를 시험하는 데 도움이 될 것이다. 그렇게 되면 만에 하나 그 바이러스가 다시 돌아왔을 때 생길 또 다른 재앙으로부터 인류를 보호할 수 있었다. "도무지 불가능한 결정이었죠. 날마다 고민했어요."

윤리적 갈등 끝에 던컨은 부모님과 가족에게 조언을 구했다. 결국 아버지가 그녀의 결정에 도움을 주었다. "커스티, 만일 내가 이 치명적인 질병에 대한 어떤 비밀을 간직하고 있다면, 나말고 누군가 다른 사람이 나타나 그 비밀을 밝혀 주기를 바랄 것 같구나."

그리하여 던컨은 광부들의 무덤을 방문하기 위해 노르웨이 해(海) 스발바르 군도* 스피츠베르겐 섬의 롱이어비엔이라는 조그만 마을을 찾아 왔다.

던컨은 캐나다의 윈저 대학과 토론토 대학의 지리학자였다. 그녀는 기후 변화와, 기후 변화가 인간의 건강에 미치는 영향을 연구했다. 그녀는 작은 체구에 허리까지 오는 긴 갈색 머리를 가진 미인으로, 달리기 선수이자 스코틀랜드 춤의 열렬한 신봉자였다. 그녀의 인생을 바꾼 것은 1992년에 전 남편과 지나가듯 나눈 대화였다.

"소아과 의사인 전 남편과 1918년 독감에 대해 이야기를 나누다가 제가 '흠, 나도 앨프리드 크로스비의 책을 읽어야겠네.'라고 말했던 기억이 나요."라고 던컨은 앨프리드 크로스비의 『미국의 잊혀진 전염병』을 지칭하며 말했다. "처음에는 기후와 독감 사이의 관계를 탐구해 보고 싶었어요."

책을 읽으면서 던컨은 이 독감의 파괴력에 충격을 받았다. 그녀는 기억만으로 통계 수치를 진지하게 열거했다. 미국에서 50만 명이 사망했고 뉴욕에서 1만 9000명이 죽었으며 퀘벡에서 50만 명의 환자가 발생했고 1만 4000명이 사망했다.

"장례 업자들이 차량의 수요를 따라잡을 수가 없어 시내 전차를 장례용으로 전환했어요. 몬트리올 시내의 전차는 열 개의 관을 수송할 수 있었어요."라고 던컨은 말했다. 상상만으로도 끔찍했다. "저는 집으로 가서 가족들에게 제가 이 질병의 원인을 찾아낼 거라고 말했어요."

던컨은 의학 잡지의 논문 초록을 검색할 수 있는 인터넷 검색 엔진인 메드라인*(Medline)에서부터 시작했다. 그녀는 독감에 관한 모든 논문을 찾아냈다. 토벤버거는 아직 논문을 출판하지 않은 때였으므로 그의 이름은 검색되지 않았다. 그런 다음, 그녀는 독감 전문가들에게 전화해 문의하기 시작했다. 혹시 공식 보관된 조직 표본이 있는가? 바이러스를 포함하고 있을지도 모르는 1918년 독감 희생자들의 조직을 가진 사람이 있는가? "'아뇨, 전부 사라지고 없어요.'라는 대답만 들었죠."라고 던컨은 말했다.

포기할 마음이 없었던 던컨은 해답을 찾기 위해 그녀가 할 수 있는 다른 일이 무엇일까 자문했다. "내 전공은 지리학과 인류학이에요. 그래서 생각했죠. 생체 조직을 보존하려면 무엇이 필요할까?" 대답은 극도로 건조하거나 극도로 습하거나 극도로 추운 것이었다고 그녀는 말했다. "추운 지역을 찾아보면 승산이 있을 것이라고 생각했어요." 그녀는 독감으로 사망하여 영구 동토에 묻힌 희생자를 찾아내야 했다.

던컨은 1918년 독감으로 특히 심각한 피해를 입은 지역인 알래스카부터 알아보기 시작했다. 크로스비는 1918년 독감 바이러스가 전 세계를 휩쓰는 동안 에스키모 마을들을 공격하여 젊은 성인 인구 90퍼센트의 생명을 앗아갔다고 썼다. 철저히 고립된 마을이나, 외부와의 접촉을 의도적으로 차단하는 정책을 실시했던 일부 마을만이 독감을 피할 수 있었다. 던컨은 40년 전에 요한 훌틴이 생각했던 것과 마찬가지로 만일 1918년에 독감으로 사망하여 영구 동토에 묻힌 에스키모들을 찾을 수 있다면 독감 바이러스도 찾아낼 수 있으리라고 판단했다.

던컨은 알래스카 인구 통계청에 1918년에 사망한 사람들의 기록에 대하여 문의하는 편지를 썼다. 답변과 함께 온 기록은 방대했지만 도움이 되지는 않았다. 던컨은 2000명의 사망 기록에서 어느 독감 희생 자에게 집중해야 할 것인지 알 수가 없었다. "독감 희생자들과 영구 동토와의 상호 관계를 파악할 수 없었어요."라고 그녀는 말했다. "미 국 지질 조사 측량국(USGS)에는 그런 분석을 하기에 적합한 지도가 없었죠."

알래스카가 안 된다면 아이슬란드는 어떨까? 하고 던컨은 생각했 다. 하지만 다시 생각해 보았다. "지열(地熱) 때문에 생체 조직이 보 존되기 어려울 거야."라고 그녀는 결론지었다.

다음에는 시베리아와 러시아를 생각했다. 이번에도 운이 따라주지 않았다. "러시아와 시베리아 당국에 편지를 썼지만 아무 답장도 없었 어요."라고 던컨은 설명했다.

던컨은 1994년에 노르웨이의 도서 지방으로 눈길을 돌렸다. 절친 한 친구 하나가 노르웨이 본토에서 노르웨이 해를 건너 약 600마일 (약 1000킬로미터) 북쪽에 위치한 노르웨이 령 스발바르 군도를 조사 해 보면 어떨까 하는 아이디어를 내놓은 것이다. 그는 던컨에게 그곳 을 여행한 이야기를 들려주면서 영구 동토에 대해 언급했다. "나는 '바로 그거야.'라고 생각했어요."라고 던컨은 말했다. 그녀는 그 지 역, 특히 롱이어비엔이라는 항구 도시에 대해 알아보려고 토론토 대 학 도서관을 찾아 갔다. 영어로 쓰인 책을 딱 두 권 발견했다. 그리 고 스피츠베르겐이 한때 고래잡이 중심지였고 17세기 후반에는 이 지 역에 200~300척의 선박과 1만~2만 명의 고래잡이들이 몰려들었다는 것을 알았다. 1906년, 미국인 존 몬로 롱이어가 이 섬에 북극 석탄 회 사를 설립하면서 탄광 산업이 시작되었고 10년도 안 돼 이 지역에 6개 의 석탄 광산이 생겨 났다. 광부들과 그 가족들은 근처에 새로 건설된 항구 도시인 롱이어비엔에서 살았다. 이 도시에는 계절 노동자들도 몰려들었는데 노르웨이의 농부나 어부인 그들은 롱이어비엔의 석탄 광산에서 일하며 추운 겨울을 났다.

던컨은 추측을 해 보았다. 독감은 노르웨이에서도 맹위를 떨쳤다. 노르웨이 인들은 석탄 광산에서 일하려고 스피츠베르겐으로 갔다. 따라서 독감도 스피츠베르겐에 퍼졌을 가능성이 있다. 만일 그렇다면 영구 동토에 묻힌 독감 희생자들이 있을지도 모른다. 던컨에게 필요한 것은 독감 희생자에 대한 기록이었다.

던컨은 노르웨이 북극 연구소에 편지를 썼다. 하지만 답장은 실망스러웠다. 병원이 제2차 세계 대전 당시에 파괴되었기 때문에 기록이 남아 있지 않았다. 1920년까지는 선교사가 오지 않았기 때문에 교회 기록도 없었다. 정부 건물도 제2차 세계 대전 때 폭격을 당해서 그 기록이 남아 있지 않았다. "대단히 절망적이었어요."라고 던컨은 말했다. 하지만 북극 연구소에서는 실낱같은 희망을 제공했다. 석탄 회사에서 일기들을 보관하고 있다는 것이었다.

던컨은 석탄 회사에 편지를 썼다. "그들은 더 이상 일기를 갖고 있지 않다고 하더군요. 이제 끝이구나 생각했어요."라고 그녀는 회상했다. 하지만 석탄 회사에서는 롱이어비엔의 한 교사가 일기들을 가지고 있다고 알려주었다. 던컨이 키엘 모크라는 교사에게 전화를 걸자 그는 그녀를 위해 일기를 번역해 주겠다고 하면서 1918년 당시에 7명의 광부가 독감으로 사망했다는 이야기를 해 주었다.

광부들은 겨울에 탄광에서 일하기 위해 1918년 9월 24일 노르웨이를 출발했다. 그들은 사흘 동안 항해한 끝에 롱이어비엔에 도착했다. 바다가 얼어서 항해가 불가능해지기 전의 마지막 배 편이었다. 하지만 배에는 독감이 유행하고 있었다. 롱이어비엔에 도착한 지 며칠 내에 7명의 남자가 사망했다. 그들의 시체는 영하 20℃에 가까운 기온 속에서 밖에 방치되었다. 사람들은 시체를 매장하기 전에 무덤을 표시할 6개의 십자가와 하나의 묘석에 죽은 이들의 이름과 태어난 날짜, 그리고 사망한 날짜를 새겼다. 당시의 장례 방식은 시체를 방부 처리하지 않고 그냥 나무 관 속에 넣어 땅에 묻는 것이었다.

"2년의 조사 끝에 이 젊은이들의 존재에 대해 알게 되었다."라고 던컨은 말했다. 그러나 과연 그녀가 무덤을 찾을 수 있을까? 찾을 수 있다면, 무덤을 파는 것이 가능할까? 그녀는 목사에게 편지를 썼다. 목사는 무덤에 표시가 되어 있으며 1918년 이후로 전혀 손을 댄 일이 없다고 말했다.

이 남자들이 얼마나 깊이 묻혔는지 확실히 말할 수 있는 사람은 아무도 없었다. 이것은 가장 중요한 질문이었다. 스발바르 군도에서 영구 동토는 지하 500미터까지 이어지지만 지면 0.5미터에서 1미터 사이는 매년 해빙과 결빙을 반복했다. 소위 활동층이라고 불리는 지층이었다. 던컨은 당시의 장례 방식을 알기 위해 고고학자와 역사학자, 스발바르 총독부, 심지어 지역 장례 업자들까지 접촉했다. 그녀는 노르웨이의 매장 방식이 1918년 스발바르 군도의 매장 방식과 같다는 보장은 없지만 일반적으로 시체를 지하 2미터 깊이에 묻는다는 것을 알아냈다. "총독부에서는 당시에 스발바르가 무인 지대였다고 하더군요."라고 던컨은 말했다. "그곳에는 법이 없었어요. 우린 그냥 아무 것도 알 수가 없었어요."

한편 광부들이 지표의 활동층* 아래에 묻혔으리라 추측하게 해주는 근거들이 있었다. 그들은 10월에 죽었는데 10월은 영구 동토가 가장 깊이 녹아서 일년 중에 땅을 깊이 파기 가장 쉬운 시기였다. 독감이 침범한 다른 지역들에서는 사람들이 너무나 겁에 질린 나머지 가능한 한 깊이 땅을 파서 시체들을 묻었다. 게다가 스발바르 군도 같은 영구 동토 지역에서는 활동층이 얼었다가 해빙이 될 때 얕게 묻힌 시체들이 위로 밀려 올라오곤 했다. 던컨은 롱이어비엔의 묘지에서는 시체들이 지표면에 드러난 적이 한번도 없음을 확인했다. 그녀는 광부들이 깊이 묻혔으리라 짐작했다. "그들은 광부들이었어요. 얼어붙은 땅을 파는 기술이라면 광부들보다 전문가는 없을 거예요."라고 던컨은 말했다.

던컨은 독감 희생자들을 찾아냈다. 이제는 얼어붙은 무덤 속에 손상되지 않은 시체들이 있는지, 만일 있다면 시체를 발굴하고 그들의 허파와 다른 신체 기관에서 조직을 떼어 내 1918년 독감 바이러스가 여전히 거기에 있는지를 조사할 연구팀을 조직해야 했다. 그녀는 과학자들과 접촉하여 자신의 환상적인 발견을 이야기하고 자신의 팀에 들어올 의향이 있는지 타진하기 시작했다. 그러면서 노르웨이 정부에서 발굴 허가를 내려 주기를 기다렸다.

1996년 2월, 그녀는 허가를 받았다. 스발바르 군도의 총독은 그녀에게 노르웨이 의학계, 교회 평의회, 주교, 시의회, 광부들의 가족까지 모든 관계자들과 만나라고 말했다. 그들은 그녀가 진행을 해도 좋다고 허락해 주었다.

"너무 고마웠어요."라고 던컨은 말했다. "나는 외국인이고 내가 허락을 구한 사안은 대단히 위험할 수도 있는 일이었어요." 던컨은 선조의 무덤을 발굴해도 좋다고 허락한 자손들의 결정에 감동을 받았다. "우리 중에 얼마나 많은 사람이 그런 일을 기꺼이 허락해 줄 것인지 궁금해요. 나는 그들의 허락을 아주 큰 선물로 받아들였고 가슴 속에 소중히 간직하고 있어요."

이제 진지하게 조사 계획을 짤 때가 왔다.

제일 먼저 참가 의사를 밝혀 온 사람은 토론토 아동 병원의 소아과 의사이자 고고 의학자인 피터 르윈 박사였다. 르윈 박사는 고고 의학 분야의 일을 "일종의 이국적인 취미"라고 묘사한다. 그는 미라를 해부하여 컴퓨터 단층 촬영(CT) 같은 현대 의학 기법을 사용해 고대 이집트 파라오들의 의학적 미스터리를 연구해 왔다. 그는 람세스 5세의 미라에서 천연두 바이러스의 흔적을 발견하기도 했다. 또한 1840년대에 캐나다 방면으로 북극 조사에 나섰다가 전원 사망한 선원들의 조직을 조사한 팀의 일원이기도 했다. 그는 캐나다 영구 동토에 묻힌 시체들의 몸속에서 천연두를 수색했지만 천연두 바이러스를 찾아내지는 못했다. 대신에 오랫동안 동결된 시체의 몸속에서 바이러스가 생존할 수 있다는 확신을 얻었다. 하지만 던컨과 이야기하기 전까지는 한번도 1918년 독감에 대해 생각해 본 적이 없었다.

던컨은 르윈의 연구실로 찾아와서 1918년 독감과 광부들, 그리고 역사상 가장 치명적인 바이러스 중의 하나를 찾아낼 가능성에 대해 이야기했다. 르윈은 그 아이디어에 반했다. "나는 두 번 생각하지 않았습니다."라고 그는 토로했다.

"너무나 흥분했죠."라고 르윈은 말했다. 던컨의 계획은 그의 아이디어와 꼭 맞아떨어졌다. 그는 1918년 독감 바이러스를 발견할 기회를 얻은 것에 전율을 느꼈다.

조사팀은 다양한 분야의 전문가들로 형태가 잡히기 시작했다. 캐나다 지리학자 앨런 헤진보텀 박사, 영국 바이러스학자 존 옥스퍼드 박사, 미국 바이러스학자 로버트 웹스터, 영국 밀힐의 국립 의학 연구소 소장 존 스켈 경 등이 참여했다.

팀은 감정적으로도 친밀하게 결속되어 있었다. 사슴 같은 눈망울에 긴 갈색 머리를 가진, 감성이 풍부한 던컨은 일부 팀원들에게 거부하기 힘들 정도로 매력적이었다. 존 옥스퍼드의 딸 에스더 옥스퍼드는 아버지와 조사팀과의 관계에 대해서 글을 남겼는데 "어머니 질리언 옥스퍼드의 표현에 따르면 던컨과 아버지는 만나자마자 '지나치게 오래 이어지는 팩스와 전화 통화로 맺어진 관계'를 시작했다. 식사는 중단되기 일쑤였고 연구 시간은 끊임없는 메시지, 전화, 팩스 등을 주고받는 시간으로 채워졌다. 그들의 대화는 언제나 '압도적인', '정말이지', '너무나' 등과 같은 대단히 감상적인 표현들이 동원되는 것이 특징이었다."라고 적고 있다. 던컨은 옥스퍼드의 딸에게 "당신 아버지와 저는 서로에게 반했어요."라고 말했다.

던컨의 결혼이 깨졌을 때 그녀는 옥스퍼드에게 눈물을 흘리며 전화를 걸었다. 그 무렵, 존 옥스퍼드는 지반 조사 레이더(GPR) 기금 전액과 시체 발굴을 위한 작업 기금의 절반을 모집했고 던컨에게 바이러스학자 로드 다니엘스를 소개해 주었으며 무덤 발굴 작업을 수행할 '네크로폴리스 컴퍼니'를 찾아냈다.

하지만 던컨의 조사 준비에는 커다란 허점이 있었다. 던컨은 2년 동안 독감 바이러스를 찾아낼 가능성을 조사하고 조사 계획을 짜면서 자신의 돈을 6만 달러나 썼지만 실제로 롱이어비엔에는 한번도 가보지 못했다. 그녀는 광부들의 무덤을 한번도 보지 못한 것이다. 그리하여 그녀는 그해 5월 대단한 흥분과 전율을 안고 롱이어비엔으로 출발했다.

"나는 그곳에 사는 사람들과 성직자들에게 상처를 주지 않을까 너무나 걱정이 되고 두려웠어요. 사람들이 어떻게 느낄까? 그것이 정말로 나를 괴롭힌 문제였죠."라고 그녀는 말했다. 이튿날 그녀는 롱이어비엔의 교회를 찾아 갔다.

"목사님에게 나를 소개하고 '저 때문에 목사님과 교인들의 마음이 상하지 않았으면 좋겠어요.'라고 말했어요." 목사는 아니라고, 그녀 때문에 마음 상하지 않았다고 말했다. 그리고 그녀의 일은 꼭 해야 하는 중요한 일이라고도 했다. 그러고는 던컨에게 묘지에 가 보았는지 물어보았다. "'먼저 목사님의 축복을 받지 않고서는 그곳에 갈 권리가 없답니다.'라고 말했죠." 목사는 축복하겠으니 어서 가 보라고 말해 주었다.

"평생 가장 길고 힘든 길이었어요. 묘지까지는 꽤 먼 거리였는데 하얀 눈 속에서 하얀 십자가들을 볼 수 있었죠."라고 던컨은 말했다.

엄숙한 산책을 마친 후에 그녀는 호텔로 돌아왔다. 섬을 떠나기 전에 그녀는 한 번 더 묘지를 찾았다. 시간은 밤이었지만 북극의 태양은 여전히 흐리고 차가운 하늘에서 빛났다. 던컨은 묘지로 향하는 길을 걸어 올라가, 젊은 광부들의 무덤이 있는 마지막 열로 향했다. 그녀는 무덤마다 손으로 눈을 파내 일곱 개의 구멍에 일곱 송이의 장미를 묻어 주었다.

캐나다로 돌아오면서 던컨은 자신의 계획에 대해 더 이상 함구할수 없음을 느꼈다. 자신이 하려는 일을 세상에 알리고 반응을 살펴보아야겠다고 생각했다. "입장을 바꿔서 생각해도, 대중은 과학자들이 갑자기 나타나 어떤 일을 했다고 그 결과만을 말하는 것을 바라지 않을 거예요. 내가 대중의 일원이라면 나는 그 일에 대해 알고 싶을 것이고 그들이 책임감 있게 그 일을 하는지, 올바르게 하는지 알고 싶을 거예요. 나는 대중이 그 일의 장단점에 대해 토론하기를 바랐어요. 그 프로젝트에 대해 많은 비판과 불안이 있었다면 나는 그 일을 중단했을 거예요.”라고 던컨은 설명했다.

하지만 반응은 정반대였다. 사람들은 그녀의 계획에 감동을 받았고 흥분했다. 1918년 독감이 얼마나 끔찍했는지 직접 경험한 많은 사람들이 편지나 전화를 통해 던컨을 격려해 주었다. ”3년 동안 나는 우려를 표시한 사람들의 편지를 세 통 받았고 제발 해답을 찾아 달라고 부탁하는 편지를 백 통 넘게 받았어요. 다들 아흔이 넘은 분들이었죠.”라고 그녀는 말했다. 어떤 편지들은 너무나 개인적인 내용을 담고 있었고 어떤 전화는 너무나 감동적이어서 그녀는 함께 눈물을 흘렸다. 던컨은 “왜 이 일을 시작했는지, 왜 계속 해야만 하는지 상기하기 위해” 독감 생존자들의 편지를 책상 위에 놓아두고 있다.

한편 미국군 병리학 연구소의 실험실에서 조용히 연구에 매진하고 있던 제프리 토벤버거는 과학계의 정보망을 통해 던컨에 대해 알게 되었다. 멤피스의 세인트쥬드 아동 병원의 로버트 웹스터 박사 같은 유명한 독감 바이러스학자들이 이 환상적인 프로젝트를 돕기 위해 조사팀에 합류했다는 이야기도 들었다. 그동안 독감 전문가들에게 무명의 존재였던 토벤버거와 앤 레이드는 병리학 보관소에서 가져온 콩알만 한 허파 조직에서 바이러스의 유전자 조각을 낚아 올리느라 진이 빠지게 고생하고 있었다. 당시에 그들은 말할 수 없이 어려운 시기를 보내는 중이었다.

1918년 독감 바이러스가 들어 있는 인간의 허파 조직이 자신의 손

안에 있는데 갑자기 나타난 던컨에게 언론이 환호하는 것을 지켜보는 것은 토벤버거에게 쉽지 않은 일이었다. 하지만 발표를 한다고 무슨 소용이 있단 말인가? 결국 던컨이 그녀의 프로젝트에 대해 과학자들과 언론인들에게 이야기하는 동안 토벤버거와 레이드는 포름알데히드에 절은 본 이등병의 허파 조직 단편에서 바이러스 유전자 조각을 낚아 올리기 위해 분자생물학 기법을 한계까지 밀어붙이는 데에 열심히 매진하는 수밖에 없었다.

그해 여름, 점차 운이 돌아오자, 토벤버거는 독감 바이러스 연구에 대한 우선권을 주장하는 것이 최선의 전략이라고 판단했다. 하지만 대중 매체에 발표하기보다는 학계의 보수적인 길을 택하기로 했다. 그것은 권위 있는 학술지에 논문을 발표하는 것이었다. 이제 결과가 나오기 시작했기 때문에 그는 자신이 하고 있는 일을 세상에 알려야 한다고 느꼈다. 또 한 가지 문제를 제기하고 싶었다. '완벽하게 안전한 방법으로 동일한 정보를 얻을 수 있는 마당에 역사상 가장 치명적인 독감 바이러스를 살아 있는 채로 풀어놓을 가능성이 있는 프로젝트를 진행할 필요가 있을까?' 라는 질문이었다.

토벤버거는 그해 10월 《사이언스》에 논문을 보냈다. "그들이 없었다면 우리는 《사이언스》에 논문을 발표하지 않았을 것이다. 하지만 그때까지 얻은 결과라도 발표를 해서 우리가 먼저라는 것을 보여 주어야 한다고 생각했다."라고 토벤버거는 말했다.

토벤버거의 논문은 다음 해 3월에야 《사이언스》에 실렸다. 던컨도 그제야 토벤버거의 연구에 대해 알게 되었다. 갑자기 모든 사람들이 토벤버거와 같은 질문을 던지게 되었다. '왜 던컨은 미리 언론에 알려야 했을까? 토벤버거가 더 안전한 바이러스 유전 물질 표본을 찾아냈는데, 던컨이 광부들의 시체에서 살아 있는 독감 바이러스를 풀어 놓을 수도 있는 위험을 반드시 무릅써야 하는 것일까?

하지만 커스티 던컨은 자신의 프로젝트가 여전히 의미있다고 확신 했다. 토벤버거의 허파 조직은 거의 80년 동안 포름알데히드에 절어 있었는데 그동안 바이러스 유전자에 무슨 일이 일어났는지 누가 알 수 있단 말인가? 게다가 토벤버거가 1918년 독감 바이러스의 완전한 유전자 서열을 규명할 만큼 바이러스의 유전 물질을 충분히 가지고 있는지조차 명확하지 않았다. 던컨의 조사팀은 그들의 홈페이지에 토벤버거의 논문에 대해 이렇게 평가했다. "1997년 3월에 발표된 연구 결과는 토벤버거가 바이러스 유전자의 부분적인 염기 서열만을 밝혀 냈을 뿐임을 보여 주었다."

질병 통제 센터의 독감 분과 과장인 낸시 콕스는 던컨과 토벤버거 가 만나야 할 때가 되었다고 판단했다. 그녀는 던컨에게 과학적인 조 언을 해 주기로 동의했고 토벤버거와는 독감의 분자생물학에 관하여 논의하기로 했기 때문에 중간자적인 입장이었다. 토벤버거와 던컨은 직접 만난 적이 없었다. 어쩌면 이 두 사람이 한자리에 앉아 각자의 프로젝트에 대해 토론하다 보면 앞으로 어떤 식으로 일을 진행해 나 가면 좋을 것인지에 대하여 합의를 도출할 수 있을 것이었다.

만남은 1997년 4월에 이루어졌다. 토벤버거의 논문이 발표되고 겨 우 2달 뒤였다. 두 명의 젊은 과학자들은 서로에게 공통점이 아주 많 다는 것을 발견했다. 둘 다 음악을 사랑했다. 던컨은 피아노, 바이올 린, 백파이프를 연주했다. 토벤버거는 자신이 작곡한 음악의 테이프 를 그녀에게 보내 주기로 약속했다. 둘 다 세상을 놀라게 한 프로젝트를 시작할 때 독감 전문가들에게는 알려지지 않은 존재들이었다. 둘 다 앨프리드 크로스비의 책을 탐독했고 1918년 독감이 가져온 엄청난 재앙에 대한 크로스비의 묘사에서 영감을 얻었다.

앞으로 던컨이 프로젝트를 어떻게 해야 할 것인지에 대한 결정은 그리 어렵지 않게 나왔다. 토벤버거의 연구에 대한 비판 가운데 하나가, 그도 순순히 인정하다시피, 그에게는 오직 하나의 표본밖에 없다는 것이었다. 어쩌면 그가 1918년 독감 바이러스라고 생각하는 바이러스는 그 치명적인 바이러스가 젊은 군인을 죽였을 때 우연히 옆에 있었을 뿐인 죄 없고 해 없는 것일 수도 있었다. 그러므로 그러한 의문을 잠재우려면 다른 독감 희생자의 표본이 더 있어야 했다. 던컨의 조사는 바로 그런 독감 표본을 제공할 수 있었다.

던컨은 프로젝트를 계속하고 그동안 토벤버거는 자신의 연구를 독자적으로 진행하여 바이러스 유전자의 염기 서열을 규명하는 일을 계속하기로 했다. 또한 토벤버거는 던컨 조사팀의 일원이 되어 실험실에서 완벽하게 갈고닦은 분자생물학 기술을 이용해 노르웨이 광부들의 허파 조직에서 바이러스를 낚아 올리기로 했다. "서로가 각자의 프로젝트를 계속해야 한다고 느꼈고 하나 이상의 표본을 찾아내는 것이 유용하리라는 데에 동의했다."라고 토벤버거는 말했다.

한 달 후, 콕스와 질병 통제 센터의 다른 사람들은 애매한 설명만을 남기고 던컨의 프로젝트에서 빠졌다. 토벤버거의 프로젝트가 진행 중이니 스피츠베르겐 조사는 더 이상 과학적으로 긴급한 사안이 아니며 질병 통제 센터에 다른 할 일도 많은 데다 자원도 한정되어 있다는 것이었다. "우리는 프로젝트가 너무 많아서 참여할 여력이 없다."라고 콕스는 말했다.

토벤버거는 여전히 공식적으로 팀의 일원이었다. 하지만 연구를 계속하는 동안 던컨과 연락을 취하지는 않았다. 토벤버거의 독감 바이러스 연구는 좌절을 거듭했다. 토벤버거는 본 이등병의 표본에 있는 바이러스 유전자 몇 개만 가지고 단편적인 것 이상의 염기 서열을 알아낼 수 있을지 걱정되기 시작했다.

"유전 물질이 너무 적었다. 상황은 최악이었다."라고 토벤버거는 말했다. 그는 본 이등병의 허파 조직으로는 충분하지 않으리라는 것을 깨닫고 보관소로 돌아가서 독감 바이러스의 흔적이 남아 있을 만한 35개의 표본을 더 조사했다. 가능성이 있는 표본이 하나 있었다. 뉴욕 주 업튼 기지에서 사망한 30세의 제임스 다운스 이등병의 시신에서 떼어 낸 허파 조직이었다. 사우스캐롤라이나 주에서 본 이등병이 사망하기 바로 2시간 전에 세상을 떠난 다운스 이등병은 1918년 9월 23일에 기지 병원에 입원했고 9월 26일 오전 4시 30분에 사망했다. 검시 보고서에 따르면 그의 허파는 체액이 차서 무거웠으며 "피거품"이 뿜어져 나왔다고 했다.

바이러스가 들어 있을 가능성이 큰 다운스 이등병의 허파 조직을 발견한 것에 고무된 토벤버거는 잠시 연구를 중단하고 2주간의 육아 휴가를 떠났다. 그의 아내가 둘째 아이를 낳았던 것이다. 휴가를 마치고 돌아와 다운스 이등병의 조직을 가지고 작업할 작정이었다. 그동안 토벤버거의 연구실 우편함 속에는 읽지 않은 우편물이 수북이 쌓였다.

그 편지는 6월 말 연구실로 다시 돌아온 토벤버거를 기다리고 있었다. 봉투에는 샌프란시스코의 소인이 찍혀 있었고 안에는 1918년 독감에 대한 앨프리드 크로스비의 책 몇 페이지를 복사한 서류와 이력서, 그리고 편지가 들어 있었다. 토벤버거가 한번도 들어 본 적이 없는 일흔두 살의 은퇴한 병리학자 요한 훌틴 박사라는 사람의 편지였다.

훌틴은 대단히 조심스럽게 1951년에 알래스카에 가서 브레비그라는 조그만 마을의 공동묘지에 묻힌 독감 희생자들의 냉동 시체들을 발굴한 적이 있다고 말했다. 훌틴은 여전히 알래스카에 아는 사람들이 있고 만일 토벤버거가 관심이 있다면 브레비그로 다시 돌아가 그곳 무덤 속에 여전히 얼어붙은 채로 묻혀 있을 독감 희생자들의 시체에서 허파 조직 표본을 가져올 수 있노라고 이야기했다. 훌틴의 편지에는 조심스러움이 가득했다. "우리가 자신을 미치광이라고 생각할까봐 대단히 걱정하고 있었다."라고 토벤버거는 말했다.

흥분으로 정신이 하나도 없었지만 토벤버거는 똑같이 신중한 방식으로 대응했다. 그는 훌틴에게 편지를 썼다. 그런 다음, 두 사람은 전화 통화를 주고받기 시작했다. 그들은 커스티 던컨이 이끌고 있는 조사와는 전혀 다른 조사 계획을 신중하게 짜 나갔다. 그것은 대단히 조심스러운 계획으로 비용은 훌틴이 전액 부담하고 사전에 언론에 발표하지 않을 것이며 훌틴이 독감 희생자들의 냉동 허파 조직을 가져오는 데 실패한다면 앞으로도 영원히 언론에 알리지 않을 프로젝트였다. 훌틴은 1951년에 알래스카 조사에서 돌아왔을 때의 불쾌한 기억을 토벤버거에게 말했다. 《라이프》의 기자가 비행장에서 기다리고 있었던 것이다. 지금은 언론이 더욱 탐욕스럽고 시끄러워졌기 때문에 훌틴은 고립된 에스키모 마을인 브레비그로의 여행을 둘러싸고 벌어질 광적인 소동을 생각하면 소름이 끼쳤다. 훌틴은 기자를 부르거나 언론에 보도 자료를 돌려서는 안 된다는 점을 분명히 했다. 1918년 독감 희생자들의 공동 묘지를 다시 발굴하기 위해 마을 지도자들의 허가를 구할 것이며 만일 허가가 떨어진다면 혼자서 시체를 파낼 것이라고 훌틴은 토벤버거에게 말했다. 그리고 허파 조직을 떼어 내는 데 성공하면 미국군 병리학 연구소에 표본을 선물로 주겠다고 했다.

스피츠베르겐 조사와는 극과 극을 이루었다. 던컨은 전 세계에 자신이 하고 있는 일을 알렸다. 일의 진행 속도가 너무나 느려서 심지어 그때까지도 광부들의 시체를 발굴조차 못하고 있었음에도 불구하고 최대한 안전하게 작업할 수 있는 방법을 찾기 위한 노력을 아끼지 않았다. 그녀의 프로젝트는 돈이 많이 들었고 전 세계가 지켜보는 앞에서 신중에 신중을 기해 진행되고 있었다. 그녀의 조사팀은 계획을 짜고 허가를 구하고 온갖 자질구레한 분야의 전문가들로 구성된 다국적 팀을 구성하는 일로 몇 달이고 몇 년이고 시간을 보냈다.

하지만 토벤버거는 독감 희생자들의 냉동 시체를 찾아내는 일에 있어서 훌틴이 지구상의 어느 누구보다 많은 경험을 가지고 있음을 즉시 깨달았다. 결국 훌틴은 냉동 시체를 찾아내는 데 성공한 유일한 사람이었다. 문제는 브레비그 영구 동토에 묻힌 시체들의 허파에서 바이러스가 부활할 가능성이었다. 그런 일을 무릅쓰면서 바이러스를 배양하는 데에 노력을 기울일 가치가 있는지 의심스러웠다. 하지만 토벤버거는 곧 그것은 기우에 불과하다고 판단했다.

"독감 바이러스는 대단히 약한 바이러스다. 실온에서 한 시간만 놓아두어도 죽어 버린다. 살아 있는 바이러스가 존재할 가능성은 말 그대로 0이었다."라고 토벤버거는 말했다. 하지만 이러한 시도에는 대단히 정교한 예방 조치가 뒤따라야 했다. 생물학적 위험 물질을 다루는 실험실에서 가장 치명적인 유형의 살아 있는 바이러스를 다루는 연구원들은 우주복과 같은 보호복을 착용했다. 하지만 뭐하러 그렇게 골치 아픈 상황을 자초해야 한단 말인가? "나는 '냉동 생체 조직을 떼어 내 보존액에 넣으세요. 그럼 우리가 바이러스 RNA를 찾아보겠습니다.'라고 그에게 말했다." 그렇게 하면 바이러스 유전자는 보존되겠지만 바이러스 자체는 살아 있지 못할 것이었다.

훌틴은 뛸 듯이 기뻐했다. 1951년 알래스카를 처음 방문한 이후로 그는 다시 돌아갈 날을 내내 꿈꾸어 왔다. 세월이 흐르면서 병리학자로서 성공적인 경력을 쌓아 나가는 동안, 훌틴은 분자생물학 분야의 혁명적인 발견들을 조심스럽게 추적했다. 브레비그에 대해 언급할 적절한 순간과 적절한 대상을 기다리면서 말이다. "조금씩, 조금씩 나는 분자 유전학에 빠져 들기 시작했다. 1980년대에 이르자 언젠가 또 한번의 기회가 오리라는 것을 알았다."라고 훌틴은 말했다. 그는 PCR, 즉 중합 효소 연쇄 반응이라는 새로운 기법에 관한 어떤 논문을 보았다. 분자생물학자들이 극히 미량의 유전 물질을 분석할 수 있게 해 줄 기법이었다. 이 기법이라면 바이러스가 살아 있든 아니든, 전체 덩어리든 아니든, 바이러스가 존재하기만 한다면 브레비그에 묻힌 냉동 시체의 조직에서 독감 바이러스를 잡아낼 수도 있으리라는 것을 훌틴은 깨달았다. "나는 PCR에 대한 논문을 읽었고, '야, 이거 대단한데.'라고 생각했다. 드디어 때가 오고 있었다. 계속 주의를 늦추지 말자고 생각했다."라고 훌틴은 말했다.

1997년 3월, 《사이언스》에 실린 토벤버거의 논문을 읽었을 때 훌틴은 때가 왔음을 알았다. 그는 토벤버거가 긍정적인 답변을 하기 쉽도록 만사를 신중하게 준비했다. 자기가 토벤버거라도 일흔두 살의 늙은 병리학자가 그렇게 대단한 일에 성공한 적이 있다는 사실에 의심을 품을 게 틀림없었기 때문이었다. 훌틴은 그냥 자기 혼자 브레비그로 가서 토벤버거에게 허파 조직을 가져다주겠다고 제안했다. 토벤버거가 바이러스가 살고 있는 조직을 파내 재앙과 같은 전염병을 풀어놓았다는 비난을 받을 걱정을 할 수도 있었기 때문에 그런 걱정을 붙들어 매기 위해서였다. 훌틴은 그런 일이 일어날 리가 없다는 것을 확신했다. "나는 바이러스가 죽었다는 것을 알고 있었기 때문에 그런 것은 신경도 쓰지 않았다." 하지만 훌틴은 토벤버거가 법적이거나 행정적인 곤경에 빠지지 않도록 모든 위험 부담을 자신이 지고 싶었다.

"내가 조직 표본을 배달해 준다는 것만 제외하면 그와 나 사이에는 아무런 관련도 없을 것이었다. 나는 그 일을 너무 간절히 원했기 때문에 모든 장애물을 제거하고 싶었다. 이 기회를 놓치고 싶지 않았다."라고 훌틴은 말했다.

훌틴은 계획을 다시 점검해 보았다. 우선 그는 자비로 알래스카로 날아갈 것이다. 따라서 기금을 신청할 필요가 없었다. 만약 정부나 기업에 연구비를 요청하게 되면 그들은 훌틴이 살아 있는 바이러스를 찾아냈을 때에 자신들이 지게 될 잠재적인 책임을 걱정하여 훌틴의 앞길을 봉쇄해 버릴지도 몰랐다.

훌틴은 토벤버거 이외의 어느 누구에게도 말하지 않을 작정이었다. 따라서 브레비그 주민들에게 말도 꺼내기 전에 길고 지루한 공개적 논쟁에 휘말릴 일도 없었다. 그는 브레비그에 대한 자신의 지식과 설득력을 사용해 오래된 무덤을 다시 파내도 좋다는 허락을 얻어 낼 자신이 있었다.

여행 계획을 세우면 세울수록 훌틴은 그 일을 혼자서 해낼 수 있음을 더욱 확신하게 되었다. "나는 토벤버거를 제외한 다른 누구에게도 질문을 하지 않았다. 그리고 내가 토벤버거에게 던진 유일한 질문은 '자네가 내 표본을 받아 주겠나?' 였다."

"빨리 해치우고 싶었다."라고 훌틴은 말했다. "관료들이 결정을 내리기를 기다리는 동안 독감이 다시 돌아올 수도 있었다."

토벤버거는 던컨이라는 여성이 노르웨이 광부들의 무덤을 발굴하는 프로젝트를 진행하고 있다고 훌틴에게 말했다. 그 발굴 계획은 벌써 4년째 진행 중이었다. 지질 시험 결과에 따라 발굴 작업은 1998년 가을로 예정되어 있었다. 도무지 서두르는 기미라고는 없는 과학자들에게 익숙한 토벤버거는 훌틴에게 언제 알래스카로 갈 수 있는지 물어보았다. 그는 훌틴이 여행 계획을 세우려면 몇 달, 어쩌면 그보다 더 오래 걸릴 거라고 예상했다. 하지만 훌틴의 대답을 듣고 깜짝 놀랐다.

"이번 주에는 곤란하고 아마 다음 주에는 떠날 수 있을 것 같네. 여행사에 전화해서 비행기 표를 예약하겠네."라고 훌틴은 대답했다.

토벤버거는 훌틴의 대답에 너무 놀란 나머지 왜 이번 주에는 곤란한지 물어볼 생각도 하지 못했고 훌틴도 자진해서 알려주지 않았다. 이유는, 훌틴이 요세미티 국립 공원과 타호 호수 사이의 시에라네바다에 있는 자기 소유의 땅에 14세기 양식의 약 40평짜리 노르웨이 오두막을 짓고 있었기 때문이었다. 29년간의 작업 끝에 세밀한 목조 세공과 화려한 외관을 자랑하는 붉은 삼나무 가옥이 거의 완성 단계에 있었다. "오두막에 손을 볼 곳이 남아 있어서 그 주에는 출발할 수 없었다. 하지만 제프리에게는 말하고 싶지 않았다. 정신병자와 상대하는 걸로 여길지도 몰랐기 때문이었다."라고 훌틴은 말했다.

그 다음 주 훌틴은 알래스카로 떠났다. 그는 브레비그 주민들에게 자신의 방문 이유를 미리 알리지 않았다. 그는 혼자 여행했고 일단 브레비그에 도착하면 주민들에게 자신의 임무를 설명할 생각이었다.

"대단히 민감한 문제를 에스키모들과 전화로 이야기하는 것은 불가능하다."라고 훌틴은 말했다. "조상의 무덤을 파내는 문제라면 누구라도 전화로 이야기하는 것은 불가능하다. 아주 조용히 찾아가서 신중하게 그 문제를 이야기해야 한다."

브레비그로 날아가기 전에 훌틴은 브레비그의 서기에게 딱 한 통 전화를 걸었다. 그는 브레비그의 주민 240명을 대신해 우편물을 처리하고 전화를 받아 주는 사람이었다. 훌틴은 두 가지를 질문했다. 하나는, 그동안 공동 묘지를 판 사람이 있었는지였고, 다른 하나는 그가 어디서 묵을 수 있는가였다.

서기는 46년 전 훌틴이 다녀간 이후로 아무도 무덤을 건드리지 않았다고 말했다. 또한 학교 사택에 매트리스가 4개 있으며 부엌이 있어서 음식을 만들어 먹을 수 있다고 대답했다. 숙소는 난방이 되었다. 훌틴이 찾아가는 시기는 8월이었지만 난방은 꼭 필요했다. 매트리스 2개는 마을에 위성 접시 안테나를 설치하러 온 두 남자가 이미 차지했다고 했다. 하지만 여전히 2개가 남아 있었고 하나는 훌틴을 위해, 나머지는 다른 방문객에게 제공할 수 있을 것이었다.

브레비그에 도착했을 때 훌틴은 1951년 당시의 모습과 너무나 달라진 브레비그의 모습에 비애를 느꼈다. 당시 마을 사람들은 자급 자족적인 삶을 영위했다. 그때는 여전히 많은 주민들이 아버지에게서 아들에게로 수 세대에 걸쳐 전해져 내려온 전통적인 사냥 기술을 사용하여 살았다. 하지만 1997년에는 모든 전통은 사라지고 복지 정책에 대한 의존만이 남아 있었다. 차가운 회색 바다에 면한 마을은 여전히 고립되어 있지만 이제 자긍심보다는 무력감이 감도는 장소가 되어 있었다.

"아주 비극적이었다. 그들은 존재했다. 그들은 많은 아이들을 낳아서 키웠다. 그리고 정부가 생활비를 지급했다."라고 훌틴은 말했다. 어느 집이나 아이들이 많은 대가족이었다. 부분적으로는 석유 회사에서 그들의 땅을 사용하는 대가로 신생아와 아이들까지 포함해서 모든 주민들에게 매년 돈을 지불하기 때문이었다. 1996년 기준으로 1인당 1800달러였다. 하지만 그곳에는 할 일이 아무것도 없었다.

정부의 생활 보호 지원과 석유 회사의 보상금 덕분에 주민들은 스노모빌과 사륜 구동 오토바이를 살 수 있었다. "집집마다 이런 것들이 몇 대씩 있었다. 나는 개 썰매 옆에 스노모빌이 서 있는 사진을 가지고 있다."라고 훌틴은 말했다. 대부분의 개 썰매는 오래되고 단순했던 생활 방식의 유물처럼 녹이 슬어 가고 있었다.

하지만 훌틴은 주민들 앞에서 과거에 대한 탄식을 드러내지 않았다. 대신에 1918년 11월에 독감에 걸려 사망한 72명의 주민들이 묻혀 있는 공동 무덤에서 시신을 발굴하기 위해 허가를 얻는 작업에 착수했다. 먼저 그는 마을 루더란 교회의 브라이언 크로켓 선교사를 찾아 갔다. 크로켓 목사와 목사 부인이자 브레비그의 학교 교사인 진저는 훌틴에게 리타 올라나를 소개해 주었다. 리타는 모계 사회인 브레비그에서 가장 큰 가문의 여성 가장이었고 마을 장로회의 일원이었다.

"이전 방문 때 찍은 사진들과 당시 선교사였던 오티스에게서 받은 편지의 사본을 그녀에게 보여 주었다."라고 훌틴은 말했다. "그녀는 오티스 목사가 언급한 이름 중에서 그녀의 이모와 이모부의 이름을 발견했다. 그녀는 그 이름을 보고 너무나 기뻐했다. 1918년에 사망하여 그 무덤에 묻힌 사람들 중에는 그녀의 친척들도 있었다."

천천히 그리고 신중하게 훌틴은 자신이 방문한 이유를 설명하기 시작했다. "1918년 11월에 끔찍한 비극이 일어났으며 내가 여기 온 것은 두 번째로 그 무덤을 파기 위한 허락을 구하기 위해서라고 말했다. 이제는 과학이 더욱 발달하여 죽은 독감 바이러스를 분석하여 백신을 만들 수도 있고 모든 사람들이 그 백신을 접종하여 면역이 생기면 다시는 그런 비극이 일어나지 않을 거라고 이야기하였다."

올라나는 훌틴을 이해하며 그를 지지한다고 말했다. 크로켓 목사 또한 그를 지지했다. 따라서 올라나는 허락 여부를 논의하기 위해 장로 회의를 소집했다.

"회의는 오후 일찍 시작되었다. 나는 마을 장로들 앞에서 올라나 부인에게 했던 이야기를 되풀이했다."라고 훌틴은 회상했다. 장로 회의에서는 발굴을 허락해 주었다. 그리고 놀랍게도 마을의 원로들 중에 한 명이 도움이 필요한지 물어 왔다. 훌틴이 46년 전에 브레비그에 왔을 때에는 아무도 도움을 제의하지 않았다. 훌틴은 감사한 마음으로 도움이 필요하다고 대답했고 젊은 청년 네 명이 그를 돕게 되었다.

한 시간 뒤, 1997년 8월 19일, 훌틴은 무덤가에서 이끼를 제거하고 땅을 깨기 시작했다. 그런 다음 젊은 남자들이 가로세로 1피트의 정사각형으로 땅을 긁어냈다.

훌틴과 조수들은 처음 2피트(약 60센티미터) 깊이까지는 비교적 쉽게 파고 들어갔다. 영구 동토층에 닿자 그들은 구덩이를 가로 8.5미터, 세로 1.8미터로 넓혔다. 이번에는 훨씬 더 쉬웠다. "이제 우리에게는 강인한 조수와 곡괭이, 그리고 삽이 있었다. 특히 조수들의 근육에 의존했다. 그들은 영구 동토를 파는 데 익숙한 사람들이었다."

라고 훌틴은 말했다. 훌틴이 묘사한 대로 그들은 "깨고 퍼내고, 깨고 퍼내고" 하는 기술에 완벽하게 숙달해 있었다.

사흘째 되는 날의 오후, 발굴 팀은 첫 번째 시신을 발견했다. 해골이었다. 부드러운 조직은 전혀 남아 있지 않았다. 훌틴은 너무 걱정하지 말자고 마음을 다잡았다. 이곳은 1951년에 그가 한 번 팠던 무덤이었다. 46년 동안 시체들이 부패한 것은 자연스러운 일이었다.

남자들은 살아 있는 바이러스와 접할 가능성에 대비한 예방 조치가 전혀 없이 작업을 했다. 훌틴은 염려하지 않았다. "바이러스가 46년 전에 죽어 있었으니 지금은 훨씬 더 많이 죽어 있을 거라고 그들에게 말했다." 훌틴은 장갑을 끼었지만 그것은 흙 묻은 손으로 카메라를 들지 않기 위해서였을 따름이었다. 그와 조수들은 아무 걱정이 없이 무덤을 파 들어갔다. 그들은 무덤 속에서 썩어 가는 시체들의 악취는 무시했다. "나는 그 젊은이들이 무덤에서 나는 악취를 잘 견디는 것을 보고 놀랐다. 나야 늙은 병리학자이고 그런 것에 익숙한 사람이었다."라고 훌틴은 말했다. 다음 날, 행운이 찾아왔다.

훌틴이 그것을 발견한 것은 날이 저물어 가는 늦은 오후경이었다. 7피트(약 2미터) 깊이의 구덩이 속에 30세가량으로 보이는 여성의 시체가 있었다. 그 시체의 양 옆에는 뼈만 남아 있거나 심하게 부패한 시체들이 있었다. 여인의 시체는 부패하는 중이긴 했지만 형태가 대체로 온전했고 허파는 여전히 꽁꽁 얼어붙은 채로 잘 보존되어 있었다. 훌틴은 경이로움에 사로잡혔다. 왜일까? 왜 그녀는 부패해서 해골만 남지 않은 것일까?

"나는 들통을 엎고 앉아서 그녀를 찬찬히 들여다보았다. 문득 이유를 깨달았다. 그녀는 비만이었다. 피하 지방과 내장 사이의 지방층이 두꺼워서 영구 동토의 일시적인 해빙에 단열재로 작용했던 것이다." 라고 훌틴은 설명했다. "그녀 양옆의 시체들은 뚱뚱하지 않았고 부패해 있었다. 나는 들통 위에 앉아서 보존 상태가 좋은 이 여성을 응시했다. 나는 이 시체에 바이러스가 존재할 것이며 1918년 독감의 미스터리에 빛을 비추리라는 것을 알았다. 나는 그녀에게 루시라는 이름을 붙여 주었다. 도널드 요한슨이 1974년에 에티오피아에서 인류 진화에 빛을 비춰 줄 유골을 발견하고 그녀에게 루시*라는 이름을 붙였다. 나 또한 루시를 생각했다. 루시(Lucy)는 lux, 라틴 어로 빛이라는 뜻이다. 그녀는 토벤버거가 이 유행병에 빛을 비추도록 도울 것이었다."

훌틴은 조심스럽게 여성의 양쪽 허파를 떼어 내 도마에 올려놓고는 여전히 얼어 있는 상태에서 부검용 칼로 썰었다. 그런 다음에 허파 조직을 토벤버거가 준 보존 용액에 담갔다. 바이러스가 분해되는 것을 방지할 용액이었다. 또한 비록 바이러스의 부스러기조차 남아 있으리라 기대하지는 않았지만 루시 근처의 심하게 부패한 다른 시체 세 구에서도 허파 조직을 떼어 냈다.

훌틴은 허파 조직을 차게 보관해야 한다는 것을 알고 있었지만 이 시료들을 그가 묵고 있는 학교 사택의 냉장고에 넣을 수는 없다고 생각했다. 그리하여 무덤 속에서 영구 동토 쪽으로 구멍을 팠다. 그곳이 그의 냉장고가 되었다. 훌틴은 약 2피트(약 60센티미터) 깊이의 구멍 속에 시료 용기를 넣고 구멍을 판자로 덮어놓았다. 다음 날 일을 시작한 지 닷새 후에, 훌틴과 그의 조수들은 무덤을 덮기 시작했다.

훌틴은 더 이상 시체를 찾지 않기로 결정했다. "우리는 일곱 구의 유골을 찾아냈고 그중 세 구는 심하게 부패되어 있었다. 다행히 한

구는 지방층이 단열재로 작용했기 때문에 보존 상태가 양호했다. 그런 식으로 누군가의 시체를 찾아낼 가능성은 아주 낮을 것이었다. 어쨌거나 나는 양호하게 보존된(눈으로 보아도 알 수 있었다.) 허파 조직을 손에 넣었다." 만일 이 허파 조직에 바이러스가 없다면? 그렇다면 다시 돌아갈 것이라고 훌틴은 말했다. 하지만 그때에는 기대 이상의 성공을 거두었다고 생각했다.

"내게 그 기회가 주어진 것은 대단히 영광스러운 일이었다. 그리고 토벤버거가 그의 연구를 했고 내가 여전히 그곳에 혼자 힘으로 갈 수 있었다는 것은 행운이었다."라고 훌틴은 말했다.

무덤 위에 흙과 이끼를 덮고 나서 훌틴은 한 가지 더 하고 싶은 일이 있었다. 그가 1951년에 무덤에 찾아왔을 때에는 무덤 양 쪽에 커다란 나무 십자가 두 개가 꽂혀 있었다. 하지만 1997년에는 십자가들이 사라지고 없었다. 나무가 썩었기 때문이었다. "마을 장로들과 다시 만났을 때 나는 '여러분이 허락하신다면 새 나무 십자가 두 개를 드린 후에 떠나겠습니다.'라고 말했다. 나는 목공실에 들어가도 좋다는 학교의 허가를 받아 하루 저녁에 두 개의 십자가를 만들었다."

십자가가 완성되자 훌틴은 집으로 향했다. 그는 여행 및 숙박비용과 4명의 조수에게 지불한 900달러를 포함해서 총 3200달러를 썼다.

토벤버거는 5달러어치의 보존액을 기부했다. 포름알데히드와 에탄올, 그리고 구아니딘의 혼합액이었다.

한편 워싱턴에서는 토벤버거가 훌틴의 연락을 초조하게 기다리고 있었다. 그는 프로젝트가 진행되는 속도로 인하여 여전히 정신이 하나도 없었다.

매일 밤 훌틴은 팩스를 보내 왔다. 학교 사택의 매트리스에서 자기로 했음. 지역 주민에게서 연어를 2달러에 샀기 때문에 먹을 것은 해결되었음. 허락 받았음. 무덤을 열었음. 해골을 찾았음. 루시를 찾았음.

모든 것이 너무나 빠르게 진행되었다. "간단히 말해 그는 시간을 전혀 낭비하지 않았다."라고 토벤버거는 말했다. 커스티 던컨의 조사팀과는 너무나 대조적이었다. 던컨의 조사팀은 경험이 가장 많은 무덤 파는 일꾼들을 수소문해서 스카우트하는 데에만 6개월을 소비했다. "훌틴은 곡괭이 하나만 들고 그곳에 갔다. 그는 사흘 동안 얼어붙은 땅을 팠다. 이 남자는 믿기 어려운 사람이었다. 그저 환상적이었다."라고 토벤버거는 말했다.

훌틴은 표본을 단열 냉동 용기 속에 넣어 샌프란시스코로 가지고 돌아왔다. 그는 표본을 토벤버거에게 보낼 일이 걱정이었다. 만에 하나라도 배송 중에 유실되면 다시 복구할 수 있는 물건이 아니었다. 유일한 방법은 표본을 나누어 4개의 소포로 따로 보내는 것이었다. 그는 샌프란시스코에서 특급 우편인 페더럴 익스프레스를 이용하여 소포 하나를 보냈다. 다음 날에는 유나이티드 파슬 서비스를 이용해 또 하나를 보냈다. 셋째 날에는 미국 우체국의 속달 서비스를 이용해 세 번째 소포를 보냈다. 넷째 날에는 다시 페더럴 익스프레스를 이용해 또 하나의 소포를 보냈다. 이번에는 샌프란시스코와 스톡턴 사이의 트레이시라는 마을에서 보냈다. 마침 그가 차를 몰고 지나가던 마을이었다. 네 개의 소포는 모두 토벤버거의 연구실에 무사히 도착했다.

훌틴은 프로젝트에서 자신이 맡은 역할을 거의 마쳤다. 남은 것은 독감 희생자들을 기념하는 일이었다. "나는 놈 시의 수어드 반도 루더란 선교회 사무실을 찾아가 그곳의 서기에게 독감 희생자 72명의 이름의 철자와 나이를 정정하고 그들의 이름과 나이를 빠짐없이 문서로 기록하게 했다." 그리고 두 개의 청동 이름판을 제작하여 1998년 9월에 만든 더 큰 나무 십자가와 함께 무덤에 놓았다.

한편 토벤버거는 소중한 소포들을 조심스럽게 개봉했다. 앤 레이드는 실험을 시작했다. 일주일 안에 결과가 나왔다. 훌틴이 루시라고 이름 붙인 여인의 허파 조직에서 독감 바이러스의 유전자 파편이 존재한다는 첫 번째 증거를 얻어 낸 것이다. 훌틴이 예상했던 대로 심하게 부패한 다른 독감 희생자들의 조직에는 바이러스의 유전자 파편이 남아 있지 않았다.

토벤버거는 훌틴에게 전화해 좋은 소식을 전했다. 그리고 언론에 어떻게 공개할 것인지, 또는 언론 공개가 애초에 가능한지에 대해 훌틴에게 물었다.

"우리는 그와 모든 것을 상의하고 싶었다. 우리가 아주 신중하게 그 문제를 다루려고 한다는 점을 알려주고 싶었다. 브레비그 주민들에게도 돌아가는 상황을 계속 알릴 수 있기를 원했다. 훌틴이 모든 연락을 맡을 것이었다." 토벤버거는 훌틴을 통해 마을 사람들에게 앞으로 어떻게 하는 것이 좋을지를 물었다. "우리는 그들에게 물었다. 어떻게 했으면 좋겠습니까? 언론에 발표하기를 원하십니까? 논문을 쓸 때까지 기다리시겠습니까? 그 사이에 뭔가를 할까요?" 만일 언론에 발표하면 세계 언론이 마을을 포위하고 주민들의 얼굴에 마이크를 들이댈 수도 있다고 말해 주었다. "어쩌면 불쾌할 수도 있을 겁니다."라고 훌틴은 경고했다.

9월부터 1월까지 브레비그 주민들은 어떻게 할 것인지 고민했다. 훌틴은 전화와 편지, 팩스로 그들의 결정을 기다리고 있음을 계속 알렸다. 그동안 커스티 던컨은 노르웨이 광부들의 무덤을 발굴하기 위한 프로젝트를 계속 진행했다.

던컨은 홀틴이 알래스카로 가서 독감 희생자의 냉동된 허파 조직을 가져온 사실을 까맣게 모르고 있었다. 토벤버거는 그녀에게 말하는 것을 망설였다. 브레비그 주민들이 결정을 내릴 때까지 침묵을 지켜야 한다고 생각했기 때문이었다. 던컨이 아는 것은, 토벤버거가 병리학 보관소에서 나온 조직 표본 한 개를 가지고 바이러스 유전자 조각의 염기 서열을 규명하기 시작했다는 정도였다. 하지만 토벤버거와 레이드는 그보다 훨씬 더 많은 자료를 얻어 놓았다. 그들의 연구는 이제 빠른 진척을 보였다. 그들은 보관소에서 찾아낸 두 번째 표본, 제임스 다운스 이등병의 허파 조직에서 1918년 바이러스의 흔적을 찾아냈다. 또한 로스코 본의 허파, 제임스 다운스의 허파, 요한 홀틴이 발견한 에스키모 여인 루시의 허파 조직에서 찾아낸 바이러스 조각으로부터 헤마글루티닌 유전자의 염기 서열을 밝혀냈다. 하지만 이런 사실은 전혀 출판되지 않았다. 왜냐하면 토벤버거는 과학계의 규칙에 따라 게임을 하고 있었기 때문이었다. 학술 잡지에 논문을 보내 검토를 거치고 출판이 결정되어 마침내 출판되어 나올 때까지는 결과를 발표하지 않는다는 규칙이었다.

토벤버거의 연구가 진행되는 상황을 까맣게 모르고 있던 던컨의 조사팀은 세상에서 가장 치명적인 독감 바이러스를 풀어놓지 않기 위해서 가능한 모든 방법을 동원해 까다로운 절차를 밟아 나갔다. 예를 들면 르윈은 냉동 시체에서 조직을 떼어 내기 위한 특별한 나사를 설계하는 작업에 매달렸다. 그것은 나무의 나이테를 조사할 때 나무의 심을 떼어 내는 방법에서 차용한 아이디어로 시체 속에 드릴을 박고

빈 관 속에 조직을 담는 방식이었다. 조사팀은 시체에 그냥 구멍을 뚫는 방법을 생각했지만 드릴 자체가 조직에 열을 가해 바이러스가 포함된 공기가 시체에서 방출될까 봐 두려웠다. 따라서 손을 사용해 내부 생체 조직을 아주 천천히 파 들어 가기로 결정했다. 그들은 기술을 완벽하게 숙달하기 위해 냉동 돼지를 대상으로 연습을 했다.

1997년 10월, 던컨의 조사팀은 지반 조사 레이더를 사용해 스피츠베르겐 무덤에 대한 첫 번째 조사를 시작했다. 레이더에서 발사된 전파는 롱이어비엔의 무덤 속으로 침투해 들어가 지층과 관에 반사될 것이었다. 반사된 전파가 만들어 내는 상은 시체나 관을 보여 주지는 않는다. 대신에 땅에 묻힌 시체나 관, 심지어 짐승 때문에 지층이 균일하지 못한 구역을 보여 준다. 이 기술을 통해 상을 분석하면 영구 동토의 깊이와 광부들의 시체가 있는 위치를 개략적으로 알아낼 수 있으며 광부들의 시체가 영구 동토 안에 있는지, 아니면 영구 동토 위쪽, 계절의 변화에 따라 해빙과 결빙을 반복하는 '활동층'에 있는지 알아낼 수 있다.

"시체가 2, 3미터 깊이에 묻혀 있다면 얼어 있는 상태로 있으리라 확신할 수 있고 바이러스를 추출해 얻어 낼 수 있는 정보도 아주 많을 것이다."라고 르윈은 당시에 말했다. 레이더 연구는 조사팀이 다음 해에 스피츠베르겐으로 다시 돌아올 것인지, 아니면 프로젝트를 포기할 것인지 결정해 줄 것이었다.

시체가 얼어 있을 경우에 대비, 과학자들은 역사상 가장 치명적인 바이러스 중에 하나가 풀려나올 가능성으로부터 자신들과 인류를 보호하기 위한 계획을 세웠다. "우리는 우주복을 착용할 것이고 표본을 완전 밀폐 용기 속에 넣어서 발굴 과정 동안 바이러스가 외부로 유출

될 가능성을 완전히 차단할 것"이라고 르윈은 말했다.

"아주, 아주 커다란 위험이 있다. 시체가 냉동된 상태에서는 (바이러스가) 여전히 살아 있을 가능성이 존재하며 (감염의) 위험이 있다. 우리가 이 시체들과, 시체에서 얻을 표본을 다룰 때 극도로 조심해야 하는 것은 그 때문이다."라고 르윈은 설명했다.

지반 조사 레이더 조사는 예정대로 진행되었다. 조사는 센서스 앤드 소프트웨어라는 캐나다 업체가 맡았다. 그들은 미국과 캐나다, 영국, 인도 등에서 경찰을 도와 이름 없는 무덤의 시신을 찾는 일을 하였기 때문에 이런 조사에 능숙한 사람들이었다. 또한 이 회사의 기술은 그린란드의 얼음층 아래에 묻힌 실종 전투기를 찾아내는 일을 비롯하여 여러 고고학 프로젝트에도 이용된 바 있었다. 노르웨이 광부들의 무덤 위로 레이더 전파를 쏘아 얻은 상은 양호하다고 조사팀은 보고했다. "레이더는 약 2미터 깊이에 불연속층이 있음을 보여 주었다. 만일 불연속층이 광부들의 시체라면 그들은 영구 동토층 안에 있는 것이다."라고 던컨은 말했다.

던컨이 광부들의 무덤을 발굴해도 좋다는 허가를 받은 지 거의 2년이 지났다. 레이더 조사 결과가 나오자 지금까지 그녀의 시간과 에너지, 감정을 너무나 많이 잡아먹고 있었던 이 프로젝트는 실제로 추진해도 되는 일로 보이기 시작했다. 심지어 미국 정부까지 연구비 지원을 고려하고 있었다. 하지만 국립 보건원에서 연구비를 지원받으려면 먼저 몇 가지 질문에 답변을 해야 했고 그리하여 멤피스의 세인트쥬드 아동 병원의 독감 바이러스학자 로버트 웹스터 박사와 던컨은 1997년 12월 4일에 국립 보건원의 회의에 참석했다.

비록 9월 7일부로 던컨의 조사팀에서 탈퇴하기는 했지만 토벤버거도 그날 회의에 참석했다. 토벤버거는 탈퇴 의사를 팩스로 던컨에게 전달했다. 그는 던컨이 인터뷰를 하는 대가로 기자들에게 돈을 요구했다는 이야기를 들었기 때문에 프로젝트를 도울 수 없다고 그녀에게 설명했다. 던컨은 격렬하게 그 비난을 부인했다. 하지만 일단 그런 의문이 제기되었기 때문에 토벤버거는 선택의 여지가 없다고 느꼈다. 스피츠베르겐 조사팀과 인터뷰하는 대가로 언론에 돈을 요구하는 것은 "미국 정부 소속의 과학자인 자신으로서는 용납할 수 없는 일"이었다고 그는 말했다.

회의실에는 저명한 과학자들이 가득했다. 유명한 바이러스학자, 전염병학자, 호흡기 질환 전문가, 신생 질병 전문가 등등. 커스티 던컨과 로버트 웹스터, 제프리 토벤버거를 비롯한 참가자들의 면면은 다음과 같았다. 베일러 의과 대학의 미생물학자이며 독감 전문가인 로버트 카우치 박사, 질병 통제 센터 독감 분과 책임자 낸시 콕스 박사, 존스홉킨스 대학교의 공중위생 및 보건 학부 교수 도널드 A. 핸더슨 박사, 메릴랜드 주 프레더릭의 미국 육군 전염병 의학 연구소의 과학 고문 피터 B. 잘링 박사, 국립 알레르기 및 전염병 연구소의 전염병 전문가 윌리엄 조던 박사, 뉴욕 의과 대학의 독감 전문가 에드윈 킬번 박사, 질병 통제 센터의 바이러스성 질병 분과 책임자 브라이언 마히 박사, 국립 알레르기 및 전염병 연구소의 미생물학 및 전염병 분과 책임자 존 라몽타뉴 박사, 역시 국립 알레르기 및 전염병 연구소의 호흡기 질병 분과 책임자 파멜라 매키니스 박사, 미국군 병리학 연구소의 세포 병리학과 과장 티모시 오리리 박사, 토벤버거의 동료 앤 레이드, 오타와 전염병 예방청의 전염병학자 존 S. 스피카 박사 등이었다.

안건은 살벌했다. "생물 보안 고려 사항"에 대하여 로버트 웹스터가 10분. "노출된 사람들의 감염 방지"에 대하여 로버트 카우치가 15분. 기타, "섬 밖으로의 확산 방지" 및 "재앙 관리를 위한 연산 개발" 등에 대한 의안이 상정되어 있었다.

오후 시간이 지나가는 동안, 참가자들은 스피츠베르겐 프로젝트가 1918년 독감 바이러스에 대한 과학적 지식의 진보를 위해 무엇을 할 수 있을 것인지에 논의를 집중했다. 모두의 마음속에는 토벤버거가 제기한 질문이 다시 떠올랐다. 토벤버거가 그의 시료를 가지고 이미 바이러스의 유전자 염기 서열을 밝히고 있는 상황임을 감안할 때 그들이 무슨 근거로 무덤을 열 수 있을까? 그들이 무덤을 여는 것을 정당화해 줄 만한 정보를 찾아낼 수 있을까? 아니, 최종적으로 광부들의 무덤을 여는 일은 얼마나 위험한 것일까?

스피츠베르겐 팀은, 지금까지 알려진 1918년 독감 바이러스에 대한 정보는 토벤버거가 본 이등병의 허파 조직에서 추출한 바이러스 조각을 분석한 지난 3월의 《사이언스》 논문의 내용이 전부라고 주장했다.

토벤버거는 갈등했다. 브레비그 주민들은 그때까지도 언론 공개 여부를 결정하지 않고 있었다. 하지만 회의 참가자들이 그릇된 정보에 휘둘리고 있음은 분명했다. 그는 말하기로 결심했다.

"나는 '아니, 표본은 세 개이고, 헤마글루티닌 유전자 서열 분석을 마쳤으며, 세 표본 모두 유전자 서열이 일치했다.'라고 말했다. 그것은 폭탄 선언이나 마찬가지였다. 아무도 이 결과에 대해 알지 못했다. 그들은 《사이언스》 논문이 내가 얻은 유일한 결과물이라고 생각하고 있었다. 내가 헤마글루티닌 단백질의 유전자 염기 서열 분석을 마쳤고 표본이 세 개라고 말하자 다들 깜짝 놀랐다. 순간 회의장 안에는 침묵이 감돌았다. 그리고 나는 세 표본 모두가 1918년 가을에 독감을 앓은 사람들의 것이라고 말했다. 그것은 중요한 정보였다. 나는 단지 그들이 그것을 알기를 바랐을 뿐이었다. 그들이 그것을 아는 것이 중요하다고 생각했다."라고 토벤버거는 말했다. 하지만 짧은 침묵의 순간이 지나자 커스티 던컨이 주도하는 조사팀은 그들의 계획에 대해 계속 이야기를 이어 나갔다. "마치 내가 아무 말도 하지 않은 것 같았다. 그들은 마치 우리가 존재하지 않는 것처럼 굴었다."라고 토벤버거는 말했다.

"참으로 기묘하기 짝이 없는 회의였다."라고 토벤버거는 기억했다. "그들은 내 발언을 무시하면서도, 다른 한편으로는 나에게 헤마글루티닌 유전자 서열을 넘기라고 했다. 무덤을 열었을 때 바이러스가 공기 중에 방출될 경우에 대비해서 백신을 만들어 모두가 접종을 해야 할 것이 아니냐는 것이었다."

어떤 사람들은 무덤 주위에 생물 위험 등급 4의 안전 시설을 갖춘 특별 천막을 쳐야 한다고 주장했다. 그것은 에볼라 바이러스나 라사 열 바이러스* 같은 치명적인 미생물에나 적용되는 가장 강력한 안전 시설이었다.

회의 참석자 중에는 그러한 안전 시설의 전문가인 피터 잘링 박사가 있었다. 그의 실험실은 전 세계에서도 그런 생화학적 봉쇄 시설을 갖춘 몇 안 되는 장소 중에 하나였다. 잘링 박사는, 던컨 조사팀의 로버트 웹스터 박사가 스피츠베르겐 프로젝트에 대해 처음 말했을 때 놀랐다고 했다. "하지만 생각해 보니 러시아 인들이 영구 동토에서 시체를 파내 천연두 바이러스를 찾는 프로젝트와 아주 비슷했다." 그것은 1990년대 중반에 시작된 프로젝트였다. "독감에 대해 그런 일을 한다는 말을 두 번째로 들었을 때에는 조금 덜 이상하게 들렸다. 독감 바이러스는 천연두 바이러스보다 불안정하기는 하지만 조사팀이 성공할 가능성이 완전히 없지는 않다고 보았다."라고 잘링은 말했다.

하지만 조사팀이 광부들의 무덤 위에 생화학 봉쇄 천막을 세워야 한다고 말했을 때에는 귀를 의심했다. 생물 위험 등급 4를 뜻하는 BL4는 가장 높은 등급으로 엄청난 자금과 장비가 필요한 것이었다. "나는 생화학 봉쇄 시설에 관한 공학적인 문제와 운영상의 문제에 대해 그들에게 말해 주었다. 그러면서 그들에게 우주복 실험실과 밀폐된 가스 캐비닛 사진을 보여 주었다. 그런 시설을 야외에 만들 수는 없었다. 얼어붙은 툰드라에 그런 시설을 가져갈 필요가 있겠는가?"라고 잘링은 말했다.

잘링은 조사 대원들이 공기 여과기가 달린 후드를 쓰고 일회용 가운을 입고 외과용 장갑을 끼는 것으로 충분할 것이라고 설명했다. 게다가 그는 "소독을 충분히 하면 아마 당신들은 괜찮을 것"이라고 말했다. 하지만 그들은 계속 졸랐다. 예방 조치를 더 많이 할 수는 없겠는가?

"어떤 시점에 이르자 그들은 BL4 등급의 천막 같은 것을 설치할 수 있을지 이야기하고 있었다. 그것은 우스꽝스러운 일이었다. 그래서 '아니, 안 됩니다.'라고 말해 주었다."

반면에 회의에 참석한 사람들 중에는 1918년 독감의 감염 위험이 크다고 생각하는 사람들이 거의 없었다. 어떤 과학자들은 광부들의 시체 안에 살아 있는 바이러스가 남아 있을 가능성은 몇 십억 분의 1도 안 될 것이라고 추측했다. 던컨은 그 숫자에 미심쩍어하며 누가 그런 예측을 정확히 할 수 있겠냐고 반문했다.

그런 다음 던컨의 조사팀은 지반 조사 레이더 사진을 제시했다. 토벤버거가 의문을 제기했다. 레이더 사진으로는 시체들이 영구 동토 아래에 있는 것으로 보이지 않는다고 그는 말했다. 그가 보기에 시체들은 지면에 가까이, 해빙과 결빙을 반복하는 활동층에 있었다. 이 프로젝트가 왜 필요한가, 그는 물었다. 하지만 로버트 웹스터는 지반 조사 레이더 분야의 전문가만이 이 사진들을 해석할 수 있다고 반박했다. 불행히도 그들 중에는 지반 조사 레이더의 전문가가 없었다. 토벤버거도 자신이 전문가가 아님을 인정했다.

스피츠베르겐의 광부들에게서 살아 있는 바이러스는 고사하고 바이러스성 유전 물질조차 찾아낼 수 있을지 의심스럽다는 토벤버거의 의견에 동조한 사람은 오로지 노련한 독감 연구자인 에드윈 킬번뿐이었다. 토벤버거와 마찬가지로 킬번은 툰드라의 동토가 오랜 세월 동안 해빙과 결빙을 반복했다고 보았다. 그런 곳에서 바이러스의 유전 물질이 남아 있다는 것은 상상도 할 수 없는 일이었다. "그런 경우라면 바이러스가 보존되어 있을 가능성은 아주 낮다고 여겨졌다."라고 킬번은 말했다. 그리고 킬번은 1918년에 무덤을 팔 때에는 매장꾼들이 곡괭이를 사용하였을 텐데 시체를 발굴하기 위해 강력한 굴착 장비가 필요한 이유가 무엇인지 물었다. 1918년에 곡괭이로 팔 수 있을 만큼 부드러운 땅이었다면 광부들이 얼어붙은 땅속에 남아 있을 거라고 생각하는 이유가 무엇인가?

광부들의 시체가 1918년 이후로 해빙과 결빙을 반복했다면 그들의 몸에 바이러스가 남아 있을 가능성은 존재하지 않는다고 킬번은 조사팀에게 말했다. 그는 세균이 분비하는 효소가 시체를 부패시킨다는 점을 지적했다. 효소의 활성이 억제되도록 생체 조직을 냉동 보관하지 않으면 그 효소가 세포 안의 바이러스도 분해한다.

킬번은 이야기를 들으면 들을수록 걱정이 되었지만 자신이 너무 냉혹하지는 않은지 스스로에게 물었다.

"회의가 끝날 무렵이 되자 이 프로젝트가 얼마나 진행되었는지 점차 드러났다."라고 킬번은 지반 조사 레이더와 조사를 위한 여러 가지 세심한 준비들을 언급하며 말했다. 그는 심한 말을 삼갔다. "뭔가를 얻어 낼 가능성이 조금이라도 존재한다면 계속 진행하는 수밖에 없다고 느꼈다. 하지만 나에게는 그다지 사려 깊은 프로젝트로는 보이지 않았다." 집으로 돌아온 후에 킬번은 회의의 의장인 존 라몬타뉴 박사에게 긴 편지를 써서 프로젝트 지원에 반대한다는 입장을 알렸다.

던컨과 웹스터는 국립 보건원에서 연방 연구비 15만 달러를 지원받았다. 하지만 토벤버거는 참가자들이 보인 반응에 당혹하고 화가 난 채로 회의장을 나섰다. 낸시 콕스와 에드 킬번은 독감 바이러스가 포함된 표본이 3개 있다는 그의 선언에 관심을 기울여 주었다. 하지만 던컨과 웹스터는 전혀 들은 척도 하지 않는다는 느낌을 받았다. (웹스터는 토벤버거가 세 번째 표본을 언급하는 것을 들은 적이 없다고 주장하고 있다.) 토벤버거는 워싱턴 반대편에 있는 자신의 실험실로 돌아왔다. 훌틴의 일에 대해 얼마나 오랫동안 비밀을 유지해야 하는지 그는 답답했다.

홍콩에서는 조류 독감으로 인한 위기가 정점에 이르고 있었다. 홍콩의 닭을 전량 도살할 시점에 거의 근접했으며 웹스터와 킬번, 콕스 같은 과학자들은 인류가 살인 독감 균주에 얼마나 취약한지 너무나 잘 알고 있었다.

다음 달 던컨이 조사팀과 회의를 하기 위해 런던으로 출발할 무렵 토벤버거는 훌틴이 알래스카로 가서 조직 표본을 가지고 돌아온 사실에 대해 그녀에게 알려야겠다고 결심했다. 던컨은 토벤버거의 이야기에 충격을 받았다.

"제프가 금요일 오후 3시에 전화했어요. 그는 '커스티, 당신에게 할 말이 있는데, 부디 나쁘게 생각하지 말았으면 좋겠어요.'라고 말을 꺼냈죠." 그리고 토벤버거는 훌틴이 한 일을 설명했다.

"기가 막혔어요." 던컨이 말했다. 그녀는 배신감을 느꼈다. "저는 정말이지 우리가 친구라고 생각했어요. 그런 일을 당한 것은 난생 처음이었어요."

토벤버거는 자신이 처한 미묘한 상황에서 최대한 솔직하게 행동하기 위해 노력하고 있다고 여겼으며 던컨이 조사에 대해 재고할 기회를 갖기를 바랐다. 스피츠베르겐 프로젝트를 진행하는 유일한 이유는, 토벤버거의 바이러스 파편이 수십 년 동안 포름알데히드 속에 절어 있었기 때문에 바이러스 유전자가 중간에 변형되었을지도 모른다는 의심 때문이었다. 그래서 그들은 냉동 생체 조직에서 나온 바이러스가 필요하다고 말했다. 이제 토벤버거는 훌틴 덕분에 모두가 그토록 찾아 헤매던 1918년의 냉동 허파 조직을 가지고 있다고 말한 것이었다. 토벤버거는 모든 팀원들에게 훌틴의 성과에 대해 이야기할 수 있도록 던컨이 런던에 도착하면 전화 회의를 주선해 달라고 부탁했다. 던컨은 런던에서 토벤버거에게 전화하여 그것은 불가능하다고 말했다. 토벤버거는 던컨이 "불가능하다."라고 말한 것을, 전화 회의를 주선하는 것이 기술적으로 불가능하다는 의미로 들었다. 하지만 나중에 던컨이 말하기를, 그녀가 팀원들에게 토벤버거와 이야기하고 싶은지 물어보았지만 다들 싫다고 거절했다는 것이었다.

한편 런던 회합이 있기 닷새 전에 브레비그의 주민들은 결정을 내렸다. 언론에 보도 자료를 보내기로 결정한 것이었다. 거기에 따라 토벤버거의 연구팀도 나름의 보도 자료를 내기로 결정했다.

보도 자료를 보내기 전에 토벤버거는 질병 통제 센터의 낸시 콕스와 에드 킬번, 국립 보건원의 도미니크 야쿠지오 박사 같은 지도적인 독감 전문가 그룹에게 전화를 걸어 보도 자료의 내용을 미리 알렸다. 물론 던컨은 이미 알고 있었지만 토벤버거는 그녀에게도 보도 자료를 팩스로 보냈다.

그동안 런던에서 던컨의 조사팀은 스피츠베르겐으로 출발하기로 결정했다. 하지만 그들은 홀틴의 알래스카 조사 소식에 충격을 받은 상태였다.

그래도 런던 왕립 병원의 바이러스학자이자 던컨 조사팀의 일원인 존 옥스퍼드 박사는 조사 중단에 찬성하지 않았다. 팀원들은 세계의 또 다른 지역에서 독감 희생자들의 조직 표본을 구할 것이었다. 하지만 그들은 홀틴이 했던 것처럼 표본을 보존액에 담그지 않고 신선한 조직을 가지고 곧장 작업에 들어갈 계획이었다. 또한 허파뿐 아니라 다른 장기의 조직 표본도 수집할 작정이었다. "우리 쪽이 더 많은 정보를 얻게 될 것이라고 생각했다."라고 옥스퍼드는 말했다.

던컨은 1998년 8월 14일에 스피츠베르겐으로 출발했다. 5년의 준비 끝에 드디어 진실의 순간이 찾아온 것이었다. 과학에서 늘 그러하듯이 결과는 운에 좌우되기 쉬웠다. 홀틴이 루시를 찾아낸 것은 사실이었다. 하지만 그가 유골만 찾아낼 수도 있었다. 던컨은 유골 외에 아무것도 못 찾을 수도 있었고 완벽하게 보존된 젊은 광부들의 시체를 찾을 수도 있었다. 가능성은 반반이었다.

던컨은 자신의 좌우명 '실제로 해 보기 전에는 어떻게 될지 아무도 모른다.'를 상기했다. "역사적, 고고학적, 종교적, 그 밖에 레이더 분석을 이용한 모든 증거가 거기에 무엇인가가 있다고 암시하고 있었지만 나는 거기에 아무것도 없을 가능성에 대해 완벽하게 마음의 준비를 했어요. 내 가족은 '흥분되니?'라고 물었죠. 나는 '아뇨, 여행의 종착지에 다가가는 기분이에요.'라고 대답했어요. 한 인간의 관점에서 보면 그것은 너무나 힘든 일이었어요. 그저 너무 힘들었어요."라고 던컨은 말했다.

발굴 계획에 있어서나 안전을 위한 예방 조치에 있어서나 허술하게 넘어간 부분은 하나도 없었다. 조사팀은 모든 단계에서 극도의 주의가 필요하다고 결정했다. 예를 들면 조사팀이 조직을 떼어 내기 위해 냉동된 시체에 구멍을 뚫을 때에도 에어로졸이 생기지 않도록 아주 천천히 드릴을 돌릴 것이었다. 또한 그들은 특별 제작한 보호복을 착용할 예정이었다.

한편 던컨은 죽은 사람들을 경건하고 엄숙하게 다루어야 한다고 주장했다. 스피츠베르겐의 묘지에 도착하자 조사팀은 무덤가에 둘러서서 "그곳에 묻힌 젊은 광부들을 기억하고 커다란 선물을 준 노르웨이 인 가족들에게 감사하기 위해 짧게 묵념을 올렸다."라고 던컨은 말했다.

하지만 그것은 그들만의 은밀한 순간은 아니었다. 던컨이 초대한 세계 언론이 그 자리에 있었다. 다큐멘터리 제작자들과 기자들, 그리고 텔레비전 프로그램 「노바」*의 카메라가 눈물과 묵념, 엄숙한 순간을 낱낱이 기록했다. 기자들은 발굴 기간 내내 스피츠베르겐에 머물 예정이었다. 던컨의 엄중한 지시에 따라 그들은 무덤에 접근하지는 못하겠지만 조사팀의 누구와도 인터뷰할 수 있었고 매일의 조사 과정을 사진으로 찍을 수 있었다.

에스더 옥스퍼드도 그곳에 있었고 예리한 눈길로 진행 과정을 지켜보았다.

"우리에게는 '위대한 자연을 창조하신' 하느님께 감사하다가 곧 호흡 장치가 달린 생화학 보호복 차림으로 카메라 앞에서 포즈를 취하는 병리학자가 있었다. 또한 바이러스학을 강의하려고 애쓰는 미생물학자가 있었다. 하지만 가장 재미있는 사람은 단연 던컨 박사(또는 현재 그녀의 호칭인 던컨 교수)였다. 지루한 닷새 동안 커스티 던컨은 무덤가에서 그녀의 상처와 희망, 두려움에 대해 끊임없이 재잘거렸다. 커스티 던컨은 짧은 라텍스 스커트와 섹시한 레깅스, 굽 높은 하이힐 차림으로 무덤가를 배회했으며 무덤에 화환을 갖다 놓고 다들 잠시 동안 침묵하기를 요구하기도 했다. '다음에는 또 뭘 보여 줄까?' 라고 한 카메라맨이 농담했다. '올림픽 봉화를 운반하는 커스티 던컨?'"

하지만 커스티 던컨에 대한 이 모든 냉소적인 묘사에도 불구하고 에스더 옥스퍼드는 "나는 그녀를 정말로 좋아했다."라고 고백하면서 냉철하고 객관적인 표정을 짓는 데 익숙한 과학자들의 면전에서 거침없이 열정을 뿜어내는 그녀에게 감탄했다. 오래지 않아, 에스더 옥스퍼드는 "홀딱 반했다."라고 썼다.

발굴은 꼼꼼한 준비 작업과 함께 시작되었다. 조사팀은 기자들을 비롯한 일반인의 접근을 통제하기 위해 무덤 주위에 울타리를 쳤다. 울타리를 치는 작업이 끝나자 무덤에서 십자가들을 조심스레 뽑아내고 손상되지 않도록 비닐에 싼 후에 보관 장소에 넣어 두었다. 다음으로 허물어지기 쉬운 북극의 지반을 보호하기 위해 푸른 매트리스를 깔고 산등성이를 따라 17톤 분량의 준비물을 운반하기 시작했다. 그들은 모든 바위와 모든 연석의 위치까지 기록하기 위해 필름을 몇 롤이나 썼다. 발굴 작업이 끝났을 때 무덤 지역을 원래 상태로 복구하기 위해서였다.

발굴 허가에 딸린 조건은 바퀴나 궤도가 달린 탈것을 가지고 들어가서는 안 된다는 것이었다. 따라서 팀의 16명의 남자와 던컨은 권양기나 손으로 직접 장비를 운반했다. 무덤가로 천막 두 개가 운반되었다. 하나는 무게가 0.5톤, 다른 하나는 무게가 0.25톤이었다. 천막을 운반하고 설치하는 데 10명이 5시간 동안 매달렸다. 굴착 장비는 손으로 운반했으며 이 일은 거의 4시간이 걸렸다. 그런 다음에는 무덤 위쪽에 커다란 푸른색 천막을 갖다 놓았다. 이 천막은 다음 날 세울 것이었다. 조사팀은 이 천막 안에 화학적 오염 제거 샤워기도 설치했다. 그들은 의료 장비를 풀었고 여분의 프로판 가스 발전기도 끌어올렸다. 부검팀은 보호복을 입고 벗는 연습을 했다. 보호복은 공기 여과 장치, 찢어지지 않는 장갑, 소매 보호대, 발까지 닿는 앞치마, 무릎 보호대, 단열 양말과 부츠가 딸린 우주복이었다.

나흘째 되는 날, 조사팀은 뼛속까지 시리게 하는 비를 맞으며 무덤까지 보호용 길을 만드는 작업을 완료했다. 그들은 잔디와 연석들을 제거한 자리에 보관소를 만들었다. 그리고 판재와 베니어합판, 연장들을 작업 구역으로 옮겼다. 늦은 오후에 롱이어비엔 루더란 교회의 얀 호이포트 목사가 기도를 주재했고 텐트 안으로 들어가서 광부들의 무덤을 덮고 있는 뗏장을 한줌 덜어 냈다. 이제 런던의 네크로폴리스

컴퍼니가 일을 넘겨 받을 차례였다. 그들은 무덤 표면에서 툰드라 동토를 한 덩이씩 떼어 내면서 세심하게 분류했다. 그래야 나중에 원래 위치에 돌려놓을 수 있을 것이었다.

그 다음 날은 일요일이었다. 많은 팀원들이 예배에 참석하는 것으로 하루를 시작했고 오후가 되어서야 작업이 재개되었다. 비가 계속 내렸기 때문에 조사팀은 냉동 장치를 언덕 위로 가져가 텐트 아래에 놓아두었다. 그들은 전선을 준비했고 무덤 표면에서 파낸 툰드라 흙을 저장하기 위한 저장소를 거의 다 만들었다.

다음 날 관을 찾아냈다.

그 일은 너무 빨리 일어났다. 땅속 깊이 파고 들어가야 하리라고 예상하고 있었는데 지표면 바로 아래에서 소박한 나무 관들을 맞닥뜨린 것이었다. 영구 동토의 활동층이었다. 모두가 충격을 받았고 던컨은 언론의 표적이 되었다. 이게 무슨 뜻인가? 프로젝트는 실패인가? 이 모든 소동이 다 허사였단 말인가? 레이더 조사 결과, 관들이 활동층 아래에 있는 것으로 나왔는데 어떻게 이런 일이 있을 수 있는가? 잘 보존된 냉동 시체를 발견할 가능성이 존재하는가? 일년 전에 르윈이 자기 입으로, 만일 시체들이 활동층에 있다면 심하게 부패했을 가능성이 "아주, 아주 높다."라고 말하지 않았던가? 오만 가지 질문이 쏟아졌다.

던컨은 조금도 실망한 티를 내지 않고 언론의 질문에 답했다. "과학자들과 인부들은 이 발견에 대단히 흥분해 있다."라고 그녀는 언론에 발표했다. 7개월 후의 한 인터뷰에서 던컨은 시체들이 꽁꽁 얼어서 온전하게 보존되어 있어야만 이 프로젝트가 성공한 것이라는 의견에는 반대한다는 점을 분명히 했다. "나는 거기에 아무것도 없을 가능성에 대비하고 있었다."라고 던컨은 말했다.

열 개의 다큐멘터리 제작팀을 비롯하여 까다로운 질문을 쏟아내는 기자들이 몰려드는 동안 던컨은 보도 자료와 끝없이 이어지는 전화 인터뷰를 통해 자신의 의견을 밝혔다. 그녀는 매일 아침 7시 25분에 일어나 오전 9시의 기자 회견을 위한 보도 자료를 썼다. 온종일 무덤가에서 작업을 한 후에 숙소로 돌아오면 기자들이 남긴 전화 메시지가 산더미처럼 쌓여 있었다. 그녀는 방으로 들어와 메시지를 남긴 기자들에게 전화를 걸기 시작했고 마지막 통화가 끝나면 전화선을 뽑아 놓았다. 그렇게 하지 않으면 밤새 걸려 오는 전화에 한숨도 잠을 이루지 못할 것이기 때문이었다.

관이 열리자 던컨은 천막 안으로 들어가 광부들과 잠시 평화로운 시간을 가졌다. 원래 그녀는 관을 여는 자리에 참석할 예정이 아니었다. 치명적인 바이러스가 확산될 위험을 최소화하기 위해 병리학자 한 명과 그의 조수, 그리고 샘플을 받을 사람만이 입회하기로 되어 있었던 것이다. 그들은 만일의 경우를 생각해서 호프만라로슈에서 만든 실험용 항바이러스 약제를 복용할 계획이었다. 그것은 뉴라미니데이즈 억제제로서 독감에 감염되었을 때 병독성을 완화시키는 역할을 하는 것으로 알려져 있었다. 하지만 이제 관들이 지표면에 그렇게 가까이 있었으니 바이러스가 존재할 가능성은 0에 가까웠고 더 이상 예방 조치를 취할 필요가 없었다. "나는 거기 있어야 한다고 느꼈다."라고 그녀는 말했다. 천막 안은 조용하고 경건했다. 던컨은 무덤 앞에 무릎을 꿇고 광부들에게 마음으로 감사했다.

던컨은 팀의 병리학자가 광부들의 시신에서 부드러운 조직을 떼어 냈다고 말했다. 하지만 어떤 종류의 조직인지에 대해서는 말을 아꼈다. "그 정보는 밝힐 수 없다."라며 그녀는 고집했다. "광부들의 가족은 내게 커다란 선물을 주었어요. 그들이 나의 할아버지였다면 나는 누군가가 그들이 어떤 모습이었는지 말하는 것을 바라지 않았을 거예요." 1999년 5월, 실험실에서 이제 막 조직 분석에 들어간 단계이므로 바이러스 물질이 있는지 말하는 것은 아직 이르다고 던컨은 말했다. 하지만 자신의 프로젝트가 안전하고 윤리적으로 진행될 수 있었던 것에 자랑스러움을 느낀다고 덧붙였다.

그랬다, 50만 달러가 들어간 건 사실이라고, 던컨은 인정했다. 그것도 대부분 지원받은 돈이었다. 하지만 그녀는 "안전 비용"이었다고 주장했다.

르윈도 프로젝트가 대성공이었다고 주장하는 사람 중 하나이다.

"우리는 아주 짧은 시간 동안 그곳에서 작업했다. 작업은 시계바늘처럼 정확하게 진행되었다. 아주 탁월한 프로젝트로 미래의 어떤 프로젝트에도 모범이 될 만하다."라고 르윈은 말했다. 그는 조사팀이 작업을 하면서 보여 준 배려와 존중에 특히 자랑스러워했다. "가장 중요한 것은 우리가 취한 그 모든 예방 조치에 지역 주민들이 무척 감사하고 있다는 사실이다. 우리는 원상 복구에만 신경을 쓴 것이 아니라 만일의 경우에 대비해 지역 공동체에 어떤 위험도 미치지 않도록 만전을 기했다. 나에게 그 일은 대단히 흥미진진했다."라고 르윈은 말했다.

하지만 그들은 정확히 무엇을 찾아냈는가? "문제는 우리가 갔을 당시는 가장 따뜻한 여름 중 하나였고 지역 전체가 해동이 된 상태였다는 점이다. 관속의 시체들은 영구 동토에서 밀려 나와 심하게 부패해 있었다."라고 르윈은 말했다.

그럼에도 불구하고 조사팀은 부드러운 조직의 표본을 가져왔다. "백여 점의 표본을 확보했다. 아주 많은 양의 부드러운 조직들이다. 이 표본들은 지금 분석에 들어갔다. 아주 복잡한 실험이 될 것이다." 어떤 종류의 부드러운 조직이 포함되었는가 하는 질문을 받자, 대부분 뇌 조직이지만 근육, 허파, 그 밖에 "생각할 수 있는 모든 조직들"이 포함되어 있다고 르윈은 대답했다.

"이 조직들은 시체 공시소에서 볼 수 있는 것과 같은 신선한 시체의 조직은 아니었다. 사실 심하게 부패해 있었다. 시체들은 얼어 있지 않았다. 지난 2, 3년 사이에 최소한 6개월이나 1년 동안 시체들은 해빙과 결빙을 반복했던 것 같다."라고 르윈은 설명했다.

조직 속에 독감 바이러스가 있는가? 르윈은 말하려 하지 않았다. "확실하게 보고할 만한 자료가 나올 때까지는 사전에 어떠한 추측성 발언도 하지 않기로 결정했다. 또한 다른 과학자들과 표본을 공유할 준비가 되어 있지 않다. 감염의 위험이 없다는 확신이 들 때까지는 조직을 분양하지 않을 것이다."라고 그는 말했다.

존 옥스퍼드는 프로젝트의 결과에 대해 다른 시각을 갖고 있었다.

"솔직히 말해 몹시 실망했다. 바이러스학자들은 엄청나게 실망했다. 나는 완벽하게 보존된 젊은 광부들의 시체 일곱 구를 찾아낼 것으로 기대했다. 하지만 우리가 찾아낸 것은 조직이 약간 붙어 있는 일곱 구의 유골이었다. 겨우 20여 개의 표본을 확보하는 데 그쳤다." 이 표본들을 에볼라 같은 치명적인 바이러스의 연구에 필요한 생화학 봉쇄 시설을 갖춘 영국의 정부 연구소로 보냈다.

하지만 옥스퍼드는 별 기대를 품지 않았다.

"우리가 얻은 표본 중에서 뇌 조직들의 상태가 가장 양호했다. 그러나 뇌와 독감 바이러스가 연관성이 있는지를 알지 못하는 상황에서 뇌 조직에서 바이러스 정보를 얻어 낼 가능성은 매우 낮다고 할 수 있을 것이다."

던컨은 낙담하지 않았다. "과학은 시도하는 데 의미가 있는 거예요. 때로는 해답을 찾기도 하고, 때로는 못 찾기도 하죠. 이 시점에서는 아무도 모르는 거예요."

하지만 던컨에게는, 처음에는 그녀를 떠받들다가 나중에는 등을 돌려 버리는 과학자들과 그녀가 기억하는 것과 전혀 다른 시각으로 사건을 바라보는 사람들로 인해 씁쓸함이 남았다.

"모두가 각자의 목표를 가지고 있죠. 그들은 독감 전문가들이고 잃을 것도 얻을 것도 많은 사람들이에요. 하지만 내가 원한 것은 해답뿐이었어요."라고 던컨은 말했다.

"나는 어려운 길을 택했어요. 불평을 하는 건 내 성격에 맞지 않지만 한 사람이 부담하기에는 너무 많은 일이 있었어요. 정말이지 너무 힘들었어요. 정부 기관에서부터 과학자들에 이르기까지 아주 많은 사람들이 나에게 거짓말을 했죠. 그것은 내 평생 가장 불쾌한 경험이었어요."

FLU
미·스·터·리·와·가·설

새 천년에 들어서면서 과학자들에게는 1918년 독감에 대한 두 가지 미스터리와 몇 가지 가설이 남았다.

첫 번째 미스터리는 '이 독감이 어디서 왔을까?'이다. 이 독감은 어느 날 갑자기 나타나 전 세계 사람들을 학살한 것처럼 보였다. 이 치명적인 독감 균주가 어디서 왔는지를 설명해 주는 명백한 이론은 존재하지 않는다. 이 독감을 설명하기 위해 제기된 다양한 가설들은 대부분의 독감 전문가들에게는 황당하게만 보일 뿐이다. 가장 널리 퍼진 설명은 1998년 「미국의 경험」* 시리즈 중 하나로 방송된 텔레비전 다큐멘터리 「독감, 1918」에서 제기한 것으로 그들은 1918년 독감이 돼지 농장에서 그리 멀지 않은 농장 지역에 있던 캔자스 주의 릴리 기지에서 처음 생겼다는 의견을 제시했다. 이 의견에 따르면 독감은 돼지 농장에서 배설물을 태우면서 나온 거대한 검은 연기에 실려서 확산되었다는 것이다.

독감 전문가들은 코웃음을 쳤다. "쓰레기를 태운 연기에서 시작되었다는 소리야말로 쓰레기 같은 소리다."라고 제프리 토벤버거는 쏘아붙였다.

독감 전문가들은 독감 바이러스가 그런 식으로는 퍼질 수 없다고 주장한다. 독감 바이러스는 약하기 때문에 체외에 있으면 금세 죽어 버린다는 것이다. 돼지가 사람에게 독감을 옮겼다는 것을 믿을 근거가 전혀 없었고 그것은 또한 사람이 돼지에게 독감을 옮길 가능성만큼이나 낮았다. 게다가 이 치명적인 독감 균주는 다른 일반적인 경우와 마찬가지로 유럽에서 미국으로 전해졌다는 증거들이 있었다.

그렇다면 이 미스터리를 어떻게 풀 것인가?

존 옥스퍼드는 자신이 해답이라고 생각하는 아이디어가 떠오른 순간을 결코 잊지 못할 것이다. 그것은 1998년 8월 말이었고 옥스퍼드는 커스티 던컨이 이끄는 조사대의 일원으로서 광부들의 무덤을 발굴하는 현장에 있기 위해 스피츠베르겐에 있었다. 그가 거기 간 것은 참여하기 위해서라기보다 관찰하기 위해서였다. 무덤 발굴 현장에서 그가 할 일은 거의 없었다. 옥스퍼드는 한적한 노르웨이의 섬을 점령하다시피 한 수많은 기자들과 텔레비전 카메라 기자들, 다큐멘터리 제작자들, 라디오 방송인들, 전 세계 인쇄 매체의 기자들과 이야기했다. 하지만 결국에는 사람들로부터 떨어져 1918년 독감에 대해 골똘히 생각하기 시작했다.

스피츠베르겐의 석탄 광산에서 일을 해 보기도 전에 병에 걸려 세상을 떠난 젊은이들의 사연이 옥스퍼드의 뇌리에서 떠나지 않았다. 그는 80여 년 전의 어느 춥고 음울한 날에 일곱 남자가 이미 열이 펄펄 끓는 채 노르웨이를 출발해 스피츠베르겐에 도착한 배에서 비틀거리며 내리는 모습을 상상했다. 독감 바이러스가 젊은이들의 몸을 점

령하고 허파에 액체를 가득 채우는 동안 힘들게 숨을 몰아쉬는 모습
도 상상했다. 그들의 고통스러운 죽음과 며칠 후 한적한 산등성이의
얼어붙은 땅 속에 엄숙하게 매장되는 모습도 떠올렸다.

장난꾸러기 같은 얼굴에 내성적인 성격을 가진 옥스퍼드는 그런 상
상들을 머릿속에서 떨쳐 낼 수가 없었다. 독감 바이러스가 다시 돌아
오면 어떻게 될까? 독감이 도착해서 유럽의 조그만 시골 마을이나 중
국의 인구가 많은 도시에 소리 없이 스며들거나, 승객이 기침과 재채
기를 하는 동안 비행기 안에서 퍼지는 것을 어떻게 알 수 있겠는가?
어떻게 그것을 알아내어 늦기 전에 막을 수 있을까?

옥스퍼드는 지난 겨울에 치명적인 조류 독감이 발생했던 홍콩의 위
기일발 상황을 떠올렸다. 인류가 또 다른 가공할 만한 전염병을 만날
뻔했다는 것을 생각하면 소름이 끼쳤다. 1918년 이후 분자생물학과
유전학 분야의 진보에도 불구하고 인류는 여전히 평범한 독감으로부
터 살인 독감을 만들어 내는 유전자의 변덕에 어찌해 볼 도리가 없는
것 같았다.

스피츠베르겐에 차가운 비가 내리기 시작하자, 옥스퍼드는 묘지가
내려다보이는 산기슭의 오두막 숙소에서 뜨겁고 진한 홍차를 마시며
1918년에 관한 책들을 읽거나 1918년 독감과 그 희생자들에 대해 생
각했다. 그는 스피츠베르겐 광부들에 대한 시를 썼다. 「그가 이겼어,
안 그런가?」라는 제목의 시를 일부 옮기면 다음과 같다.

여행길에 오른 그대들을 그려 볼 수 있네.
사려 깊고, 진취적이고, 강인한 그대들.
그대들은 광부들이네.

그대들은 영원히 얼어붙은 땅을 팔 것이었어.

그대들은 모든 장비를 가지고 있었고, 1918년 노르웨이의 항구를 떠나면서 작별 인사를 했지.

하지만 수수께끼에 싸인 전염병 친구가 그대들과 함께, 그대들의 몸속에서 함께 여행을 하였고, 결국 그가 이겼어, 그렇지 않은가?

결국에는 그가 이긴 거야, 그렇지?

첫 번째 동료가 죽고, 또 다른 동료가 죽자 충격을 받았지.

결국 자네들 일곱 명은 촛불이 밝혀진 조그만 마을 회관에 누워 있었지. 일년 내내 눈과 바람이 몰아치는 그곳에서.

사람들은 묘지 가장자리의 얼음 속 깊은 곳을 찾아냈고, 그대들은 세상이 끝날 때까지 모든 조직들이 온전한 채로 완벽하게 보존되어 영원히 얼어서 함께 누워 있게 될 것이었지.

그대들의 눈에는 우리들, 진실을 찾는 진지한 탐구자들이 어떻게 보일까?

그대들은 기뻐할까, 아니면 슬퍼할까?

그대들은 두려워 할까? 그리하여 저항할까, 아니면 온몸을 훑고 지나가는 뿌듯한 자부심을 느낄까?

나는 그대들이 도와주는 걸 기뻐하리라고 생각하네.

고통은 없을 거야, 내 약속하지.

우리가 그대들을 땅속에서 드러내면 아주 잠깐 눈이 부실 거야.

하지만 우리는 그대들을 완전히 파내려는 것은 아니라네. 우리는 그대들이 영원히 얼어 있기를 바란다네. 그대들이 바로 지금 그러한 것처럼.

그대들은 나를 보게 되지는 않을 거야. 대신에 외과 의사처럼 마스크를 쓴 백의의 내 친구를 보게 될 테지. 하지만 걱정 말게나.

우리가 그대들의 허파 조직을 떼어 내는 동안 아주 조금 따끔할 거야.

부검을 하는 것처럼.

그래도 기분 나빠하지 않겠지?

그대들의 도움으로 그는 결국에는 이기지 못할 것이네.

시간이 흐르고 던컨의 프로젝트가 성공하지 못했다는 것이 분명해지자 옥스퍼드는 1918년 바이러스를 찾아낼 유일한 희망은 병리학 보관소와 알래스카에서 가져온 조직을 가지고 실험실에서 연구를 하고 있는 제프리 토벤버거에게 있음을 깨달았다. 그는 노르웨이 광부들의 시신이 지표면에 그토록 가까이 있게 만든 운명의 장난을 생각하며 「1918년의 성급한 매장」이라는 시를 또 하나 썼다. 일부를 옮기면 다음과 같다.

그렇군, 마지막에 그대들은 서둘러 매장되었어.

다이너마이트로 구멍을 뚫었지. 하지만 영하 20℃의 어둠 속에서 사람들은 땅을 깊이 파지 않았네.

사람들은 그대들 일곱을 사이좋게 나란히 눕혀 놓았네.

하지만 그들 중 한 사람이 해변으로 갔고, 그가 가져온 모래 한 동이는 "흙은 흙으로 먼지는 먼지로"의 메시지가 되었네.

80년 후에 우리가 그대들의 무덤을 수색하면서 가장 먼저 발견한 것이 그 모래였지.

해를 거듭할수록 그대들은 하늘을 향해 올라왔네. 하늘을 보고 싶은 듯이.

우리의 도움으로 그대들은 하늘을 보았네. 하지만 우리가 아는 한, 우리는 그대들을 부활시킬 수 없을 것이네.

병리학자는 건강한 젊은 남자의 유골이라고 보고했지.

글쎄, 자네들은 그렇게 건강하지는 않았네…….

하지만 이제 다 끝났어.

세상 끝에서 다시 부활할 때까지, 더 이상 그대들의 평화는 방해받지 않을 것이네.

옥스퍼드는 산기슭의 오두막에 앉아서 1918년 독감의 희생자들에 대해 생각하고 있었다. 그러다가 갑자기 어떤 아이디어가 "번개처럼 번쩍" 떠올랐다.

"대륙마다 서로에 대해 알지 못하는 젊은이들이 가득했다. 그리고 한 바이러스가 그들을 공격했다."라고 옥스퍼드는 말했다. 침이나 가래를 통한 직접적인 접촉으로 전파될 뿐 인체 밖에서는 고작해야 몇 시간밖에 살지 못하는 바이러스가 어떻게 거의 동일한 시기에 전 세계 사람들을 감염시킬 수 있단 말인가? 어쩌면 이 바이러스는 전 세계의 마을과 도시들 속에 이미 잠복하고 있었을 것이라고 옥스퍼드는 생각했다. 어쩌면 1918년 독감은 1918년 이전에 나타났을지도 몰랐다. 그것은 닭이 먼저냐 달걀이 먼저냐 하는 질문이었다. 분명히 바이러스는 어디선가 오기는 와야 했다. 분명히 바이러스는 언제인가 나타나긴 했을 것이었다. 이 바이러스가 1918년에 나온 게 아니라면 언제 나타났단 말인가?

옥스퍼드는 과학자로서의 전 생애 동안 1918년 독감에 대해 이해하기를 염원해 온 전통적인 바이러스학자이다. 그는 미국의 제프리 토벤버거와 요한 훌틴에 대응하는 영국의 바이러스학자라는 평판을 쌓아 왔다. 1918년에 사망한 독감 희생자들의 허파 조직을 진지하게 찾아 헤매는 전 세계에서 몇 안 되는 바이러스학자 중에 한 사람이었기 때문이다. 하지만 토벤버거나 훌틴과는 달리 옥스퍼드는 평생 동안 바이러스학을 연구해 왔고 병아리 과학자시절부터 1918년 독감에 대해 알고 있었다.

심지어 1918년이라는 연도마저도 옥스퍼드에게는 의미가 깊었다. 그는 훨씬 후인 1942년에 태어났지만 그의 부친은 제1차 세계 대전에 공군으로 참전했고 1918년에 프랑스 전선에서 싸우다가 귀환했다. 거의 매년 부친은 해마다 11월 11일 11시에 열리는 제1차 세계 대전 종전 기념식에 어린 존을 데리고 갔다. 런던에서 열린 기념식에는 여왕이 왕실 가족과 함께 참석했다. 빅벤이 울리면, 군중들은 2분 동안 고개 숙여 묵념을 하며 세계 대전에서 전사한 사람들의 명복을 빌고 1918년 11월 11일 오후 11시에 마침내 찾아온 평화를 기념하곤 했다.

"1918년은 많은 것을 환기시키는 해였다."라고 옥스퍼드는 말했다. 그리고 그에게는 "전쟁의 잿더미에서 핀" 질병, 바로 독감이 1918년 이라는 해에 대하여 품은 경외감의 많은 부분을 차지했다.

그와 같은 세대의 바이러스학자들은 모두 1918년 독감에 대해 알고 있다고 옥스퍼드는 말했다. "결국 그것은 사상 최대의 피해를 낳은 전염병이었다. 심지어 흑사병보다 피해가 컸다." 그는 1918년 독감으로 인한 사망자 수가 전 세계적으로 1억 명가량 된다고 추산했다. 2000만에서 4000만이라는 전통적인 수치를 훨씬 넘어서는 숫자였다. 하지만 그는 인도 한 곳에서만 2000만 명이 사망했는데 전 세계 사망자 수가 2000만에서 4000만이라는 것은 말이 안 된다고 주장했다. 이렇게 엄청난 죽음을 가져온 1918년 독감은 역사에 목소리가 거의 반영되지 않은 평범한 사람들의 삶에 깊은 흔적을 남겼다.

한 여성은 옥스퍼드에게 부모님의 사진을 한 장 보내 주었다. 토머스와 글래디스 프레더릭 부부가 결혼식 날에 찍은 사진이었다. 1918년 9월 7일, 결혼한 지 몇 달 만에 토머스가 독감에 걸려 사망하자 아내 글래디스는 혼자서 세상의 풍파를 헤쳐 나가야 했다. 몇 십 년 후 글래디스가 세상을 떠날 때 그 결혼 사진은 여전히 그녀의 침대 옆에 놓여 있었다.

"한 사람의 죽음은 다음 세대까지 후유증이 남는다. 거기에 1억을 곱해 보라. 그러면 이 독감이 끼친 영향이 어느 정도인지 감이 잡힐 것이다."라고 옥스퍼드는 말했다. 그 사진은 옥스퍼드의 뇌리에서 떠나지 않았고 과학자로서 그가 해야 할 임무, 즉 이 바이러스가 어디서 왔는지, 다시 돌아온다면 어떻게 막아낼 것인지 알아내야 한다는 것을 상기시켰다. 잠깐 한눈을 팔았던 딱 한 번의 외도를 제외하면 옥스퍼드는 연구 인생의 대부분을 독감 바이러스 연구에 바쳤다.

옥스퍼드는 셰필드 대학에서 찰스 스튜어트 해리스 경의 지도를 받으며 바이러스학에 입문했다. 스튜어트 해리스 경은 1933년 런던에서 처음으로 인간 독감 바이러스를 분리한 연구팀의 일원이었다. 또한 영국 연구팀이 흰족제비가 인간 독감 바이러스에 특히 취약하고 고열이나 콧물, 근육통, 일반적 불쾌감 등 사람을 괴롭히는 온갖 증상을 다 보이는 것을 발견한 후에는 흰족제비를 매일 관찰했던 사람이었다.

옥스퍼드는 스튜어트 해리스 경에 대해 알고 있었다. 하지만 당시에는 어렸기 때문에 (스튜어트 해리스 경의 학생이었을 때 그는 19~20살이었다.) 옥스퍼드는 스승이 1918년 독감의 비밀을 연구하면서 겪은 경험에 대해 자세히 물어볼 생각을 하지 못했다. 이제는 너무 늦었다. 스튜어트 해리스는 1997년에 세상을 떠났다. "그에게 물어보고 싶은 것이 너무나 많다. 하지만 이제 그는 없다."라고 옥스퍼드는 말했다.

옥스퍼드는 스튜어트 해리스 경 밑에서 공부할 때 1968년 독감을 집중 연구했고 연구팀의 일원으로 백신 개발에 매진했다. 1968년 독감이 전 세계를 휩쓰는 동안 그들은 그 독감과 싸울 약을 만들고 싶었다.

"그것은 화재 진압 활동과 비슷했다."라고 옥스퍼드는 말했다. 물론 1968년 독감은 소멸되었다. 그리고 잠시 소강 상태가 지난 후에 HIV, 즉 에이즈 바이러스가 나타나자 독감은 과거의 문제가 된 듯이 보였다.

"독감은 점점 더 재미없는 주제처럼 여겨졌다."라고 옥스퍼드는 말했다. 독감 바이러스가 발견된 것은 아주 오래전인 1933년 윌슨 스미스 교수와 크리스토퍼 H. 앤드루스 경, P. P. 레이드로 경이 인간 독감을 흰족제비에게 전염시키면서부터였다. 독감 바이러스의 유전자가 어떻게 생겼는지는 모두가 다 알고 있었다. 유전자는 1968년에 밝혀졌다. 독감은 더 이상 치명적으로 위험하게 보이지 않았다. 그리고 대규모로 유행하는 독감은 점점 더 줄어들었다.

"나를 포함한 많은 독감 바이러스학자들이 HIV로 연구 주제를 바꾸었다."라고 옥스퍼드는 말했다. HIV는 과학자들이 이전에 한번도 본 적이 없는 새로운 바이러스였고 어떤 경로로 사람들에게 전파되는지 아무도 알지 못했다. 젊은이들이 병에 걸려서 심하게 고통을 받다가 죽어 가고 있었기 때문에 이 바이러스를 이해하고 바이러스를 막을 방법을 찾아내는 것은 과학적으로나 윤리적으로나 시급한 일이었다. HIV 때문에 아프리카 국가들의 인구가 격감하고 유럽과 미국 대륙에서는 동성애자나 마약 중독자, 그리고 그들의 성적인 파트너들을 중심으로 한 세대가 무너질 지경에 이르는 동안 점점 더 많은 의사들과 바이러스학자들이 HIV 연구에 뛰어들어 갑자기 재정적으로 풍족해진 HIV 분야의 연구비를 신청했으며, 자신들의 실험실을 이 무서운 살인마를 물리치기 위한 전초 기지로 전환했다.

존 옥스퍼드는 그런 개종자들 중 한 사람이었다. 현대의 분자생물학 지식과 의약 및 백신 생산 기술이라면 충분히 HIV의 비밀을 밝혀내 수백만의 생명을 구할 수 있으리라 자신했던 수많은 사람들 중 하나였다.

"모든 바이러스학자는 새로운 바이러스를 사랑한다."라고 옥스퍼드는 말했다. "독감 바이러스학자들은 생각했다. '여기 볼링 핀처럼 쓰러뜨릴 수 있는 놈이 하나 있군. 이 정도는 식은 죽 먹기지.'라고." 물론 그들의 생각은 틀렸다.

옥스퍼드는 독감이 다시 흥미롭게 보이기 시작했다.

그는 1918년 독감으로 관심을 되돌렸다. 그는 자신이 뚜렷한 도로 표지판도 없는 외로운 길을 가게 되리라는 것을 알고 있었다. 바이러스학자들은 HIV가 아니면 헤르페스나 간염과 같은, 소위 "병원 바이러스"를 연구했다. 환자를 병원으로 오게 하는 바이러스 말이다. 흔해 빠진 독감은 "병원 바이러스가 아니"라고 옥스퍼드는 말했다.

하지만 평범한 독감을 병원 바이러스로 전환시키는 기작을 이해하는 것이 도전임을 옥스퍼드는 깨달았다. 그것은 1918년 독감이 어떤 것이었는지 알아내는 것을 의미했다. 하루는 런던 왕립 병원에서 같이 일하는 로드니 다니엘스 박사가 옥스퍼드에게 병원의 지하 저장소를 상기시켜 주었다. 내내 거기 있었지만 아무도 신경을 쓰지 않았던 장소였다. 런던 왕립 병원의 병리학 건물 지하 깊은 곳에는 1900년대까지 거슬러 올라가는 광대한 임상 표본들이 보관되어 있었다. 다니엘스는 옥스퍼드에게 "지하 저장소의 오래된 표본들을 한번 살펴보게나. 아마 흥미로운 독감 표본들이 있을 거야. 등잔 밑이 어둡다는 말도 있지 않은가."라고 말했다.

덥고 어두운 지하 저장소 안에는 레일을 따라 움직이는 서가마다 오렌지 상자처럼 보이는 나무 상자들이 켜켜이 쌓여 있었다. 나무 상자 속에는 환자 번호가 적힌 마분지 상자들이 가득했다. 그리고 그 마분지 상자 안에는 병원에 입원했던 환자에게서 떼어 낸 조직들이 보관되어 있었다. 당연히 거기에는 1918년에 사망한 사람들의 부검 표본들도 포함되어 있었다. 규모가 더 작기는 하지만 토벤버거가 1918년 독감으로 사망한 군인들의 허파 표본을 찾아냈던 미국의 방대한 병리학 보관소의 영국 판인 셈이었다. 토벤버거의 작업에 대해 전혀 알지 못한 채로 옥스퍼드는 동일한 아이디어로 작업에 들어갔다.

1918년 샘플은 H. M. 턴불 박사가 수집했다. 제1차 세계 대전 동안 병원에서 일했던 턴불 박사는 젊은 군인들이 독감에 걸려 파리 죽듯 죽어 나가는 것을 무력하게 지켜보았다. 이 질병이 왜 그렇게 치명적인지 알 수가 없었던 그는 부검을 하면서 가능한 한 많은 병사들의 허파와 뇌에서 조직을 떼어 내 왁스 속에 보존했다. 말하자면 1918년의 병리학자들은 이어달리기의 첫 번째 주자로서 샘플을 저장하여 미래 세대에게 연구의 바톤을 넘겨 준 셈이었다.

옥스퍼드는 독감 환자들의 조직을 찾기 시작했다. "1918년의 부검을 기록한 책들은 마치 성경처럼 두꺼웠다."라고 그는 말했다. 책에는 지하실에 저장된 환자들의 조직을 분류하는 부검 번호가 빼곡히 적혀 있고 각 번호마다 병리학자의 상세한 검시 보고서가 붙어 있었다.

"부검을 받은 시신마다 사망한 날짜와 직업, 그리고 나이, 당시의 진단이 첨부되어 있었다. 부검을 실시한 병리학자는 생체 기관에서 조직을 떼어 내어 고정시키고 절편을 만들어서 현미경으로 관찰했다. 그는 진단을 내리려고 애썼고 모든 관찰 사실을 깨알 같은 글씨로 책에 기록했다."라고 옥스퍼드는 말했다. 대단한 끈기를 요하는 일이었다. "많은 젊은이들이 폐렴으로 죽어 갔다는 걸 금방 알아차릴 수 있었다. 나는 부검 책을 처음부터 끝까지 훑어보며 폐렴으로 사망한 사람들의 부검 번호를 기록했다. 그런 다음 표본을 찾으러 지하실로 내려갔다."

지난 몇 년 동안 옥스퍼드는 여름 방학 동안 학생들을 고용해 병원 지하실에서 1918년 독감 희생자들의 조직을 찾게 했다. 토벤버거의 경우에는 가능성 있는 표본을 찾기 위해 보관소 표본을 컴퓨터로 검색하고 주문을 하면 되었다. 그러면 표본은 며칠 안에 그의 책상에 도착했다. 반면 옥스퍼드의 조수들은 낡은 책을 눈이 아프게 들여다보며 가능성 있는 표본의 부검 번호를 종이에 적고 이것을 가지고 병원 지하실로 내려가 표본이 들어 있는 상자를 찾아 길고 지루한 수색에 들어갔다. 그런 다음에 그들은 상자의 번호가 맞는지 신중하게 확인해야 했다.

고용된 학생들은 최종적으로 1918년 독감으로 사망한 환자들의 표본 8개를 찾아냈다. 포름알데히드에 담갔다가 조그만 왁스 덩이 안에 넣어 둔 표본들이었다. 그들은 토벤버거가 같은 일을 하고 있다는 것을 전혀 알지 못했다. 하지만 토벤버거의 표본과는 달리 그들의 것에는 더 이상 독감 바이러스의 파편이 남아 있지 않은 것 같았다.

옥스퍼드가 1918년 독감에 대한 손꼽히는 전문가로 떠오른 것은 바로 이렇게 병원 지하실의 병리학 표본을 가지고 작업했기 때문이었다. 옥스퍼드의 연구 논문을 본 던컨은 옥스퍼드에게 전화를 걸었다. 조사팀이 스피츠베르겐으로 출발하기 일년 전이었다. 그는 던컨을 런던으로 초대했고 그들은 그녀의 프로젝트에 대해 오랫동안 이야기를 나눌 수 있었다. 두 사람은 즉시 의기투합했고 그는 열성적으로 던컨의 조사팀에 합류했다. 또한 그는 극도로 신중을 기하는 것이 중요하다는 점에도 동의했다.

"만일 일곱 남자가 양호한 상태로 발견된다면 우리는 대단히 조심해야 한다고 생각했다. 1억 명의 목숨을 앗아 간 바이러스라는 점을 감안할 때에 또 다른 재앙을 초래할 수도 있는 위험을 가볍게 볼 수는 없었다. 우리는 아주 신중하게 조사를 준비했다. 누군가가 감염이 될 위험은 대단히 낮았지만 (냉동 시체가 어떻게 병균을 옮기겠는가?) 만일의 경우에 대비해 생각할 수 있는 모든 예방 조치를 강구하는 것이 중요하다고 생각했다."라고 옥스퍼드는 말했다.

그러한 예방 조치 때문에 마침내 스피츠베르겐에 도착한 조사팀의 발굴 작업은 대단히 느리고 지루하게 진행되었다. 따라서 옥스퍼드는 차를 마시며 생각에 잠길 시간이 아주 많았다. 그 아이디어가 머리에 퍼뜩 떠오른 것은 발굴 팀이 무덤을 파는 동안 오두막에 앉아서 시를 쓰고 있을 무렵이었다. 즉 어쩌면 1918년 독감(스페인 숙녀)이 1918년 무렵에는 이미 전 세계 곳곳에 스며들어 있었을지도 모른다는 아이디어였다. 그의 마음은 급히 다음 단계로 이동했다. 먼저 그는 사람들이 1918년 이전에 그 바이러스에 감염되어 있었음을 증명해 줄 의학 논문을 찾아야 했다. 만일 그런 증거를 찾는다면 그 다음에는 1918년 이전에 독감으로 사망한 사람들의 허파에서 그 바이러스를 추적해야 했다. "나는 1918년의 스페인 독감을 말하는 것이 아니다. 1916년이나 1917년의 스페인 독감에 대해 이야기하고 있다."라고 옥스퍼드는 말했다.

옥스퍼드는 집으로 돌아가 도서관으로 달려갔다. 그곳에서 1918년 이전에 1918년 독감과 비슷한 독감에 걸린 사람들의 사례를 찾기 위해 오래된 학술 논문을 샅샅이 뒤졌다. 찾고자 하는 것을 발견하는 데에는 오랜 시간이 걸리지 않았다. 1916년과 1917년에 의사들이 런던 외곽에 위치한 영국군 훈련소인 올더숏 기지와 프랑스의 영국군 훈련 기지에서 치명적인 호흡기 바이러스처럼 보이는 전염병이 군인들 사이에 유행하고 있다고 보고한 것을 발견했다. 이 질병의 이름은 독감이 아니라 "카타르"였다. 하지만 그 증상은 1918년 독감의 증상과 너무나 흡사했다. 환자들은 청색증을 보였고 많은 수가 사망했다. 옥스퍼드는 1918년에 독감 환자들이 병원에 입원하면 의사와 간호사들이 귀와 입술의 청색증을 보고 환자가 죽을지 안 죽을지를 판단했던 것을 떠올렸다.

이것에 대한 논문 하나가 1917년 7월 14일자 《브리티시 메디컬 저널》에 실렸다. 「화농성 기관지염」이라는 제목의 이 논문에는 "프랑스에 있는 한 영국군 기지에서 유행하는 질병에 대한 사례 연구"라는 부제가 붙어 있었다. 영국 군의관들로 구성된 저자들은 "특히 임상병리학적인 면에 주안점을 두고" 이 질병을 보고했다.

질병이 훈련 기지에 처음 나타난 것은 1916년 12월이었다. 한 달 후 이 질병은 기지 안에서 "소규모 전염병"이 되었다고 그들은 썼다. 질병의 증상은 옥스퍼드에게 너무나 친숙했다. 마치 1918년 독감의 증상을 묘사하는 것 같았다. 한 무리의 환자들이 40도 가까운 고열에 피가 섞인 기침을 하며 병원에 나타났다. 환자들은 맥박이 빨랐고 곧 청색증을 보이기 시작했다. 그들은 허파에 액체가 가득 차서 질식사했다. 덜 심각한 증세를 보인 환자들도 몇 주 동안 고열과 탈진에 시달렸고 간신히 회복했다.

옥스퍼드는 덜 과학적이지만 잊기 어려운 개인적인 사연들도 수집했다. 예를 들어 한 여성은 자기 아버지가 제1차 세계 대전이 발발할 무렵 토론토에 있다가 자원 입대하기 위해 1915년에 영국으로 왔다고 옥스퍼드에게 말했다. 나중에 그녀의 아버지는 군대 내에서 어떤 끔찍한 질병을 보았다고 자주 말했다. 그는 많은 군인들이 독감에 걸리고 또 죽었다고 했다. 하지만 전시 보안 때문에 군인들은 질병과 죽음에 대해 침묵을 지켜야 했다.

옥스퍼드는 생각을 하면 할수록 1918년 독감이 실제로는 훨씬 전부터 시작되었다는 쪽이 완벽하게 말이 되는 것 같았다. 그것은 또 다른 의학적 미스터리인, 1916년에서 1926년 사이에 유럽과 북미 대륙에 등장한 새로운 유행성 뇌 질환의 수수께끼와도 잘 맞아떨어졌다. 이 질병은 기면성 뇌염*으로 알려진 일종의 수면병으로서 갑자기 자취를 감추기 전까지 세계적으로 약 500만 명의 목숨을 앗아 갔다. 어떤 이들은 이 질병이 1918년 독감의 후유증이라고 주장해 왔다. 만일 그렇다면 어떻게 1918년 독감이 등장하기 전에 시작될 수 있는가? 하지만 이 독감이 1918년 이전에 시작되었다면 이야기는 달라진다.

이 수면병은 빈의 의사인 콘스탄틴 폰 에코노모 남작이 1917년에 출판한 논문에서 처음으로 보고되었다. 여기서 폰 에코노모는 이렇게 썼다. "우리는 크리스마스 이후로 일반적 정신 질환과 다른 증상을 보이는 이 환자들을 관찰할 기회를 가졌다. 그럼에도 불구하고 이들은 증상과 발병의 유형에 있어서 일정한 유사성을 보여 임상적 공통성을 가지는 하나의 집단으로 묶을 수 있었다. 우리가 다루고 있는 질병은 증세가 특이할 정도로 오래 지속되는 일종의 수면병이었다."

환자들은 24시간 잠을 잤다. 깨우면 일어나고 질문에 대답하고 명령을 수행할 수는 있었지만 마치 몽유병 환자 같았다.

"혼자 두면 다시 수면 상태로 돌아간다."라고 폰 에코노모는 썼다. 일부는 몇 주 내에 사망했고 다른 이들은 몇 주 내지 몇 달 동안 질질 끌면서 깊은 수면과 혼수 상태 사이를 오갔다. 이 병에 걸린 사람들은 가끔 살아나기도 했다. 하지만 결코 완치되지는 못했다. 위기를 넘겨 더 이상 아프지 않게 되면 그들은 움직임 없이 멍하니 앉아 있었다. 주위에서 벌어지는 일들을 알고는 있지만 활동을 중지한 화산처럼 무기력하고 둔감했다. 많은 이들의 경우 이 병은 파킨슨병의 형태로 진행됐다. 파킨슨병은 운동을 관장하는 뇌의 일부가 파괴되면서 나타나는 신경성 질병으로 근육이 경직되어서 움직일 수도 반응할 수도 없으며 가면처럼 굳은 얼굴 뒤에 무슨 생각과 감정이 있는지도 읽을 수 없다.

이 질병의 원인을 찾기 위해 폰 에코노모는 환자의 뇌를 부검하여 병원 미생물을 찾아보았다. 그는 부검한 뇌 속에서 원숭이에게 동일한 질병을 옮길 수 있는 바이러스를 하나 찾아냈다. 하지만 그는 그 바이러스를 분리하거나 바이러스의 종류가 무엇인지 알아내지 못했다.

폰 에코노모는 일부 환자들이 처음에는 호흡기 질환을 앓기 시작하는 것에 주목했다. 그러나 그렇지 않은 환자들이 더 많았다. 그는 이 새로운 질병이 당시에 유럽에서 유행하고 있던 "유행성 감기"의 결과라고 생각하지 않는다고 특별히 언급했다. 하지만 이후의 다른 과학자들은 이 수면병이 1918년 독감의 특이한 결과라고 주장했다.

1982년 미국 질병 통제 센터의 R. T. 레이븐홀트와 윌리엄 G. 포이지는 워싱턴 주 시애틀과 사모아 제도의 전염병 자료에 기초하여 이 질병의 인과 관계를 분석했다.

기면성 뇌염이 유행하던 시절, 시애틀의 과학자들은 기면성 뇌염으로 목숨을 잃은 142명의 사망자와 독감 사이에 직접적인 관련이 있는 것으로 보인다고 보고했다. 어떤 지역 신문은 기사에서 이 질병과 독감을 연결하려고 했다. 《시애틀 타임스》의 1919년 11월 29일자 기사는 "현재 영국에서 유행 중이고 미국의 다양한 지역에서 보고되고 있는 이 질병에 걸린 환자가 우리 지역에서 발생하기는 이번이 처음이다. 이 질병이 스페인 독감의 후유증인지는 확실히 밝혀지지 않았지만 리버튼의 환자 두 명 모두 지난해 독감을 앓았다."라며 시애틀의 한 교외 지역 주민들을 언급했다.

기면성 뇌염 증세를 보이기 직전에 독감에 걸린 적이 있는 142명 외에도 발병 시기가 명확하지 않은 사망자가 18명 더 있었다. 그럼에도 불구하고 사람들은 독감과 이 질병을 연관지었다. 예를 들면 1924년에 사망한 61세의 여성은 사망 부고란에 "1918년에서 1924년까지 독감에 뒤를 이은 마비 증세로 고통받다가" 사망한 것으로 묘사되었다.

대부분의 과학자들은 그런 연관성에 대해 의문을 제기했는데 그것은 마치 오래된 논리적 함정 같았다. 두 사건이 선후 관계에 있다고 해서 첫 번째 사건이 두 번째 사건의 원인이라고 단정할 수는 없었다. 그것은 돼지 독감 백신이 부작용을 일으켰다고 주장한 사람들이 걸린 함정과 비슷했다. 수백만의 사람들이 예방 접종을 받게 되면, 당연히, 그저 우연에 의해서, 백신을 맞은 지 며칠 안에 누군가가 죽거나 심장 마비나 뇌졸중을 일으키게 되어 있었다. 그렇다고 해서 백신이 죽음이나 심장 마비나 뇌졸중의 원인이라는 의미는 아니었다. 1918년에 살아 있던 사람들은 대부분 이 독감에 걸렸다. 기면성 뇌염이 독감과 아무 관련이 없다고 해도 오로지 우연에 의해서 기면성 뇌염에 걸린 사람들의 대부분은 독감에도 걸렸을 것이었다. 독감이 크게 유행한 지역의 주민을 예로 들어 독감과 기면성 뇌염의 관련성을 주장하는 것은 설득력이 떨어졌다. 상관 관계를 비교할 수 있는 뚜렷한 대조 그룹이 있어야 했다.

바로 그런 필요에 맞을 수도 있는 실험이 우연히 이루어졌던 곳이 세상에 딱 한 곳 존재하는 것으로 드러났다. 바로 사모아 제도였다.

독감은 1918년 11월 7일 열대의 낙원 서사모아 제도에 상륙했다. 오클랜드에서 온 탈룬이라는 증기선의 선원들과 함께 들어온 것이었다. 두 달 후, 섬 주민 8000명이 독감으로 사망했다. 전체 인구의 5분의 1이었다.

서사모아의 비극은 100마일(약 160킬로미터) 남짓 떨어진 아메리칸사모아의 주민들에게는 소름끼치는 경고였다. 주민들은 이 질병이 올까 봐 겁에 질렸다. 질병을 막기 위해 그들은 외부 세계와의 접촉을 전면 금지했다. 엄격한 격리 정책 덕분에 아메리칸사모아 섬들은 독감의 손아귀에서 가까스로 벗어날 수 있었다.

이제 질문을 제기할 차례였다. '기면성 뇌염은 어떻게 되었을까? 1918년 독감과 상관없이 그곳에도 기면성 뇌염 환자가 발생했는가?'

자료만 보면 독감 균주가 뇌 질환을 일으키는 것 같았다. 사모아에서는 1919년에서 1922년 사이에 79명이 기면성 뇌염으로 사망했다. 아메리칸사모아에서는 이 질병으로 2명이 숨졌다.

심증은 가지만 확실한 증거는 아니라고 옥스퍼드는 판단했다. 그럼에도 불구하고 무시하기 힘든 증거였고 그래서 그는 병원에 보관된 병리학 표본으로 다시 돌아갔다. 보관된 표본들 속에 어떤 해답이 있을지도 몰랐다. 1918년 독감 균주가 그 이전에도 존재했을까? 이 독감이 뇌를 공격했을까?

옥스퍼드는 학생들을 지하실로 다시 보내 1916년에서 1917년에 독감으로 사망한 사람들의 허파 조직을 찾게 했다. 그리고 가능성이 있어 보이는 표본들을 몇 개 찾아냈다. 그는 제프리 토벤버거가 1918년 시료들의 표본 작업을 끝내는 대로 이 표본들을 분석해 주기를 원했다. 한편 토벤버거 역시 1916년과 1917년의 독감 환자 표본을 찾아 미국군 병리학 보관소의 전산 자료를 검색했다. 하지만 그는 하나도 찾아내지 못했다.

존 옥스퍼드의 학생들이 런던의 먼지 쌓인 지하 창고를 뒤지는 동안 홍콩의 케네디 쇼트리지 박사 또한 1918년 독감이 1918년 이전에 시작된 것이 아닌가를 의심하고 있었다. 그에게는 보관되어 있는 표본이 없었기 때문에 다른 방법으로 해답을 찾아 나섰다. 단서는 제프리 토벤버거와 앤 레이드의 분자 유전학 연구 결과 속에 들어 있다고 그는 주장했다.

쇼트리지는 H5N1 조류 독감 바이러스가 유행한 1997년의 위기 상황 때부터 의심을 품기 시작했다. 어쩌면 1918년 독감도 이런 식이 아니었을까? 1997년 조류 독감이 하나의 사건으로 끝난 것은 홍콩 당국의 신속한 대처 덕분이었다. 하지만 "만일 150만 마리의 닭들과 다른 가금류를 도살하지 않았다면 인류는 또 다른 대규모 유행병의 공격을 받았을지도 모른다."라고 쇼트리지는 썼다.

세계적인 독감들의 공통점 가운데 하나는 그 기원이 모두 홍콩 옆에 자리한 중국 남부의 광둥성이라는 점이라고 쇼트리지는 강조했다. 심지어 역사상 최초로 기록된 세계적인 유행성 독감조차 1888년 9월과 10월 중국의 광둥성에서 시작되었다고 쇼트리지는 말했다. 1918년 독감이 중국 남부에서 조류 독감으로부터 시작된 것은 아닐까?

토벤버거와 레이드의 최근 연구 결과로 보면 분명 그럴 법한 가정이었다. 토벤버거의 연구팀은 유전자 낚싯바늘로 바이러스 유전자 파편들을 낚아 올릴 수 있음을 깨닫자마자 제일 먼저 어느 유전자에 집중할 것인지 선택해야 했다. 그들은 가장 확실한 표적, 헤마글루티닌 유전자를 선택했다. 그것은 감염된 사람들의 몸속에서 면역 반응을 유발하는 유전자이며 1918년 바이러스의 맹독성을 설명해 주는 단서를 지니고 있으리라 의심해 온 유전자였다. 이 유전자는 또한 쇼트리지가 제기한 질문 '이 바이러스는 어디에서 왔는가? H5N1 홍콩 독감처럼 조류에서 기원한 것일까? 아니면 1976년 돼지 독감처럼 돼지에게서 사람으로 건너뛴 것일까?'에 대한 해답을 주는 데 도움이 될 수 있었다.

사실, 그 질문에 대답하기 위해 토벤버거의 연구팀은 1918년 독감 바이러스의 헤마글루티닌 유전자와 조류 독감의 헤마글루티닌 유전자, 그리고 돼지 독감의 헤마글루티닌 유전자의 염기 서열을 비교해야 했다. 그런 다음 컴퓨터 프로그램을 사용하여 조류 독감의 헤마글루티닌 유전자를 1918년 독감의 헤마글루티닌 유전자로 변환시키기 위한 경로와, 돼지 독감 바이러스의 유전자를 1918년 독감 바이러스의 유전자로 변환시키기 위한 가장 간단한 유전적 경로를 알아보았다. 변환되는 데 얼마나 많은 돌연변이가 있어야 하는가? 필요한 돌연변이의 최소 횟수는 얼마일까?

그들은 유전자 염기 서열을 기초로 컴퓨터 프로그램을 돌려 이론적인 가계도를 만들었다. "이 프로그램은 아주 많은 방법으로 돌릴 수 있다."라고 토벤버거는 말했다. 경로는 달라도 같은 결과로 이어지는 다수의 길이 언제나 존재했다. 하지만 연구팀이 어느 길을 택해도 기본적인 결론은 언제나 똑같았다. 1918년 독감은 돼지 독감과 닮았지만 조류 독감으로부터 곧장 변환될 수는 없었다. 먼저 인간이나 돼지의 몸속에서 증식하며 적응하고 변환하는 단계를 거쳐야만 했다.

쇼트리지는 1918년 독감 바이러스가 어쩌면 50년 동안 하나의 조류 독감에서 인간을 감염시킬 수 있는 다른 조류 독감으로 단계적으로 변화하여 전 세계 모든 사람들에게 치명적인 균주로 발전했을지도 모른다는 의견을 제시했다. 즉 오랫동안 그 균주와 함께 살아온 중국 남부 사람들을 제외한 전 세계 사람들 말이다. 사실 쇼트리지는 1918년 중국 남부의 기록을 살펴본 결과, 1918년 독감이 그곳에서는 특별히 치명적인 영향을 끼치지 않았으며 다른 지역에서 그 독감이 끼친 영향과 명백하게 다르다는 것을 발견했다고 말했다.

"이 바이러스는 아주 오랫동안 돌아다니고 있었다. 어쩌면 다른 바이러스들과 함께 돌아다니고 있는지도 모른다."라고 쇼트리지는 말했다.

만일 쇼트리지가 옳다면 독감이 어디서 왔는가 하는 의문은 바이러스가 어떻게 유럽으로 이동했는지에 대한 질문으로 바뀌어야 할 것이다. 여기에도 쇼트리지는 대답을 가지고 있다. 제1차 세계 대전 동안 수많은 중국인 노동자들이 프랑스로 가서 연합군을 위해 참호를 팠다. 독감 바이러스는 그들을 따라가 손쉽게 전 세계를 휩쓴 유행병을 촉발시킬 수 있었다고 그는 주장한다.

하지만 옥스퍼드와 쇼트리지가 제기한 주장에 모든 사람이 수긍한 것은 아니었다.

예를 들어 제프리 토벤버거는 1918년 독감 바이러스의 헤마글루티닌 유전자 염기 서열에서 얻은 증거를 인용하면서 1918년 독감 바이러스가 1918년 이전부터 돌기 시작했으리라는 점에는 동의했다. 토벤버거와 그의 연구팀은 1918년 독감의 염기 서열을 분석하고 그러한 염기 서열이 어떻게 이전 독감 바이러스들로부터 돌연변이를 통해서 생겨났을지 고민한 결과, 1918년 바이러스가 1900년에서 1915년 사이의 어느 시점에 등장하여 사람들을 감염시키기 시작했다고 결론지었다. 게다가 그는 미국에서 독감 사망률이 1915년부터 증가하기 시작하여 1917년까지는 계속 증가하다가 그 후로 약간 떨어졌고 1918년에 절정을 이룬 점이 흥미롭다고 말했다. 하지만 1918년 이전의 독감 사망률의 점진적인 상승이 1918년 독감 대유행의 시작 때문인지, 아니면 훨씬 덜 위험한 다른 독감 균주의 미약한 변화들을 반영하는 결과에 불과한지는 대답하기 어렵다고 말했다.

그리고 토벤버거는 옥스퍼드가 언급한 영국군 훈련 기지 내의 죽음에 관한 논문들에는 수긍하지 않았다. "존이 말한「화농성 기관지염」논문에서 언급된 질병은 독감처럼 보이지 않으며 논문에 묘사된 증세는 1918년 독감의 병리학 증세와 잘 맞지 않는 것으로 보인다."

또한 토벤버거는 1918년 독감이 중국에서 시작되었다는 쇼트리지의 가설에 대해서도 회의적이다. "나는 이 가설을 지지할 어떤 증거도 발견하지 못했다." 그러면서 1919년에 영문판 《내셔널 메디컬 저널 오브 차이나》에 실린 한 "탁월한 논문"에서는 1918년 독감이 미국과 유럽에서 그랬던 것과 정확하게 동일한 경향성이 중국의 하얼빈에서 나타남을 보여 주고 있다고 덧붙였다. 1918년 봄에 대단히 전염성이 강하지만 치명적이지는 않은 독감의 1차 엄습이 있었고 그해 가을에 치명적인 두 번째 엄습이 뒤따랐다. 1918년 가을에 찾아온 그 바이러스는 미국에서 돼지들을 공격한 것과 마찬가지로 중국에서도 돼지들을 감염시켜 죽게 만들었다는 것이다.

"이런 사실들을 종합해 볼 때 1918년 봄에는 독감이 이미 전 세계에 퍼져 있었다는 결론을 내려도 무방할 것이다."라고 토벤버거는 말했다. 하지만 "독감이 미국이 아니라 중국에서 시작되었음을 입증할 만한 증거는 존재하지 않는다. 어느 쪽이든 가능하다."라고 그는 덧붙였다.

토벤버거에게 있어서 1918년 독감의 기원에 관한 미스터리와, 왜 그 바이러스가 1918년 전에 이미 돌아다니고 있었는 데도 사람들이 알아차리지 못했는지에 대한 의문은 여전히 풀리지 않는 숙제로 남아 있다. 핵심적인 단서는 1918년 이전에 독감으로 사망한 사람들의 잘 보존된 허파 조직 속에 있을지도 모른다. 그는 언젠가 그 보물을 미국군 병리학 보관소에서 찾아낼 수 있기를 희망하고 있다.

두 번째 미스터리는 "왜 독감이 20대에서 40대 사이의 젊은 사람들의 목숨을 주로 앗아 갔는가?"라는 것이다. 그것은 독감의 일반적인 사망 경향과 너무나 대조적이기 때문에 많은 바이러스학자들을 곤혹스럽게 만들었다. 다른 독감들은 아주 나이가 많거나 아주 어린 사람들의 목숨을 앗아 갈 뿐 인생의 절정기에 있는 젊은 성인들은 건드리지 않았다.

그러나 이 미스터리는 쉽게 풀린다고 뉴욕 마운트 시나이 의과 대학 미생물학과 학과장인 피터 팔리스는 말한다.

팔리스는 연한 푸른 눈에 쇠테 안경을 쓴 차분한 중년의 교수로 여전히 모국 오스트리아의 품위와 예의범절을 지키는 사람이다. 어느 맑은 봄날, 그는 뉴욕 이스트 강이 내다보이는 넓은 창을 등지고 사무실의 책상 앞에 앉아 자신이 1918년 독감에 대한 확신에 이르게 된 과정을 이야기했다.

팔리스는 독감 연구와 독감 바이러스의 비밀을 탐구하는 일에 말 그대로 학자로서의 전 생애를 바쳤다. 그는 원래 화학자로서 독감 바이러스가 증식하여 세포를 깨고 나갈 때 사용하는 효소인 뉴라미니데이즈의 억제 물질을 연구했다. 그 일은 독감 바이러스에 대해 이해하고 독감 바이러스가 어떻게 작용하는지에 대해 알고 싶다는 욕망으로 이어졌다.

1976년 무렵에 그는 마운트 시나이 의과 대학으로 와서, 미생물학과 학과장이었던 에드 킬번 교수 밑에서 일했다. 그는 자신이 속해 있는 분야의 원로들이 정부에 돼지 독감 면역 캠페인을 전개하도록 촉구하는 과정을 경이로운 눈으로 지켜보았다. 그러나 팔리스는 딕스 기지의 바이러스가 인간에게 위험하지 않다고 믿었기 때문에 돼지 독감 면역 캠페인은 실수라고 생각했다. 돼지 바이러스가 사람들 사이에서 전염되려면 인간의 허파 속에서 무럭무럭 증식할 수 있을 만한 유전적 변화를 거쳐야 했다. 팔리스는 만에 하나 그 바이러스가 치명적인 유행병을 유발할 가능성을 생각해서 백신을 만들어 비축해 두는 것이 최선이라고 생각했다. 그러나 그는 침묵을 지켰다. 신출내기에 불과한 자신이 정부 관리들에게 돼지 독감에 대하여 조언을 할 만한 위치에 있지 않다고 생각했기 때문이었다.

"나는 시시한 조교수에 불과했다. 나에게 뭔가를 물어보는 사람은 많지 않았다."라고 팔리스는 말했다.

대신에 그는 독감 바이러스의 유전학과 생화학을 이해하기 위해 연구에 몰두했다.

1918년 독감이 왜 젊은 성인들의 목숨을 앗아 갔는가를 물어보자 팔리스는 잘 알려져 있는 현상을 언급하는 것으로 설명을 시작했다. 그야말로 모든 바이러스성 질병은 어린이보다 십대에게, 십대보다는 젊은 성인들에게 더 치명적이라는 것이다. 홍역과 수두, 천연두를 생각해 보라고 그는 말했다. 이런 질병들은 미국 대륙 원주민과 에스키모 사이에 들불처럼 유행하며 성인들의 목숨을 무자비하게 앗아 갔다. 하지만 질병에 감염된 아이들은 훨씬 경미한 증세를 보였다. 따라서 연령에 비례해 독감의 사망률이 늘어나는 것은 전혀 놀랄 일이 아니다. 나이가 들수록 새로운 바이러스에 더 취약한 것은 당연히 예상되는 바였다.

그렇다면 40대 이상의 연령층에서 사망률이 뚝 떨어진 이유는 어떻게 설명할 수 있을까? 가장 가능성 있는 설명은, 병독성이 강하지 않은 비슷한 바이러스가 이전에 나타났고 그 바이러스에 노출되었던 사람들은 1918년 독감 바이러스에 면역성을 갖게 되었던 것이라고 팔리스는 말했다.

제프리 토벤버거도 같은 결론에 도달했다. 하지만 이제 그에게는 가장 기본적인 질문이며 살인 독감 미스터리에서 가장 핵심적인 의문이 남았다. 왜 1918년 독감은 그토록 치명적이었을까?

여기에 대해 토벤버거는 세 가지 가설을 생각했다. 모두가 1918년 독감의 병독성에 대한 그럴 법한 설명이었다. 그는 하나씩 가설을 점검해 나갔다.

바이러스의 헤마글루티닌 유전자가 단서를 제공하리라는 것이 첫 번째 희망이었다. 결국 이 유전자는 독감 바이러스의 표면에 돌출해 있는 두 가지 단백질 중 하나였다. 이것은 바이러스가 숙주의 세포 안으로 들어갈 때 사용하는 단백질로서 인체의 면역 체계가 독감과 싸울 때 사용하는 방법 중에 하나가 바로 독감 바이러스의 헤마글루티닌 단백질을 봉쇄하는 것이다.

헤마글루티닌 단백질은 독감 바이러스가 사람의 허파에서만 증식하는 이유이기도 하다. 독감 바이러스가 세포를 감염시킬 때 헤마글루티닌 단백질의 커다란 전구체를 만드는데 이 전구체는 숙주 세포 내 효소에 의해 둘로 나뉘어야 한다. 그리고 이 효소는 오직 인간의 허파 속에만 존재하기 때문에 독감 바이러스는 허파 세포 속에서만 증식할 수 있다.

1918년 독감에 대한 첫 번째 가설은 전구체 단백질이 허파 세포 이외의 세포 효소에 의해 쪼개질 수 있도록 헤마글루티닌 유전자에 돌연변이가 일어났으리라는 것이다. 만일 그렇다면 독감은 다른 신체 조직과 기관들에도 침입할 수 있게 되어 치명적인 병독성을 발휘할 수 있게 된다. 예를 들어 바이러스가 뇌 세포에도 침입하여 기면성 뇌염을 유발할 수도 있을 것이다.

토벤버거와 앤 레이드는 1918년 독감 바이러스의 헤마글루티닌 유전자 염기 서열을 신중하게 짜 맞추면서 너무 큰 희망을 품지 않으려고 애썼다. 만약 첫 번째 가설이 옳은 것으로 드러난다면 그것은 너무 쉬운 일이 될 터였다.

어쨌거나 실망스럽게도 헤마글루티닌 단백질의 분할 지점은 완벽하게 평범한 것으로 드러났다. 1999년 2월 16일, 그들은 《미국 국립 과학 아카데미 논문집》에 헤마글루티닌 유전자의 염기 서열을 밝히는 논문을 발표했다. 이 바이러스가 뇌 세포나 신체의 다른 조직에 전파되었다 해도 그게 헤마글루티닌 유전자의 돌연변이 때문은 아니었다.

첫 번째 가설이 배제되자 토벤버거는 또 하나의 인기 있는 가설로 이동했다. 뉴라미니데이즈 유전자의 돌연변이 때문에 바이러스가 허파 밖 다른 신체 기관으로 퍼져 나올 수 있었다는 가설이었다. 이 아이디어는 생쥐 실험에서 나왔다. 생쥐는 일반적으로 독감 바이러스에 저항성을 가지고 있다. 하지만 과학자들이 체계적이고 반복적으로 생쥐의 뇌에 인간 독감 바이러스를 직접 주사하자 바이러스의 뉴라미니데이즈 유전자가 결국에는 돌연변이를 일으켜 치명적인 뇌염을 일으켰다. 결론은, 1918년 독감이 유사한 돌연변이를 일으켜 인간의 뇌에서 증식할 수 있었다는 것이다. 이것은 폰 에코노모의 기면성 뇌염과 1918년 독감의 치명적 병독성을 하나로 묶는 흥미로운 가설이었다.

이 돌연변이 덕분에 뇌 세포 효소들은 간접적인 방법으로 독감 바이러스의 헤마글루티닌 단백질을 쪼개고 결국에는 헤마글루티닌 유전자의 돌연변이에 의한 것과 동일한 결과를 낳은 것이다. 하지만 생쥐를 감염시키는 뉴라미니데이즈 돌연변이는 대단히 특이한 경우로 자연적으로 나타나는 독감 바이러스에서는 보고된 바가 없었다. 그러나

1918년 독감에서 그러한 돌연변이가 일어나 치명적인 독감이 되었을 가능성은 여전히 존재했기 때문에 토벤버거와 레이드는 헤마글루티닌 유전자 분석을 마치자마자 뉴라미니데이즈 유전자를 분석해 보았다.

하지만 토벤버거와 레이드는 뉴라미니데이즈 유전자에 돌연변이가 일어났다는 증거를 전혀 발견하지 못했다. "우리는 바이러스가 허파 밖으로 나올 수 있었으리라는 가설을 지지할 만한 어떤 분자생물학적인 증거도 갖고 있지 않다. 지금까지 알려진 돌연변이들에 대해 조사해 보았지만 아무 소득도 없었다. 그래서 이제는 특이한 유형의 돌연변이를 찾고 있다."라고 토벤버거는 말했다.

다음 단계는 팔리스가 제안한 가설을 조사하는 것이었다.

팔리스가 아이디어를 얻은 것은 거의 우연이었다.

팔리스와 그의 동료들은 다른 부분은 그대로 놓아두고 특정 독감 유전자에만 인공적으로 돌연변이를 일으킨 바이러스를 가지고 실험 중이었다. 괴물 독감을 만들려는 것이 아니라 돌연변이를 일으키는 기술을 연구하고 있었다. 그것은 백신 생산에 중요한 기술이었다. 이렇게 하면 감염 증세는 나타나지 않으면서도 (의도적인 유전적 변이 때문에 위험이 제거되기 때문이다.) 면역 반응은 일으키는 바이러스를 만들 수 있었다.

이 일의 일부로 팔리스 박사와 마운트 시나이 의과 대학의 아돌포 그라시아 사스트르 박사, 그리고 빈 의과 대학의 토머스 무스터 박사는 NS*1이라고 불리는 유전자가 빠진 독감 바이러스를 연구하기로 결정했다. NS1은 바이러스 표면이 아닌 내부의 단백질을 만드는 유전자인데 NS1 단백질이 무슨 일을 하는지는 아는 사람이 아무도 없었다. NS1이 빠진 바이러스를 연구함으로써 NS1 단백질의 기능을 알아낼 수 있을 것이었다.

놀랍게도 NS1 유전자가 없는 독감 바이러스는 인터페론 생산 능력이 없는 변종 생쥐의 몸속에서 증식할 뿐 아니라 생쥐를 죽일 수도 있었다. 인터페론은 바이러스에 대한 신체 방어 체계의 일부인 백혈구에서 만들어지는 단백질이다. 일반적으로 세포가 바이러스에 감염되면 인터페론이 세포 안으로 들어와 바이러스의 증식을 억제하여 바이러스 감염의 차단을 돕는다.

마치 독감 바이러스의 NS1 단백질은 인터페론에 저항하는 무기인 것 같았다. 인터페론이 바이러스를 요격하는 미사일이라면 NS1은 바이러스가 인터페론을 공격하는 대(對)탄도 미사일쯤 되는 셈이다.

팔리스는 스스로 생각하기에 명백한 결론에 도달했다. 만일 NS1이 슈퍼 NS1로 돌연변이를 일으킨다면 인터페론의 항(抗)바이러스 작용을 무력화시킬 수 있기 때문에 치명적인 병독성을 나타낼 수 있으리라는 것이었다. 그러한 독감 바이러스는 살인마가 될 수 있었다. 그것이 1918년 독감의 비밀인지도 모른다고 팔리스는 제안했다.

"나는 토벤버거에게 전화해서 1918년 독감의 NS1 염기 서열을 알고 싶다고 말했다."라고 팔리스는 말했다.

만일 그 가설이 틀린 것으로 나온다면?

"지금 시점에서는 그것을 고려하고 싶지 않다. 하지만 누군가가 처음부터 다시 시작해야 할 것이다."라고 팔리스는 말했다.

토벤버거는 NS1 유전자가 최종 해답인지에 대해 회의를 품고 있다. 토벤버거가 NS1 유전자의 염기 서열을 밝혀내기 위해 최대한 빨리 작업하고 있는 것은 사실이지만 그는 팔리스의 가설에 결함이 있다고 생각한다.

만일 1918년 독감 바이러스가 인체의 면역 체계를 피할 수 있는 단일하고 간단한 유전적 변화를 거쳤다면 왜 그 변화는 이후의 바이러스들에서는 사라진 것일까? 다윈의 자연 선택 이론에 따르면 1918년 이후에 나타나는 모든 바이러스들에 그러한 돌연변이 유전자가 존재해야 한다. 왜냐하면 그 유전자가 바이러스에게 대단히 큰 경쟁력을 부여할 것이기 때문이다.

"만일 1918년 NS1 유전자가 정말로 인터페론의 역할을 방해하는 능력을 갖고 있었다면 왜 미래에 등장한 바이러스들은 그러한 '긍정적인' 변화를 배제하는 쪽으로 돌연변이를 일으켰을까?"라고 토벤버거는 물었다.

토벤버거는 자기만의 가설을 가지고 있다. 그는 1918년 독감을 무장시켰을 단일한 살인 무기를 찾지는 않는다.

그가 가장 선호하는 첫 번째 설명은, 독감 바이러스가 젊은 사람들이 이전에 접해 본 적이 없는 전혀 새로운 바이러스였고 따라서 젊은 이들은 항체를 가지고 있지 않았다는 것이다. 그리고 이 바이러스는 특히 사람의 세포 속에서 잘 자라고 빠르게 번식하기 때문에 허파 속에 엄청나게 많은 수의 바이러스가 생겨나게 되었다. 이것이 폐렴으로 이어져 다량의 허파 세포가 죽고 출혈 뿐 아니라 막대한 체액의 유입이 일어났다. 간단히 말해서 치명적인 1918년 독감의 전형적인 징후와 증세로 이어지는 것이다.

이러한 설명이 맞다면 독감을 살인마로 만드는 단일한 돌연변이가 일어났을 가능성은 매우 낮다고 토벤버거는 말한다. 대신에 바이러스

내에서 "다수의 미세한 변화들이 일어나 이로 인해 생겨난 유전자 산물들이 서로 찰떡궁합으로 작용했을" 것이라고 토벤버거는 말했다. 하지만 "이러한 상호 작용을 대부분 이해하지 못하기 때문에 염기 서열의 미세한 변화들을 즉시 파악하기는 어려울 것"이라고 그는 덧붙였다.

한편 사람을 죽이는 능력이 너무나 뛰어난 1918년 독감은 독감 바이러스들에서도 가장 먼 가장자리에 위치하고 있기 때문에 이 바이러스에 어떤 돌연변이가 일어나든 덜 치명적인 쪽으로 이동하게 될 것이라고 토벤버거는 말했다. 1918년 독감은 완벽하게 균형 상태에 있는 바이러스이기 때문에 아주 조금만 변화를 주어도 더 평범한 독감 바이러스 쪽으로 추가 기울어진다는 것이다.

이 바이러스의 유례가 없는 치명적인 병독성과, 살아남은 사람들이 면역성을 갖게 되었다는 사실을 연결해 볼 때 1918년 독감 바이러스가 세상에서 사라진 것처럼 보인 것은 그리 놀라운 일이 아니라고 토벤버거는 말했다. 바이러스는 병독성이 덜한 쪽으로 돌연변이를 일으키거나 소멸했을 것이다.

하지만 또 하나의 설명이 남아 있다. 토벤버거는 이 설명이 옳을 가능성은 낮지만 완전히 배제할 수는 없다고 보고 있다. 그것은 1918년에 살았던 사람들은 1918년 독감에 대해 특이한 면역 반응을 보였다는 가설이다. 사람들이 1918년 독감에 목숨을 잃은 것은 이전에 등장했던 다른 독감 바이러스(아마도 1918년 독감보다 28년 전에 찾아온 1890년 독감이 가장 가능성이 높겠지만)에 의해 촉발된 특이한 면역 반응일 가능성이 있었다.

1890년 독감에 한 번 노출되었던 아기나 어린아이들이 1918년 독감에 대하여 과도하게 많은 항체를 만들었다면 어떻게 되겠는가 하고 토벤버거는 물었다. 1890년 독감과 1918년 독감의 바이러스가 표면에 비슷한 단백질을 가지고 있어서 1890년 독감의 항체가 1918년 바이러스를 지나치게 격렬하게 공격했다면? 그런 일이 일어났다면 독감 바이러스가 아니라 면역 체계 자체가 죽음을 가져올 수도 있었다. 1918년 독감 바이러스에 과잉 반응을 하면서 백혈구 세포와 체액이 독감 환자의 허파 속으로 과도하게 밀려 들어간 것이다. 건강한 사람일수록 면역 체계는 뛰어나기 때문에 1918년 바이러스에 감염되었을 때 사망하게 될 가능성도 더 높아질 것이다.

이 이론이 옳다면 1918년 독감 바이러스는 그 자체로는 치명적이지 않지만 잘못된 시기에 나타났기 때문에 수많은 사람들의 목숨을 앗아 갔다는 의미가 된다. "물론 이 이론을 증명하려면 1890년 바이러스를 찾아내야 한다."라고 토벤버거는 덧붙였다. 그리고 토벤버거에게 있어서 1890년 바이러스를 찾아낼 유일한 희망은 미국군 병리학 보관소를 뒤지는 것이다.

어떤 면에서 이것은 대단한 좌절이다. 과학자들은 수많은 사람들을 죽인 살인마, 1918년 독감 바이러스를 체포했다. 그러나 그들은 범인의 살인 무기가 무엇인지 여전히 알지 못하고 있다.

"확실한 용의자를 붙잡은 것은 분명하다. 하지만 살인이 어떻게 일어났는지는 아직 알지 못한다."라고 토벤버거는 말했다.

이 이야기가 추리 소설이었다면 형사가 단서를 가지고 용의자를 잡았을 때 용의자는 범행 일체를 자백했을 것이다. 하지만 이것은 과학이고 과학에서는 모든 문제가 항상 깔끔하게 해결되지는 않는다. 과학에서는 새로운 발견의 문이 열릴 때마다 수많은 새로운 질문들이 따라 들어온다.

무기를 찾아내느냐 찾아내지 못하느냐는 그다지 중요하지 않을 수도 있다. 오늘날의 의사들은 1918년의 의사들이 구할 수 없었던 신종 의약품으로 무장하고 있다. 이제는 너무 아파서 질병과 싸울 능력이 없는 독감 환자들의 허파 속으로 제 세상을 만난 듯이 우르르 밀고 들어오는 폐렴 병균을 막아 낼 항생제들이 존재한다. 더 이상 수많은 젊은이들이 독감 바이러스에 이어 찾아오는 세균성 감염 때문에 목숨을 잃지 않을 것이다. 그리고 독감 감염을 어느 정도 완화시켜 살인 독감의 공격을 무디게 해 주는 약들도 있다. 또한 1918년 독감의 혜마글루티닌 유전자가 있으니, 만에 하나 이 바이러스가 다시 돌아올 경우 제약 회사들은 인류를 지킬 백신을 만들 수도 있을 것이다.

하지만 완전히 안심하기는 어렵다.

앞으로 나타날 새로운 살인 독감은 1918년 독감과 유사한 모습일까? 아니면 1918년 독감 바이러스는 하나의 독감 바이러스가 완벽하게 치명적인 균주로 만들어질 때 무슨 일이 일어날 수 있는지를 보여 준 하나의 예에 불과했던 것일까? 다음번 살인 바이러스는 나름의 방식으로 이상적인 살인 무기를 갖춘 새로운 변종일까?

제프리 토벤버거는 다음번 살인 독감 바이러스가 어떻게 생겼을지 예상하는 것은 불가능하다고 여기는 사람들 중에 하나이다. 우리가 가진 유일한 희망은 방심하지 않으면서, 때가 오기를 기다리는 흉악한 괴물을 신중한 눈으로 감시하는 것뿐이다.

어쩌면 중국에서 어린아이와 새 사이에 이루어진 순박한 만남 속에서 새로운 살인 독감이 태동하고 있는지도 모른다. 또는 지금 이 순간에조차 한 젊은이가 두 개의 독감 바이러스에 동시에 감염되고 있을 수도 있다. 두 바이러스는 젊은이의 허파 속에서 섞여 유전자를 재배열할 것이다. 마법약 속에서 나타나는 것은 새로운 바이러스, 돌연변이 키메라, 1918년 독감 바이러스처럼 완벽하게 파괴적인 새로운 변종일 수도 있으리라.

우리가 독감에 대해 점점 오만해지는 동안, 이 흔해 빠진 질병 뒤에 숨은 새로운 전염병이 지금 이 순간에도 파괴력을 모으고 있을 지도 모른다. 다음에 찾아올 대규모 유행병에서 살아남기 위해 과거에 대한 더 나은 이해로 무장하지 않는다면 말이다.

FLU

주(註)

Richard E. Shope. "Old, Intermediate, and Contemporary Contribution to Our Knowledge of Pandemic Influenza," *Medicine*, 23 (1944): 422~23쪽.

29 미국 인구의 25퍼센트

Gerald F. Pyle, *The Diffusion of Influenza: Patterns and Paradigms* (Totowa, N.J.: Rowman & Littlefield, 1986), 30쪽.

29 해군과 육군의 추정치

Alfred W. Crosby, *America's Forgotten Pandemic* (Cambridge: Cambridge University Press, 1989), 203쪽.

32 산세바스티안과 마드리드의 독감

Richard Collier, *The plague of the Spanish Lady* (London: Allison & Bushy, 1966), 7~8쪽.

33 애커 병장의 편지

Edward M. Coffman, *The War to End All Wars: The American Military Experience in World War I* (New York: Oxford University Press, 1968), 80쪽.

34 스페인 독감이라는 이름이 고착화 된 것

Richard E. Shope. "Old, Intermediate, and Contemporary Contribution to Our Knowledge of Pandemic Influenza," *Medicine*, 23 (1944): 419쪽.

34 포드사와 산쿠엔틴 교도소

Alfred W. Crosby, *America's Forgotten Pandemic* (Cambridge: Cambridge University Press, 1989), 18쪽.

35 영국에서의 독감

Richard Collier, *The plague of the Spanish Lady* (London: Allison & Bushy, 1966), 8쪽.

35 아시아에서의 독감

Richard E. Shope, "The R. E. Dyer Lecture. Influenza. History, Epidemiology, and Speculation," *Public Health Reports*, 73, no. 2 (1958): 168~69쪽.

35 영국 함대

Richard Collier, *The plague of the Spanish Lady* (London: Allison & Bushy, 1966), 8쪽.

36 "아침마다…… 고역이었다."

Alfred W. Crosby, *America's Forgotten Pandemic* (Cambridge: Cambridge University Press, 1989), 41쪽.

36 "……대규모 사망자를 냈다."

Gerald F. Pyle, *The Diffusion of Influenza: Patterns and Paradigms* (Totowa, N.J.: Rowman & Littlefield, 1986), 41쪽.

36 독감의 증세

Richard E. Shope, "The R. E. Dyer Lecture. Influenza. History, Epidemiology, and Speculation," *Public Health Reports*, 73, no. 2 (1958): 169쪽.

37 보스턴의 사망자 수

Alfred W. Crosby, *America's Forgotten Pandemic* (Cambridge: Cambridge University Press, 1989), 30, 40쪽.

38 로이의 편지

British Medical Journal, December, 22~29, 1979, 1632~33쪽.

39 윌리엄 헨리 웰치

Alfred W. Crosby, *America's Forgotten Pandemic* (Cambridge: Cambridge University Press, 1989), 3쪽.

40 데번스 기지의 웰치

Simon Flexner and James Thomas Flexner, *William Henry Welch and the Heroic Age of American Medicine* (Baltimore: Johns Hopkins University Press, 1941), 376쪽.

40 "당장 데번스로 가 주시오."

Victor C. Vaughan, *A Doctor's Memories* (Indianapolis: Bobbs-Merrill, 1926),

431~32쪽.

41 데번스 기지의 사망자 수

Alfred W. Crosby, *America's Forgotten Pandemic* (Cambridge: Cambridge University Press, 1989), 7쪽.

41 본의 기억

Alfred W. Crosby, *America's Forgotten Pandemic* (Cambridge: Cambridge University Press, 1989), 7쪽.

41 "……군복을 입은 수백 명의 ……."

Victor C. Vaughan, *A Doctor's Memories*, (Indianapolis: Bobbs-Merrill, 1926), 383~84쪽.

43 "웰치는 꽤 흥분했으며 불안해 보였다."

Simon Flexner and James Thomas Flexner, *William Henry Welch and the Heroic Age of American Medicine* (Baltimore: Johns Hopkins University Press, 1941), 376~77쪽.

43 "우리 의사와 간호사들"

Alfred W. Crosby, *America's Forgotten Pandemic* (Cambridge: Cambridge University Press, 1989), 48쪽.

44 신병 소집 취소

Alfred W. Crosby, *America's Forgotten Pandemic* (Cambridge: Cambridge University Press, 1989), 48~49쪽.

44 필라델피아의 독감

Alfred W. Crosby, *America's Forgotten Pandemic* (Cambridge: Cambridge University Press, 1989), 71~77쪽, Gerald F. Pyle, *The Diffusion of Influenza: Patterns and Paradigms* (Totowa, N.J.: Rowman & Littlefield, 1986), 49쪽.

46 사망자 759명

Bradford Luckingham, *Epidemic in the Southwest, 1918~1919* (El Paso: Texas Western Press, University of Texas at El paso, 1984), 2쪽.

47   독감의 전 세계적인 확산

Richard E. Shope, "The R. E. Dyer Lecture. Influenza. History, Epidemiology, and Speculation," *Public Health Reports*, 73, no. 2 (1958): 169쪽.

47   "시내 전차들은 텅빈 채로 뱅크 거리를……"

Edwin D. Kilbourne, *Influenza* (New York: Plenum Medical Books Co., 1987), 15쪽.

47   케이프타운의 관 부족

Edwin D. Kilbourne, *Influenza* (New York: Plenum Medical Books Co., 1987), 15쪽.

47   "모든 극장……"

Katherine Anne Porter, *Pale Horse, Pale Rider* (New York: Harcourt,Brace & World, 1936), 233쪽, 자전적 소설이라는 정보는 1998년 8월 28일 크로스비와의 인터뷰에서 얻었다. 크로스비는 포터가 세상을 떠나기 전에 그녀에게서 직접 들었다.

48   "모든 것이 너무 갑작스러웠다……"

Edwin D. Kilbourne, *Influenza* (New York: Plenum Medical Books Co., 1987), 15쪽.

48   존 매크래

http://www.emory.edu/ENGLISH/LostPoets/McCrae.html

48   "나는 한 환자가…… 죽는 것을 보았다."

Gerald F. Pyle, *The Diffusion of Influenza: Patterns and Paradigms* (Totowa, N.J.: Rowman & Littlefield, 1986), 51쪽.

49   셔먼 기지의 희생자들

Coffman, *The War to End All Wars*, 82~83쪽.

49   군인들이 매일 담배를 씹었다.

Coffman, *The War to End All Wars*, 82~83쪽.

49 "일반 천 네 겹 이상……"

Luckingham, *Epidemic in the Southwest*, 10쪽.

49 "사방을 배회하는 공포의 유령이……"

Luckingham, *Epidemic in the Southwest*, 20쪽.

50 갖은 일화도 생겨났다.

http://www-leland.stanford.edu/~uda/flu.html

52 "도움이 될 수 있어서 기쁘다……"

Luckingham, *Epidemic in the Southwest*, 10쪽.

52 벤저민 울프의 죽음

Thomas Wolfe, *Look Homeward, Angel* (New York: Charles Scribner's Sons, 1929), 452~65쪽.

54 완화 의료에 대한 설명

Alfred W. Crosby, *America's Forgotten Pandemic* (Cambridge: Cambridge University Press, 1989), 7쪽.

57 파크 박사의 경험

파크 박사의 딸과 인터뷰. 1998년 4월 27일.

58 업튼 기지 묘사

세계 대전에서 미 지상군의 전투 대형: 내륙 지역: 지역 분류. 1918년 조직된 전술사단.

Posts, Camps, and Stations, vol. 3, part 2 (Washington, D. C.: Center of Military History, United States Army, 1988), 796쪽.

세계 대전에서 미 육군 의무 사단

The Medical Departments of the United States Army in the World War, vol. 5: *Military Hospitals in the United States.*

육군 의무 사령관 M. W. 아일랜드 소장의 지휘 하에 미 육군 의무대 프랭크 W. 위드 중령이 작성.

63   아테네 역병에 대한 설명

Robert Maynard Hutchins, editor-in-chief, *Great Books of the Western World*, vol. 6: *Thucydides: The History of the Peloponnesian War*, translated by Richard Carwley, revised by R. Feetham (Chicago: Encyclopaedia Britannica, 1952), 387~405쪽.

67   결핵과 같은 질병들은……

Roy Porter, *The Greatest Benefit to Mankind: A Medical History of Humanity* (New York: W. W. Norton, 1997), 401~42쪽.

67   이 질병이 1331년 중국에서 발생했다.

McNeill, *Plagues and Peoples* (New York: Anchor Books, 1989), 175쪽.

68   유럽 인구가 3배로 늘어났다

Robert S. Gottfried, *The Black Death: Natural and Unnatural Human Disaster in Medieval Europe* (The Free Press, 1985), 15쪽.

69   아뇰로 디 투라

Robert S. Gottfried, *The Black Death: Natural and Unnatural Human Disaster in Medieval Europe* (The Free Press, 1985), 45쪽.

69   보카치오

Giovanni Boccaccio, *The Decameron*, translated and with an introduced by G. H. McWilliam (London: Penguin Books, 1972), 37, 52, 53, 56, 197쪽.

71   영국에서의 유행성 콜레라에 대한 묘사

R. J. Morris, *Cholera 1832: The Social Response to an Epidemic* (London: Croom Held, 1976), 11, 15, 16, 21~22, 122~23, 145, 197쪽.

73   죽음은 2~3시간 후에 찾아올 수 있다.……

Kenneth Todar, University of Wisconsin, department of bacteriology, on the Website http://bact.wisc.edu/Bact330/lecturecholer.

77   로베르트 코흐가 콜레라 원인균을 찾아낸 방법

Roy Porter, *The Greatest Benefit to Mankind: A Medical History of Humanity* (New York: W. W. Norton, 1997), 436쪽, and interview with Gerald Geison, a professor of history at Princeton University.

79   기록자가 없는 유일한 전염병

McNeill, *Plagues and Peoples* (New York: Anchor Books, 1989), 289쪽.

80   "장작불이 활활 타오르는……"

Victor C. Vaughan, *A Doctor's Memories* (Indianapolis: Bobbs-Merrill, 1926), 384쪽.

80   "나는 그 유행성 독감의 역사에 대하여……"

Victor C. Vaughan, *A Doctor's Memories* (Indianapolis: Bobbs-Merrill, 1926), 432쪽.

81   프랑스 전선으로 파견된 의사들

Alfred W. Crosby, *America's Forgotten Pandemic* (Cambridge: Cambridge University Press, 1989), 30쪽.

81   제88사단의 독감

Alfred W. Crosby, *America's Forgotten Pandemic* (Cambridge: Cambridge University Press, 1989), 154~55쪽.

81   퍼싱 장군의 전문

Alfred W. Crosby, *America's Forgotten Pandemic* (Cambridge: Cambridge University Press, 1989), 157쪽.

82   루덴도르프 장군의 유행성 독감에 대한 언급

Robert B. Asprey, *The German High Command at War: Hindenburg and Ludendorff Conduct World War I* (New York: William Morrow, 1991), 466쪽.

82   웰치 박사 전기에서의 독감에 대한 빈약한 묘사

Simon Flexner and James Thomas Flexner, *William Henry Welch and the Heroic Age of American Medicine* (Baltimore: Johns Hopkins University Press, 1941),

377쪽.

83 도널드 스마이드의 두 문장으로 된 문단

Donald Smyth, Pershing, *General of the Armies* (Bloomington: Indiana University Press, 1986), 207쪽.

83 크로스비의 독감 인용도 분석

Alfred W. Crosby, *America's Forgotten Pandemic* (Cambridge: Cambridge University Press, 1989), 314쪽.

84 미드 기지 추도식

Alfred W. Crosby, *America's Forgotten Pandemic* (Cambridge: Cambridge University Press, 1989), 321쪽.

84 대학 역사 교과서 분석

Alfred W. Crosby, *America's Forgotten Pandemic* (Cambridge: Cambridge University Press, 1989), 315쪽.

85 공공집회 금지

Bradford Luckingham, *Epidemic in the Southwest, 1918~1919* (El Paso: Texas Western Press, University of Texas at El paso, 1984), 2쪽.

85 올리버 웬델 홈즈 판사 인용

Bradford Luckingham, *Epidemic in the Southwest, 1918~1919* (El Paso: Texas Western Press, University of Texas at El paso, 1984), 4쪽.

85 "산 사람이 한쪽 문으로 들어오면……"

Bradford Luckingham, *Epidemic in the Southwest, 1918~1919* (El Paso: Texas Western Press, University of Texas at El paso, 1984), 4쪽.

85 "스페인 독감에 관한 매우 중요하지만……"

Alfred W. Crosby, *America's Forgotten Pandemic* (Cambridge: Cambridge University Press, 1989), 311쪽.

89 보스턴과 샌프란시스코에서의 해병 대상 실험

Richard E. Shope "The R. E. Dyer Lecture. influenza: History, Epidemiology, and Speculation", *Public Health Reports*, 73, no. 2 (1958): 170~171쪽, Alfred W. Crosby, *America's Forgotten Pandemic* (Cambridge: Cambridge University Press, 1989), 267, 268, 280, 281, 282쪽.

94 세 명의 일본인 의사

T. Yamanouchi, K. Skakami, S. Iwashima, "The Infecting Agent in Influenza", Lancet, 196 (June 7, 1919): 971쪽.

96 "어쩌면 가장 놀라운 것은……"

Gerald F. Pyle, *The Diffusion of Influenza: Patterns and Paradigms* (Totowa, N. J.: Rowman & Littelfield, 1986), 43쪽.

96 육군 기지 내의 독감 확산

Richard E. Shope. "Old, Intermediate, and Contemporary Contribution to Our Knowledge of Pandemic Influenza," *Medicine*, 23 (1944): 420쪽.

97 "많은 경우에서 전염병학자들은……"

Richard E. Shope. "Old, Intermediate, and Contemporary Contribution to Our Knowledge of Pandemic Influenza," *Medicine*, 23 (1944): 421쪽.

98 로버트 존슨

Richard E. Shope, "The R. E. Dyer Lecture. Influenza. History, Epidemiology, and Speculation," *Public Health Reports*, 73, no. 2 (1958): 166쪽.

98 "5월 말경에……"

Richard E. Shope, "The R. E. Dyer Lecture. Influenza. History, Epidemiology, and Speculation," *Public Health Reports*, 73, no. 2 (1958): 167쪽.

98 "현재 일반적으로 인정되는 의견은……"

Richard E. Shope. "Old, Intermediate, and Contemporary Contribution to Our Knowledge of Pandemic Influenza," *Medicine*, 23 (1944): 416쪽.

99 "지금 내가 지적하고 싶은 것은……"

Richard E. Shope. "Old, Intermediate, and Contemporary Contribution to Our Knowledge of Pandemic Influenza," *Medicine*, 23 (1944): 417쪽.

99 전 세계 사람들로 하여금……

Richard E. Shope, "The R. E. Dyer Lecture. Influenza. History, Epidemiology, and Speculation," *Public Health Reports*, 73, no. 2 (1958): 175쪽.

100 "말할 수 있는 것은 1918년 독감에 관한……"

Richard E. Shope, "The R. E. Dyer Lecture. Influenza. History, Epidemiology, and Speculation," *Public Health Reports*, 73, no. 2 (1958): 171쪽.

101 "쇼프는 생기발랄하고……"

Christopher Andrewews, "Richard E. Shope," *National Academy of Science Memoirs*, vol.60, 363쪽.

103 중서부의 돼지 독감 확산

Alfred W. Crosby, *America's Forgotten Pandemic* (Cambridge: Cambridge University Press, 1989), 297쪽.

103 코언 인용문

Richard E. Shope, "The R. E. Dyer Lecture. Influenza. History, Epidemiology, and Speculation," *Public Health Reports*, 73, no. 2 (1958): 172쪽.

103 쇼프 인용문

Richard E. Shope. "Old, Intermediate, and Contemporary Contribution to Our Knowledge of Pandemic Influenza," *Medicine*, 23 (1944): 431~33쪽.

105 쇼프의 돼지 실험

Richard E. Shope. "Old, Intermediate, and Contemporary Contribution to Our Knowledge of Pandemic Influenza," *Medicine*, 23 (1944): 431~33쪽.

110 흰족제비 실험

Alfred W. Crosby, *America's Forgotten Pandemic* (Cambridge: Cambridge University Press, 1989), 286~89쪽.

112 독감을 일으키는 인자가 아님이 드러났다.

Richard E. Shope. "Old, Intermediate, and Contemporary Contribution to Our Knowledge of Pandemic Influenza," *Medicine*, 23 (1944): 434쪽.

112 독감 바이러스를 막을 수 있었던 것이다.

Richard E. Shope, "The R. E. Dyer Lecture. Influenza. History, Epidemiology, and Speculation," *Public Health Reports*, 73, no. 2 (1958): 234쪽.

118 "그렇다면 그들의 경우에는……"

Richard E. Shope. "Old, Intermediate, and Contemporary Contribution to Our Knowledge of Pandemic Influenza," *Medicine*, 23 (1944): 438쪽.

118 1918년 독감 항체와 돼지 독감 항체

Alfred W. Crosby, *America's Forgotten Pandemic* (Cambridge: Cambridge University Press, 1989), 304쪽.

119 미국 해군 의무감 연간 보고서 및 영국 함대 보고서

Richard E. Shope, "The R. E. Dyer Lecture. Influenza. History, Epidemiology, and Speculation," *Public Health Reports*, 73, no. 2 (1958): 174~75쪽.

스웨덴 모험가

이 장은 1998년에서 1999년 사이에 저자와 홀틴 박사 사이에 오간 일련의 대화를 기초로 하여 작성되었다. 인터뷰는 직접 방문, 전화, 이메일을 통해 이루어졌다. 저자는 또한 홀틴과 친분이 있는 미국군 병리학 연구소의 제프리 토벤버거와 런던 병원 의과 대학의 존 옥스퍼드 등과의 인터뷰를 비롯하여, 홀틴이 제공한 신문 기사 모음, 사진 등의 자료, 그리고 출판되지 않은 일기도 참고하였다. 1997년 저자와의 인터뷰에서 모리스 힐먼 박사는 육군의 알래스카 조사에 관해 이야기했고, 질병 통제 예방 센터의 낸시 콕스 박사와 록펠러 대학의 조슈아 레더버그 박사는 추가로 개인적이거나 기술적인 자료를 제공했다.

1930년부터 1950년 사이 독감에 관한 발견의 역사는 에드윈 킬번 박사, 존 옥스퍼드 박사, 로버트 채녹 박사와의 인터뷰에서 얻었고, 찰스 H. 스튜어트 해리스, 조프리 C. 칠드, 존 S. 옥스퍼드의 1983년 논문 「인플루엔자: 바이러스와 질병(Influenza: The Virus and the Disease)」 264쪽의 연대기를 참조했다.

돼지 독감

171 루이스 이등병의 죽음

Arthur M. Siverstein, *Pure Politics & Impure Science: The Swine Flu Affair* (Baltimore: Johns Hopkins University Press, 1981), 4쪽.

172 바틀리 대령과 골드필드 박사의 내기

많은 저자들이 이 내기에 대해 언급하고 있다. 예를 들어 Edwin D. Kilbourne, *Influenza* (New York: Plenum Medical Books Co., 1987), 326쪽을 참고할 것.

181 질병 통제 센터 비상 회의

Arthur M. Siverstein, *Pure Politics & Impure Science: The Swine Flu Affair*

(Baltimore: Johns Hopkins University Press, 1981), 24~25쪽, 1998년과 1999년 인터뷰에서 에드윈 킬번이 이 정보를 확인해 주었다.

185 돼지 독감 바이러스의 초기 작업

킬번은 돼지 독감 바이러스의 초기 작업에 대하여 1998년과 1999년 저자와의 인터뷰에서 설명했다. 또한 해럴드 쉬멕 기자의 "돼지 독감 백신 경주가 맨해튼의 한 실험실에서 시작되다."《뉴욕 타임스》, 1976년 5월 21일, C1 면에서도 비슷한 내용을 말했다.

186 정부의 공식 발표

Richard E. Neustadt and Harvey V, Fineberg, *The Epidemic That Never Was: Policymaking and the Swine Flu Scare* (New York: Vintage Books, 1983), 20쪽.

187 "딱 꼬집어 말하기 어려운 어떤 이유로……"

Arthur M. Siverstein, *Pure Politics & Impure Science: The Swine Flu Affair* (Baltimore: Johns Hopkins University Press, 1981), 28~29쪽.

188 "대단히 새로운 균주 하나가 나타났다가……"

"Vaccine Decision: How the Experts Settled Their Doubts", *Medical Tribune*, April 21, 1976, 12쪽.

189 "모두들 더 많은 증거를 원했고……"

"Vaccine Decision: How the Experts Settled Their Doubts", *Medical Tribune*, April 21, 1976, 1쪽.

189 "북반구 독감철의 막바지인…"

Richard E. Neustadt and Harvey V, Fineberg, *The Epidemic That Never Was: Policymaking and the Swine Flu Scare* (New York: Vintage Books, 1983), 22쪽.

190 2000만 명분

Richard E. Neustadt and Harvey V, Fineberg, *The Epidemic That Never Was: Policymaking and the Swine Flu Scare* (New York: Vintage Books, 1983), 22쪽.

190 "그 바이러스가 확산될 것이라고……"

Richard E. Neustadt and Harvey V. Fineberg, *The Epidemic That Never Was: Policymaking and the Swine Flu Scare* (New York: Vintage Books, 1983), 23쪽.

191 "새로운 바이러스와 1918년 독감의 관계……"

Edwin D. Kilbourne, *Influenza* (New York: Plenum Medical Books Co., 1987), 328쪽.

192 "백신을 창고에 보관하는 것보다는……"

Richard E. Neustadt and Harvey V. Fineberg, *The Epidemic That Never Was: Policymaking and the Swine Flu Scare* (New York: Vintage Books, 1983), 29쪽.

192 "그 일은 질병 통제 센터 입장에서는 뜨거운 감자였다……"

Richard E. Neustadt and Harvey V. Fineberg, *The Epidemic That Never Was: Policymaking and the Swine Flu Scare* (New York: Vintage Books, 1983), 24~25쪽.

194 "모두가 속으로만……"

Richard E. Neustadt and Harvey V. Fineberg, *The Epidemic That Never Was: Policymaking and the Swine Flu Scare* (New York: Vintage Books, 1983), 25쪽.

195 "중요한 결정을 내린 사람들……"

Richard E. Neustadt and, Ernest R. May, *Thinking in Time: The Uses of History for Decision Makers* (New York: The Free Press, 1986), xii쪽.

195 "질문을 받은 사람이 다른 확률을 제시한다면…"

Richard E. Neustadt and, Ernest R. May, *Thinking in Time: The Uses of History for Decision Makers* (New York: The Free Press, 1986), 152쪽.

197 "'알렉산더 질문'이 밝히려 했던 것은……"

Richard E. Neustadt and, Ernest R. May, *Thinking in Time: The Uses of*

History for Decision Makers (New York: The Free Press, 1986), 152~53쪽.

197 알렉산더 박사의 차분한 태도

Richard E. Neustadt and Harvey V, Fineberg, *The Epidemic That Never Was: Policymaking and the Swine Flu Scare* (New York: Vintage Books, 1983), 27쪽.

197 "나는 언제나 인간의 몸에 낯선 물질을 투여할 때에는…"

Richard E. Neustadt and Harvey V, Fineberg, *The Epidemic That Never Was: Policymaking and the Swine Flu Scare* (New York: Vintage Books, 1983), 27쪽.

198 "대규모 사망자가 발생하는 유행병이…"

Richard E. Neustadt and Harvey V, Fineberg, *The Epidemic That Never Was: Policymaking and the Swine Flu Scare* (New York: Vintage Books, 1983), 28쪽.

198 "이것은 내가 공중 보건의로서 누린…"

Richard E. Neustadt and Harvey V, Fineberg, *The Epidemic That Never Was: Policymaking and the Swine Flu Scare* (New York: Vintage Books, 1983), 26쪽.

199 "비록 우리의 걱정을 겉으로 표현했다고 해도…"

저자에게 보낸 1999년 2월 12일자 편지.

199 "스탤론스 박사가 훌륭하게 요약했다."

Richard E. Neustadt and Harvey V, Fineberg, *The Epidemic That Never Was: Policymaking and the Swine Flu Scare* (New York: Vintage Books, 1983), 28~29쪽.

200 "역사상 이 정도 규모와 강도의…"

Richard E. Neustadt and Harvey V, Fineberg, *The Epidemic That Never Was: Policymaking and the Swine Flu Scare* (New York: Vintage Books, 1983), 205~206쪽.

200 “이것을 무시했다가······”

Richard E. Neustadt and Harvey V, Fineberg, *The Epidemic That Never Was: Policymaking and the Swine Flu Scare* (New York: Vintage Books, 1983), 31쪽.

201 센서 박사와 매튜스 장관의 면담

Richard E. Neustadt and Harvey V, Fineberg, *The Epidemic That Never Was: Policymaking and the Swine Flu Scare* (New York: Vintage Books, 1983), 33쪽.

201 “나는 매튜스 장관에게 상황을 설명했다······”

Richard E. Neustadt and Harvey V, Fineberg, *The Epidemic That Never Was: Policymaking and the Swine Flu Scare* (New York: Vintage Books, 1983), 34~35쪽.

202 “3일 후, 센서 박사는 실행 비망록에······”

Richard E. Neustadt and Harvey V, Fineberg, *The Epidemic That Never Was: Policymaking and the Swine Flu Scare* (New York: Vintage Books, 1983), 43쪽.

203 “미국의 수탉들은······”

Richard E. Neustadt and Harvey V, Fineberg, *The Epidemic That Never Was: Policymaking and the Swine Flu Scare* (New York: Vintage Books, 1983), 41쪽.

203 “조심하는 쪽에 도박을 해야 한다고······”

Richard E. Neustadt and Harvey V, Fineberg, *The Epidemic That Never Was: Policymaking and the Swine Flu Scare* (New York: Vintage Books, 1983), 42쪽.

205 “회의 참가자들의 만장일치란······”

Richard E. Neustadt and Harvey V, Fineberg, *The Epidemic That Never Was: Policymaking and the Swine Flu Scare* (New York: Vintage Books, 1983),

220쪽.

206　"만장일치가 있으면 밀고 나가야 한다."

Richard E. Neustadt and Harvey V, *Fineberg, The Epidemic That Never Was: Policymaking and the Swine Flu Scare* (New York: Vintage Books, 1983), 46쪽.

소송 악몽

208　"포드 대통령 정책 자문들을……"

Richard E. Neustadt and Harvey V, Fineberg, *The Epidemic That Never Was: Policymaking and the Swine Flu Scare* (New York: Vintage Books, 1983), 47쪽.

209　"일부 전문가들은……"

Richard E. Neustadt and Harvey V, Fineberg, *The Epidemic That Never Was: Policymaking and the Swine Flu Scare* (New York: Vintage Books, 1983), 47쪽.

210　"그들 중 한 사람이……"

American Journal of Epidemiology, 110, no. 4 (1979): 523

211　쿠퍼의 증언

Richard E. Neustadt and Harvey V, Fineberg, *The Epidemic That Never Was: Policymaking and the Swine Flu Scare* (New York: Vintage Books, 1983), 49~50쪽.

212　A/Victoria 백신을 돼지 독감 백신과 혼합

Arthur M. Siverstein, *Pure Politics & Impure Science: The Swine Flu Affair* (Baltimore: Johns Hopkins University Press, 1981), 78~79쪽.

212　양돈 업자들의 불평

Arthur M. Siverstein, *Pure Politics & Impure Science: The Swine Flu Affair* (Baltimore: Johns Hopkins University Press, 1981), 78쪽.

212 "전 국민을 대상으로……"

Richard E. Neustadt and Harvey V. Fineberg, *The Epidemic That Never Was: Policymaking and the Swine Flu Scare* (New York: Vintage Books, 1983), 1쪽.

212 복지 교육 후생부의 신문 사설 분석

Arthur M. Siverstein, *Pure Politics & Impure Science: The Swine Flu Affair* (Baltimore: Johns Hopkins University Press, 1981), 84쪽.

213 세이빈과 모리스의 비판

Arthur M. Siverstein, *Pure Politics & Impure Science: The Swine Flu Affair* (Baltimore: Johns Hopkins University Press, 1981), 85쪽.

214 파크 데이비스 사의 실수

Arthur M. Siverstein, *Pure Politics & Impure Science: The Swine Flu Affair* (Baltimore: Johns Hopkins University Press, 1981), 79쪽.

215 "그들이 미지의 바이러스……"
저자에게 보낸 1999년 2월 2일자 편지.

215 "미국을 비롯해 어떤 나라에서든…"

Arthur M. Siverstein, *Pure Politics & Impure Science: The Swine Flu Affair* (Baltimore: Johns Hopkins University Press, 1981), 80쪽.

215 돼지 독감 백신의 임상 실험

Arthur M. Siverstein, *Pure Politics & Impure Science: The Swine Flu Affair* (Baltimore: Johns Hopkins University Press, 1981), 83쪽.

216 연방 관리들의 확신

Arthur M. Siverstein, *Pure Politics & Impure Science: The Swine Flu Affair* (Baltimore: Johns Hopkins University Press, 1981), 90쪽.

216 "그들의 걱정은……"

Richard E. Neustadt and Harvey V, Fineberg, *The Epidemic That Never Was: Policymaking and the Swine Flu Scare* (New York: Vintage Books, 1983), 78쪽.

218 "백신 회사가……"

Richard E. Neustadt and Harvey V, Fineberg, *The Epidemic That Never Was: Policymaking and the Swine Flu Scare* (New York: Vintage Books, 1983), 71쪽.

219 노이만 박사의 편지

《뉴욕 타임스》, 1976년 9월 15일.

220 "보증에 관한 논쟁 뒤에는……"

Richard E. Neustadt and Harvey V, Fineberg, *The Epidemic That Never Was: Policymaking and the Swine Flu Scare* (New York: Vintage Books, 1983), 72~73쪽.

221 "회의 때마다 보건 교육 후생부 측의……"

Richard E. Neustadt and Harvey V, Fineberg, *The Epidemic That Never Was: Policymaking and the Swine Flu Scare* (New York: Vintage Books, 1983), 75쪽.

221 메렐 내셔널 사의 생산 중단

Arthur M. Siverstein, *Pure Politics & Impure Science: The Swine Flu Affair* (Baltimore: Johns Hopkins University Press, 1981), 95쪽.

221 백신을 개별 용기에 담지 않았다

Richard E. Neustadt and Harvey V, Fineberg, *The Epidemic That Never Was: Policymaking and the Swine Flu Scare* (New York: Vintage Books, 1983), 84~85쪽.

223 "어떤 면에서는 선구적이다."

의회 기록(Congressional Record), 1976년 8월 10일, 26632쪽.

223 "연방 정부는 제약 회사들에게……"

의회 기록(Congressional Record), 1976년 8월 10일, 26796쪽.

223 갤럽 조사

Richard E. Neustadt and Harvey V. Fineberg, *The Epidemic That Never Was: Policymaking and the Swine Flu Scare* (New York: Vintage Books, 1983), 91쪽.

224 《피츠버그 프레스》의 기사

Arthur M. Siverstein, *Pure Politics & Impure Science: The Swine Flu Affair* (Baltimore: Johns Hopkins University Press, 1981), 110쪽.

224 "사망 원인일 가능성을 배제할 수 없다."

Richard E. Neustadt and Harvey V. Fineberg, *The Epidemic That Never Was: Policymaking and the Swine Flu Scare* (New York: Vintage Books, 1983), 91쪽.

224 "우리는 이 문제가……"

Richard E. Neustadt and Harvey V. Fineberg, *The Epidemic That Never Was: Policymaking and the Swine Flu Scare* (New York: Vintage Books, 1983), 92쪽.

225 "동일한 물질을 정맥에 직접 주사하면……"

Richard E. Neustadt and Harvey V. Fineberg, *The Epidemic That Never Was: Policymaking and the Swine Flu Scare* (New York: Vintage Books, 1983), 92쪽.

225 카우치 박사의 일화

저자와의 인터뷰. 1999년 5월 4일자.

226 미국인 4000만 명이 주사를 맞았다

In re Swine Flu Immunization Products Liability Litigation. Verlin G. Uthank, Plaintiff, v. United States of America Defendant, Civ. A. No. 78-F-452, United States District Court, District of Utha, 533 F. Supp., 703; 1982, U. S. Dist.

227 "꼭 시한 폭탄 위에 앉아 있는 기분이었다."

Richard E. Neustadt and Harvey V, Fineberg, *The Epidemic That Never Was: Policymaking and the Swine Flu Scare* (New York: Vintage Books, 1983), 96쪽.

227 앨라배마와 뉴저지에서의 환자 발생

Philip Boffey, "Guillain-Barre: Rare disease Paralyses Swine Flu Campaign", *Science*, 194 (January 14, 1977): 155쪽.

227 관련성을 언급한 논문을 찾아 학술지를 뒤지기 시작

Arthur M. Siverstein, *Pure Politics & Impure Science: The Swine Flu Affair* (Baltimore: Johns Hopkins University Press, 1981), 118쪽.

228 29건의 길랭바레 증후군 사례

Ronald P. Lesser et al., "Epidemiologic Features of Guillain-Barre Syndrome: Experience in Olmsted County, Minnestota, 1935 through 1968," *Neurology*, 23 (December 1973) : 1269~72쪽.

228 컬랜드 박사 관련 내용

저자와의 인터뷰. 1998년 12월, 1999년 1월.

231 쏜버그 박사의 설명.

저자와의 인터뷰. 1999년 1월 17일.

233 "분명한 진단 기준이 있기 전에는······"

Philip Boffey, "Guillain-Barre: Rare disease Paralyses Swine Flu Campaign", *Science*, 194 (January 14, 1977): 158쪽.

234 "앞으로 독감 백신으로 인해…"

Richard E. Neustadt and Harvey V, Fineberg, *The Epidemic That Never Was: Policymaking and the Swine Flu Scare* (New York: Vintage Books, 1983), xxv쪽.

236 셔먼 파인실버 판사의 이야기

1998년 12월과 1999년 1월 저자와의 인터뷰에서 인용했다. 파인실버 판사

의 의견을 읽으려면 다음 판례를 참고할 것. *In re Swine Flu Immunization Products Liability Litigation, Verlin G. Uthank, Plaintiff, v. United States of America, Defendant, United States District Court, District of Utha*, Civ. A. No. 78-F-452 (January 4, 1982): 702~27쪽, 그리고, *Verlin G Uthank, Plaintiff-Appellee v. United States of America, Defendant-Appellant*, United States Court of Appeals of the Tenth Circuit, No. 82-2272, 732 F.2d 1517 (May 1, 1984): 1517~22쪽, 그리고, *In re Swine Flu Immunization Products Liability Litigation. Joseph Lima, Plaintiff v. United States of America, Defendant*, United States District Court of Colorado, Civ. A. No. 80-F-16, 506 F. Supp. 897 (Febrary 24, 1981): 897~905쪽.

238 앨버레즈 사건

In re (Swine Flu Immunization) Products Liability Litigation. Jennie Alvarez, Plaintiff v. United States of America, Defendant, United States District Court, District of Colorado, Civ. A. No. 78-F-1128, 495 F. Supp. (1980): 1188~1208쪽.

244 어떠한 추적 조사도 하지 않았다

Leonard Kurland et al., "Swine Influenza Vaccine and Guillain-Barre Syndrome: Epidemic or Artifact?" *Archives of Neurology*, 42 (November 1985): 1089~90쪽. 또는, Leonard T. Kurland, "The Role of Epidemiology in Product Liability Litigation with Special Emphasis on the Swine Flu Affair in the United States," 1999년 5월 4일, 캐나다 생명 보험 의료인 협회 연례 총회에서 발표.

244 로버트 카우치 박사의 말

저자와의 인터뷰. 1999년 5월 4일.

245 미시간과 미네소타의 길랭바레 증후군

T. J. Sfranek, D. N. Lawrence, L. T. Kurland et al., "Reassessment of the Association Between Guillain-Barre Syndrome and Receipt of Swine

Influenza Vaccine in 1976~1977쪽: Results of a Two-State Study: Expert Neurology Group," *American Journal of Epidemiology*, 119 (1984): 880~89쪽.

246 게이지 후쿠다 박사의 말

저자와의 인터뷰. 1998년 12월 18일.

존 돌턴의 안구

이 장의 내용과 인용문은 제프리 토벤버거 박사와 앤 레이드를 비롯하여, 그들이 말한 내용의 세부 사항을 확인해 줄 수 있는 에드윈 킬번 박사, 국립 보건원의 로버트 채녹 박사를 대상으로 한 일련의 인터뷰 및 이메일 교환을 통해 얻었다. 인터뷰는 1998년 그리고 1999년 초반의 몇 달 동안 진행되었다. 또한 저자는 본문에 언급된 논문들을 참고했다.

홍콩 독감

이 장은 저자가 1998년 후반과 1999년 초반에 낸시 콕스 박사 및 게이지 후쿠다 박사와 가졌던 광범위한 인터뷰, 그리고 1999년 초반 케네디 쇼트리지 박사와의 인터뷰를 기초로 기술되었다. 추가 정보는 국립 보건원의 로버트 채녹 박사 및 존 라몽타뉴 박사, 미국군 병리학 연구소의 제프리 토벤버거 박사, 멤피스 세인트 쥬드 아동 병원의 로버트 웹스터 박사 등을 비롯한 바이러스학자들과의 인터뷰에서 나왔다.

홍콩의 닭 도살 정보와 스티븐 입 장관의 "홍콩 섬, 주룽 반도, 신계지를 비롯한 모든 지역에서 닭을 전량 도살할 것이다."라는 인용문은 1997년 12월 29일자 《뉴욕 타임스》 A1 면에 실린 엘리자베스 로젠탈 기자의 "독감과 싸우기 위해 홍콩에서 닭이 도살되다."에서 따왔다. 레시 웨이의 인용문 "우리 인부들은 대부분 살아 있는 닭을 접해 본 일이 한번도 없었다."와 "배우는 과정이 필요했다. 일부는 이제 닭 잡는 전문가가 되었다."는 1997년 12월 31일자 《뉴욕 타임스》 A3 면 엘리자베스 로젠탈 기자의 "홍콩 당국, 조류 독감 바이러스를 찾아 본토 농장들을 조사할 것."에서 참고했다.

알래스카에서 노르웨이까지

이 장의 인용문과 세부 사항은 서술 속의 등장 인물, 특히 커스티 던컨, 제프리 토벤버거, 요한 훌틴을 대상으로 한 일련의 인터뷰를 기초로 기술되었다. 또한 저자는 낸시 콕스 박사, 존 옥스퍼드 박사, 존 라몽타뉴 박사, 로버트 웹스터 박사, 피터 르윈 박사, 에드윈 킬번 박사, 피터 잘링 박사 등, 중요한 순간에 같은 자리에 있었던 다른 사람들도 인터뷰했다. 인터뷰는 1997년에서 1999년 사이에 진행되었다.

에스더 옥스퍼드의 발언은 에스더 옥스퍼드가 《인디펜던트》에 기고한 "무덤의 비밀"("Secrets of Grave", *The Independent*, The Sunday Review, 1998년 9월 27일, 14~19쪽)에서 가져왔다.

미스터리와 가설

366 옥스퍼드 박사의 회상
   저자와의 인터뷰. 1998년과 1999년.

379 폰 에코노모의 질병에 대한 묘사
   Constantin von Economo, "Encephalitis Lethargica", W*iener Klinische Wochenschrift*, 30 (1917): 581~85쪽. "Encephalitis Lethargica", *Archives of*

Neurology, 19 (1868): 324~28쪽에 실린.

Robert H. Wilkins와 Irwin A. Brody의 번역에 의존했다. 이 질병에 대한 추가 정보는, Hans Ziner, "The Present State of Knowledge Regarding Epidemic Encephalitis", *Archives of Pathology*, 12 (1965): 271~300쪽, 그리고 Oliver Sacks의 *Awakenings* (New York: E. P. Dutton, 1983), 13~23쪽을 참고했다.

384   "만일 150만 마리의 닭들과⋯⋯"

Kennedy F. Shortridge, "The 1918 'Spanish' Flu: Peals for Swine?" *Nature Medicine*, 5, no. 4 (April 1999): 384쪽. 쇼트리지의 다른 인용문과 가설은 1998년 12월과 199년 1월 저자와의 인터뷰에서 나왔다. 그의 시각에 관한 기타 정보는 다음 문헌을 참고할 것. Kennedy Francis Shortridge, "Pandemic Influenza: A Zoonosis?" *Seminars in Respiratory Infections*, 7, no. 1 (March 1992) : 11~25쪽; Kennedy F. Shortridge, "Is China an Influenza Epicenter?" *Chinese Medical Journal*, 110, no. 8. (1997): 637~41쪽; K. F. Shortridge, "The Influenza Conundrum", *Journal of Medical Microbiology*, 46, (1997): 813~15쪽.

388   팔리스의 가설

1999년 4월 21일 저자와의 인터뷰. 또한 다음 문헌을 참고할 것. Debora A. Buonagurio et al., "Evolution of Human Influenza A Viruses over 50 Years: Rapid, Uniform rate of Change in NS Gene), *Science*, 232 (May 1986): 980~82쪽, 그리고 William Luytjes et al., "Amplification, Expression, and Packaging of a Foreign Gene by Influenza Virus", *Cell*, 59 (December 22, 1989): 1107~13쪽.

390   토벤버거의 가설

1998년과 1999년 저자와의 인터뷰. 뉴라미니데이즈 유전자가 1918년 바이러스의 병독성과 폰 에코노모 질병을 설명할 수 있을지도 모른다는 가설에 관한 문헌은 다음을 참고할 것. Jeffery K. Taubenberger, "Influenza

Virus Hemagglutinin Cleavage into HA1, HA2; No Laughing Matter", *Proceedings of the National Academy of Science*, USA, 95 (August 1998): 9713~15쪽.

392 NS1 유전자에 대한 팔리스의 의견

Adlofo Gracia-Sastre, "Influenza A Virus Lacking the NS1 Gene Replicates in Interferon-Deficient Systems", *Virology*, 252 (1998): 324~30쪽.

FLU

옮·긴·이·주(註)

20   항생제의 일종.

25   제1차 세계 대전 중에 모집한 자유 전시 공채.

27   요한 계시록 (6: 7-8)

7. 넷째 인을 떼실 때에 내가 넷째 생물의 음성을 들으니 가로되 '오라' 하기로,

8. 내가 보매 청황색 말이 나오는데 그 탄 자의 이름은 죽음이니 음부가 그 뒤를 따르더라. 저희가 땅 사분 일의 권세를 얻어 검과 흉년과 사망과 땅의 짐승으로써 죽이더라.

35   캘리포니아에 위치.

38   혈액 중의 산소가 결핍되어 피부나 점막이 검푸르게 보이는 상태.

41   쿠바 섬의 이해관계를 둘러싸고 1898년 미국과 스페인 사이에 일어났던 전쟁. 전쟁 결과 파리 조약이 체결되어 쿠바는 독립하고 푸에르토리코·괌·필리핀은 미국 영토가 되었다.

47   1920~30년대 미국에서 유행한 춤과 노래가 어우러진 버라이어티 쇼.

48   1846~1917년, 본명은 프레더릭 코디. 들소 사냥꾼으로 유명하다. 서부

427

개척 역사의 맨 마지막을 장식한 개척자이며 한창 이름을 날릴 때에는 한 해에 무려 4820마리의 들소를 잡은 것으로 전해진다. 하루에 100마리를 넘게 사살한 적도 있다고 한다. 서부극 영화에 가장 많이 불려나온 실존 인물이기도 하다. 현재까지 총 53편의 영화에 "버팔로 빌" 캐릭터가 등장했다. 후에 「와일드웨스트」 쇼를 만들어내 돈을 벌었다.

48 1912~1989년, 미국의 여류 소설가. 주요저서로 『그녀의 친구들』(1942년), 『오아시스』(1949년), 『그룹』(1963년).

48 1872~1918년, 캐나다 출신의 의사이며 1914년 서부 전선에서 싸웠다. 나중에 의무대로 차출되어 프랑스의 병원에 배정되었다. 1918년 복무 도중 폐렴으로 사망했다. 「플란더즈 들판에서」가 포함된 유작 시집이 1919년 출판되었다.

「플란더즈 들판에서」

플란더즈 들판에 양귀비가 하늘거리네.
우리 있는 곳을 표시하며
줄줄이 늘어선 십자가들 사이에서.
하늘에는 종달새들이 여전히 용감하게 지저귀며 날아다니네.
아래에서 울리는 총성 사이로 누가 그 소리를 들으리.
우리는 죽었네. 겨우 며칠 전,
우리는 살았네. 새벽을 느꼈고, 빛나는 일몰을 보았네.
사랑하고 사랑 받았네. 그리고 지금 우리는 누워 있네.
플란더즈 들판에서.

우리가 내미는 헛된 손에서
적과의 싸움을 이어 받으라.
그대 그 손을 높이 들어 올리라.

죽은 우리와의 약속을 깨뜨린다면
우리는 편히 잠들지 못하리.
양귀비가 자라는
플란더즈 들판에서.

52 미국의 소설가. 주요 저서로 『천사여 고향을 보라』(1929년), 『때와 흐름에 관하여』, 『거미줄과 바위』(1939년), 『그대 다시는 고향에 가지 못하리』(1940년)이 4대 걸작으로 꼽히고 있다.

53 홈스테드 트리오가 부른 제1차 세계 대전 당시에 유행한 노래.

60 미국 알래스카 주 서부에 있는 반도.
콧서뷰 만(灣)과 노턴 만 사이에서 서쪽으로 돌출해 있으며 베링 해협을 사이에 두고 러시아 연방의 시베리아 북동단과 마주 본다. 끝에 있는 프린스오브웨일스 곶(串)은 북아메리카 대륙의 서쪽 끝이다. 반도의 대부분은 해발 고도 500~1000미터의 산지이며 툰드라 지대이다. 금광 채굴과 모피 채취가 이루어지며 중심지는 반도의 남서 해안에 있는 놈 시다. 놈은 금(金) 산지로 알려져 있으며, 상업 · 항공 교통 · 관광 시설이 집중되어 있다. 그 밖에 텔러 · 시슈마레프 · 디어링 · 콸리크 등의 크고 작은 도시가 발달되어 있다.

66 갑작스런 고열, 위장 이상, 햇볕에 덴 것 같은 발진, 혈압 강하 등의 증세를 보이며 급속히 병이 진행되면서 가끔 심각한 증세로 발전한다.

67 의학의 역사를 다루는 학문으로 질병 및 치료와 관련한 모든 사항을 역사적으로 탐구하는 분야이다.

68 원나라 후기.

77 우무를 기본으로 한 세균 배지.

86 인간 역사의 대부분의 시기 동안 질병은 영적인 문제로 여겨져 왔으나 19세기 파스퇴르는 질병이 세균에 기인한 것임을 과학적으로 증명해 보였다. 이후 결핵과 콜레라, 탄저병의 발생 과정에 대한 이론을 바탕으로 병

원균과 질병의 인과 관계를 파악한 로베르트 코흐를 비롯해 많은 생물학자들이 질병을 야기하는 수많은 세균과 바이러스들을 발견함으로써 질병의 세균 원인론이 사실임이 입증됐다.

107 아프리카 서부나 남아메리카에서 볼 수 있는 악성 전염병. 흑토병(黑吐病)이라고도 한다. 병원체는 황열 바이러스이고 환자 및 병원체를 보유하는 원숭이나 주머니쥐의 피를 빨아먹는 모기가 매개하여 전염된다. 잠복기는 3~6일로 오한·떨림과 더불어 고열을 내고 두통·요통·사지통이 일어난다. 이어 혈액이 섞인 흑색의 구토(흑토병의 유래)를 비롯하여 코피·피부점막의 출혈, 황달 등이 나타나고, 발병하고 나서 5~10일 후쯤에 사망하는 일이 많다. 특효약은 없고 치사율은 유행에 따라 다르지만 성인에서는 15~80퍼센트이고 치유되면 일생 면역이 된다. 예방으로는 병원성을 잃은 생 백신의 주사가 유효하며, 유행지로부터 오는 항공기의 소독, 환자의 격리, 모기의 구제 등도 필요하다.

110 일명 개홍역. *Paramyxoviridae morbillivirus*(RNA 바이러스)가 병원체이다. 호흡기 증상, 소화기 증상, 신경 증상에 의한 다양한 병증을 나타내고, 일부에서는 뇌염을 일으킨다. 개를 사육하고 있는 한 감염되지 않을 수 없을 정도로 넓게 빠르게 전파한다. 가장 중요한 것은 예방 접종이다.

125 11세기 초 북미 대륙을 처음 발견한 유럽 인으로 알려진 위대한 바이킹.

137 금전 등록기를 상품화시킨 회사.

137 이온화 방사선이 생물에 미치는 영향을 연구하는 학문. 최근에는 자외선이 DNA에 미치는 영향을 다루는 분야도 포함한다.

137 미국 뉴욕 항 내에 있는 작은 섬. 맨해튼 섬 남서쪽에 위치하며, 자유의 여신상이 있는 리버티 섬에서 북쪽으로 500미터 거리.

137 맥도넬 더글러스 사의 DC-3 비행기. 금속제 홑날개 방식을 채택한 항공기로 1936년 7월 시카고에서 뉴욕까지 최초로 비행한 후, 1939년 제2차 세계 대전이 시작될 때까지 세계 수송기의 총아가 되었으며 그 당시 전 세계 항공기 시장의 거의 90퍼센트를 석권하였다.

128 스터드베이커 사에서 생산한 차종. 모델명 챔피언.

139 연어목 연어과에 딸린 물고기.

146 알래스카 같은 변방을 비행하는 조종사.

148 미국의 제약 회사. 미국에 이민한 독일 약제상의 아들 G. 머크가 1889년 뉴욕에 설립했다. 1936년 비타민 B 합성에 성공했고, 1948년 20세기 최고의 신약 중 하나로 손꼽히는 부신피질 스테로이드 제를 개발했다.

162 야토병(野兎病)이라고도 한다. 야토병균의 감염에 의하여 일어나는 사람과 가축 공통의 전염병.

169 RNA 인산화 효소. 세포가 바이러스로부터 공격을 받으면 세포 안에서 RNA 복제 과정이 시작되면서 PKR이 활성을 띠게 된다. 이 단백질은 바이러스에 의해 감염된 세포가 스스로 사멸하도록 유도하는 기능을 한다. 바이러스에 감염된 세포를 죽임으로써 바이러스가 확산되는 것을 막는다. 바이러스가 침입하지 않으면 PKR 단백질은 휴지 상태를 유지하면서 아무 일도 하지 않다가 바이러스가 침입하면 곧 활성을 띠면서 본 모습을 보인다.

195 1961년 4월 17일, 게릴라로 위장한 쿠바 반정부 인사들을 피그 만에 침투시켜 카스트로 정부를 전복하려 했던 사건. 제2차 세계 대전 후 미국의 외교 정책 중 가장 참담한 실패 중의 하나이다. 피그만 사건은 '집단 사고(group think)'의 폐해를 보여 준 정책 결정의 전형으로 대내·외 정책을 막론하고 지금도 연구 대상이다. '집단 사고'란 정책 결정에 참여한 사람들 간에 친밀도가 높으면 높을수록 논쟁을 통해 좋은 결정을 도출하기보다는 쉽게 한 방향으로 의견을 모아 버리는 현상을 말한다.

218 자가 항체가 신경계를 공격, 뇌와 척추의 신경 섬유 보호막이 파괴되면서 실명, 전신 마비에 이어 사망에 이르게 하는 난치병.

220 라틴 어 문구. "이것 이후에, 따라서 이것 때문에"라는 뜻. 단순히 두 사건 중의 한 사건이 앞에 일어났기 때문에 첫 번째 사건이 두 번째 사건의 원인이라는 논리적 오류를 뜻한다.

226 감기 몸살, 배탈 등 바이러스성 호흡기 질환을 앓은 환자에게서 많이 생기는 말초 신경계 질환의 일종이다. 심하면 팔다리가 마비되고 호흡 곤란까지 생겨 목숨을 잃는 경우도 있다. 흔히 노인에게 생기면 뇌졸중(중풍)으로 오인되어 치료 시기를 놓치는 수도 있지만 조기에 발견하면 완치될 수 있는 질환이다.

234 화농성 근염이 동시에 또는 잇달아 여러 부위에 발생하는 것. 피부 근염이라고도 하며, 치료는 화학 요법으로 한다.

238 장의 일부가 주머니처럼 부푼 것을 장게실이라 하는데 식도나 위, 장 같은 소화관에는 선천적 또는 후천적으로 수많은 게실이 있으며 대개의 경우 그것들 때문에 어떤 문제가 나타나는 일은 없지만 때로는 출혈이나 염증을 일으키거나 장 폐색의 원인이 되는 수가 있다. 대장게실, 소장게실, 십이지장게실 등이 있다.

250 영국의 화학자·물리학자. 화학적 원자론의 창시자. 부분 압력의 법칙, 배수 비례의 법칙, 원자론 등으로 유명하다.

251 눈의 각막과 수정체 사이 및 홍채와 수정체 사이를 가득 채운 물과 같은 투명한 액.

252 시험관에서 DNA를 증폭하는 방법으로 1983년 케리 물리스 등이 처음으로 개발해서 1993년에 노벨상까지 받은 혁신적인 기술이다. DNA 중합 효소에 의한 DNA 복제 특성을 이용한다. 특정 DNA 염기 서열의 단편을 기하급수적으로 증가시킬 수 있다.

258 림프관이나 정맥의 국부적 만성 정체로 주위의 결합 조직이 증식되어 단단하고 두꺼운 코끼리의 피부와 같이 되는 병.

258 철제 호흡 보조 장치.

272 헤르페스 계에 속하는 DNA 바이러스. 전 세계 80퍼센트의 성인에서 그 항체가 발견될 정도로 만연되어 있다. 사람과 타 영장류의 B 림프구에 주로 감염되며 아프리카에서 발견된 비호지킨 악성 종양의 원인 바이러스라 추정된다.

279 세균 내부의 본 유전체 외의 작은 고리 모양의 유전자. 세균의 생존에 플라스미드의 존재가 필수적인 것이 아니며, 다른 종의 세포 내에도 전달된다. 그 특성을 이용해서 플라스미드만을 분리해서 유전자재조합 DNA를 만드는 데 사용한다.

290 어린이에게 발병하는 급성 뇌염증.

291 면역 형광 항체법.

320 미국 국립 의학 도서관의 데이터베이스로서 주요 생의학·의학 관련 잡지의 기사에 대한 색인 초록 문헌 정보이며 의학 전문 서지 데이터베이스이다. 의사, 간호사, 보건 관련 전문인에게는 가장 중요한 검색 도구의 하나이다.

323 북극권에서 영구 동토층보다 위의 토양층.

342 도널드 요한슨이 에티오피아 하다르의 아와시 강가에서 발견한 호미니드 화석. 3200만 년 전에 살았던 오스트랄로피테쿠스 아파렌시스이며, 인류의 기원을 320만 년 전으로 끌어올리는 데 결정적인 역할을 했다. 현재까지 발견된 가장 오래된 인간 화석으로 여겨진다.

351 서아프리카 열대 우림 지대의 풍토병적 바이러스성 급성 출혈열. 전염력이 강하고 치명적이기 때문에 엄중한 격리 치료를 요한다. 라사 바이러스는 아레나 바이러스 군에 속하는 RNA 바이러스이며, 회복기 환자의 혈장 투여가 유일한 치료법이다.

359 PBS 방송국의 과학과 자연 다큐멘터리 프로그램.

365 1998년에 방영되기 시작한, 미국 PBS 방송국의 사회·역사 다큐멘터리 시리즈.

379 유행성 뇌염의 일종으로, 원형은 에코노모에 의해서 보고 되었다. 권태의 증강, 무력 상태, 졸음을 특징으로 하고, 기면 상태로 진행한다. 1915~1926년에 세계 각지에서 발생했다.

392 비구조 단백질 유전자.

FLU

찾.아.보.기

435

옮긴이 | **안정희**

한국과학기술원(KAIST) 생물 공학과를 졸업하고 과학기술원 연구원으로 근무했다. 과학 소설 번역 모임 '멋진 신세계' 회장을 지냈다. SF 전문 번역과 창작 일을 겸하고 있다. 옮긴 책으로 『세계 여성 소설 걸작선』(기획, 번역), 『갈릴레오의 아이들』(공역), 『밝혀진 라마』, 『바람의 계곡』, 『프라이데이』, 『중력의 임무』, 『달은 무자비한 밤의 여왕』, 『죽음의 향연: 광우병의 비밀을 추적한 공포와 전율의 다큐멘터리』 등이 있다.

메디컬 사이언스 2

독감

1판 1쇄 펴냄 2003년 12월 15일
1판 4쇄 펴냄 2020년 4월 3일

지은이 지나 콜라타
옮긴이 안정희
펴낸이 박상준
펴낸곳 (주)사이언스북스

출판등록 1997. 3. 24.(제16-1444호)
(06027) 서울시 강남구 도산대로1길 62
대표전화 515-2000, 팩시밀리 515-2007
편집부 517-4263, 팩시밀리 514-2329
www.sciencebooks.co.kr

한국어판 ⓒ (주)사이언스북스, 2003, 2020 Printed in Seoul, Korea.

ISBN 978-89-8371-142-7 03510